四季の生薬

野村靖幸 著

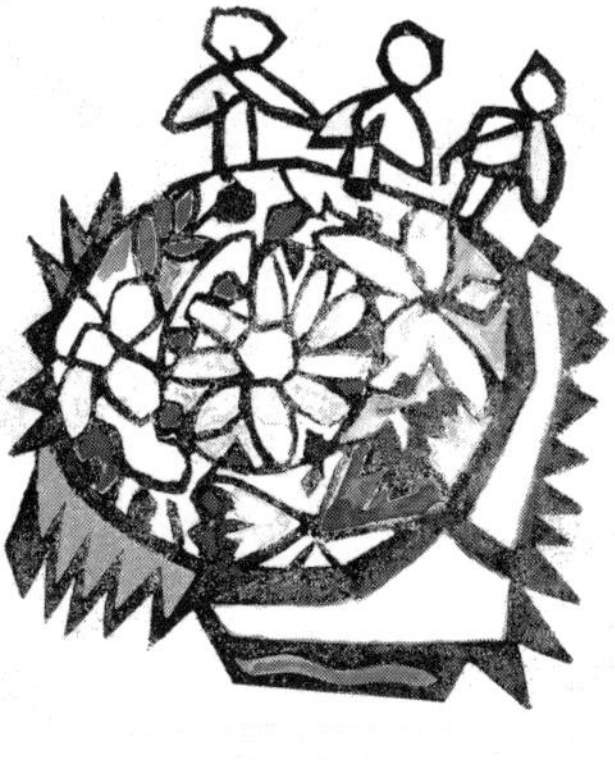

薬事日報社

はじめに

1976年に医療用漢方製剤が健康保険医療に導入されて以来、〝漢方薬は西洋薬に比べて価格が高い〟という従来のイメージを払拭して、価格に無理のないくすりとして普及するようになりました。

漢方薬には、医師が処方し、薬剤師が調剤する医療用のものと、医師の処方箋がなくても薬局などで購入できる一般薬があります。いずれの漢方薬も医師や薬剤師の説明と指導を受けて安全に用いることが大切です。

漢方薬は効き目が穏やかではありますが、副作用が全く無いということはありません。また効果が得られないものをダラダラと長く飲み続けることも避けるべきで、その場合は医師、薬剤師とよく相談することが肝要です。

漢方薬が人々の医療に次第に使用されるようになり、その知識も広まって、漢方薬を構成する生薬についても関心が持たれるようになりました。「漢方薬とは？」「生薬って何？」という素朴な疑問を出発点として、気づいたときには生薬に興味を持ち、馴染みのものとしてその数が増えていきます。

日々の食物として口にする米、麦、野菜、果物、飲み物、調味料、季節の山菜、また目を楽しませる美しい花や樹木、山野、道端、田畑に繁茂する雑草、庭の片隅に頑張っている雑草など、それらの大半が生薬としての働きを持っています。医療用薬品、健康補助食品、農業用薬品、石鹸、化粧品、衣類などの材料として人々の生活の広い領域でさまざまに用いられています。

また近年、医療現場では、漢方薬が手術後の管理、痛みの緩和、西洋薬による副作用の軽減、さらには病気予防、健康促進に多大な効果をあげています。漢方薬を構成する生薬を知ることは、自然に親しみ、また健康やくすりに関心を持つことになります。

やわらかな春の日差しが大気を包み始めると、冬の厳しい寒さにじっと耐えていた草木がいっせいに芽吹き、色とりどりの美しい花を咲かせます。生命のエネルギーに満ちあふれる春、そして夏から豊かな実りの秋へと移り変わる季節の風情にあふれた日本の自然は、まさに生薬の宝庫といえるでしょう。

四季折々の生薬を題材として、その歴史と文化を織り込み、〝くすりと健康〟について楽しみながら学べる読み物としてまとめてみました。前書『くすりと健康』の姉妹本として、本書を手にされた読者各位が、くすりや健康、病気について関心をもたれ、健やかで有意義な日々を過ごされることになれば幸いです。

本書の企画にご協力、出版いただきました薬事日報社制作本部の河邉秀一出版局長および江草智子氏に心から感謝いたします。また、終始全面的に支援をしてくれた家内野村法子に感謝いたします。

２０１６年２月

野村　靖幸

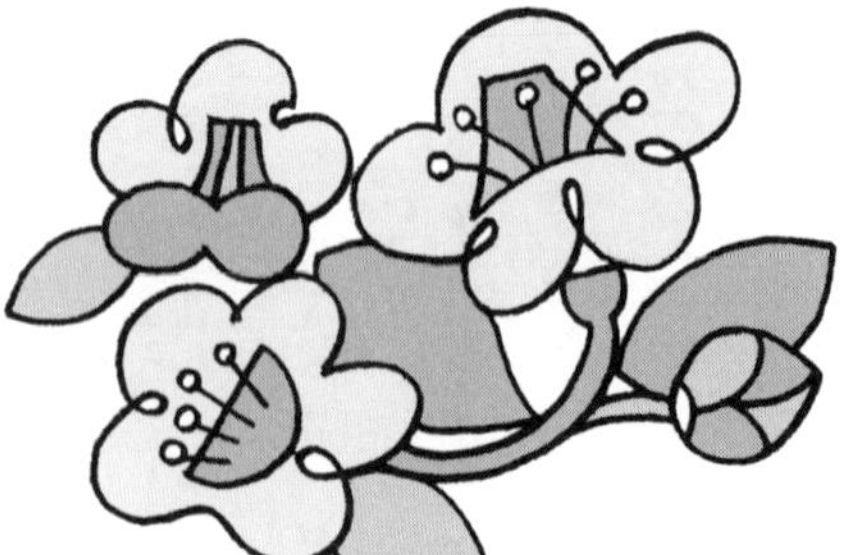

四季の生薬　目次

春

夏

秋

冬

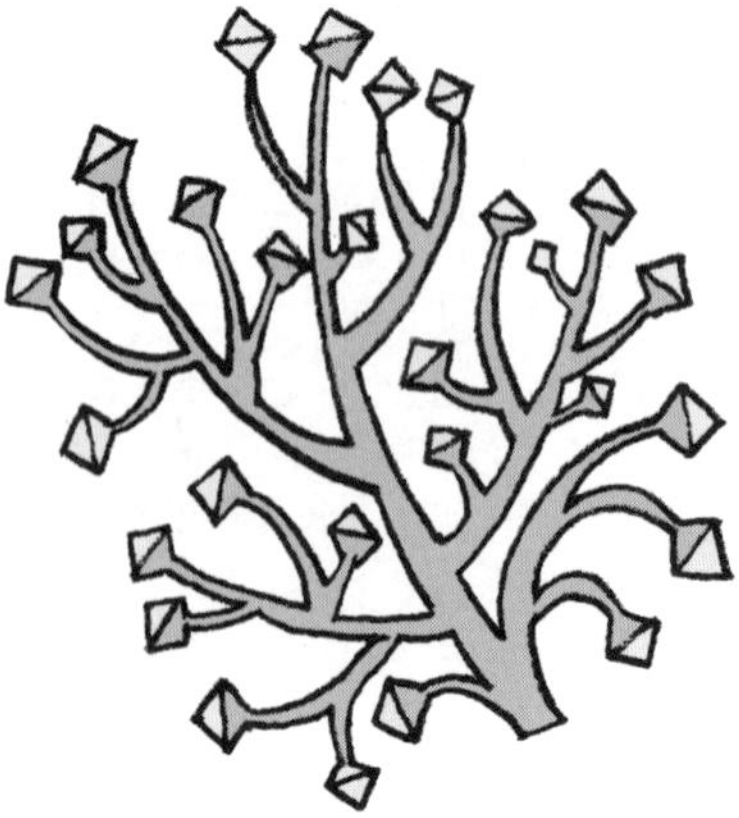

生薬─その歴史と文化

くすりの歴史は有史以前から始まり、今日まで連綿と続いてきました。人が生命を営み、生活を続けてゆくために必須なものは「衣食住」ですが、それらと同等に「くすり」は重要といっても過言ではないでしょう。

病気や怪我による痛み、苦痛を和らげ癒し、健康を維持・守ることに役立てるため、先人は身近にある草木を注意深く観察し、試行錯誤を繰り返しながら「生薬」という「くすり」に辿りつきました。

野山に咲く草花、枝を広げ繁る樹木、栄養に満ち美味しい野菜、果物。これらの大半に健康を守り、病気を癒す力が秘められています。くすりの原点は、このようにして自然界から得られる草根木皮、動物、鉱物などです。くすりは、これら天然物を基原（素材、資源）としているのです。

天然薬物は、洋の東西を問わず世界各地で独自の民族生薬文化をつくりながら発展してきました。古代エジプト、ギリシア、ローマ、インド、中国と広い範囲でそれぞれの自然環境を背景に産み出された理論体系をもつ医療として、進歩し体系化されてきました。それらは、今日の西洋医学における医薬品、東洋医学（中国医学、漢方医学）、インド医学（アーユルベーダ）、アラビア医学（ユナニー）などの伝統医療として、それぞれの地域で研究され発展し受け継がれ現在もなお有用な医療として用いられています。

古代ギリシアでは、「医学の父」と呼ばれる医師ヒポクラテス（BC460～370年）が、当時行われていた呪術的な療法を改革し、植物学に基づいた、体に優しい種々の生薬を用いる医療法を取り入れました。このヒポクラテスによる薬物療法は、本来備わった自然治癒力を引き出す医学として欧米諸国に伝承され、19世紀近代医学発展の大きな礎となりました。

紀元前1世紀には、ギリシア人医師で「薬学の開祖」と称されるディオスコリデス（40～90年）が約600種の生薬を整理分類、集大成した薬物書『マテリア・メディカ（ギリシア本草）』を編纂しました。

中国では温暖な気候と肥沃な土地に恵まれ、植物が豊富な揚子江流域の文化圏を中心として、黄河文化圏などで生薬、医学理論が進歩していました。医学、生命科学が理論的にまとめられた『黄帝内経《こうていだいけい》』（前漢・BC202～AD8年）、生薬学の原点とされる『神農本草経《しんのうほんぞうきょう》』（前漢後期）、そして数種の生薬を組み合わせた方剤が使われる具体的な治療法が記述されている『傷寒雑病論《しょうかんざつびょうろん》』が中国医学起源の三大古典とされています。

時代が下り、16世紀中国明代では医師であり植物学者の李時珍が、従来の伝統的な本草に加え、『黄帝内経』で説かれている「陰陽《いんよう》五行《ごぎょう》説、臓腑《ぞうふ》経絡《けいらく》説、自然哲学」を薬物治療に応用した『本《ほん》草綱目《ぞうこうもく》』（1596年）を著しました。その充実した内容は高く評価され、近代薬物学の原点と称されます。日本へは江戸時代初期にもたらされました。

さて、日本での「くすり」の歴史として記録に残されているものは何でしょうか？ それは奈良時代に編纂された『古事記』にある「大国主命と因幡の白兎」伝説で、日本薬物歴史の始まりといわれます。

その後、遣隋使に伴って、中国医学が伝えられ、平安時代には深根輔仁《ふかねすけひと》が日本最古の薬物辞典『本草《ほんぞう》和《わ》名《みょう》』（918年）を著し、ついで932年には源順《みなもとのしたごう》が生薬を含む百科辞典『和名類聚抄《わみょうるいじゅしょう》』を編纂し、日本生薬学が歩み始めました。室町、安土桃山時代の曲直瀬道三《まなせどうざん》、江戸時代の吉益東《よしますとう》洞《どう》、華岡青洲《はなおかせいしゅう》らに引き継がれ、時代の波にもまれながら、今日に至りました。

現在では、西洋薬、漢方薬が融和され、安全で効果の高い薬物療法という東西融合医療が展開されています。生薬は、今後ますます医療における重要度を増しつつ用いられてゆくことでしょう。

2015年のノーベル医学・生理学賞は、日本の大村智博士、米国のW・キャンベル博士、中国の屠呦呦（トウヨウヨウ）博士が、「寄生虫感染症の治療に有効な天然医薬の開発」の業績で受賞したことは、耳新しいニュースです。このうち屠博士は、ヨモギ属の青蒿《せいこう》に含まれるマラリア原虫に有効なアルテミシニンを発見し、また中国の古典書物の『肘後備急方』の示唆するところに従ってそれを精製・単離に成功したことが受賞理由です。このように、私たちの周りにある生薬、植物には、医療に有用な未知成分が存在すると推定され、今後さらに難病の克服に向かって大きく前進することが期待されます。

民間薬（その1）

漢方薬、西洋薬との相違

立春を迎える頃になると、沈丁花が枝先に薄紅紫色や白色の小さな花を毬のように固まって咲かせ、ふくいくと香り始めます。学名をDaphne odora（ダフネの香り）、和名を「瑞香花《ずいこうか》」という沈丁花の芳香は心を和ませます。乾燥させた花を生薬名で「瑞香花《ずいこうか》」といい、クマアリン配糖体のダフニンやウンペリフェロンを含み、煎じたものが喉の痛みや腫物に使われる民間薬の一つです。

このように、身近にある草木には、心身に働きかけて、心を鎮めたり、病気や怪我を治癒する有効成分を含むものが数多くあります。このような有用物質を見つけ出し、薬に結び付けることは、古くから、洋の東西を問わず行われてきました。

薬は大きく、西洋薬、漢方薬、民間薬に分けられます。西洋薬、漢方薬は、それぞれ西洋医学、東洋医学という伝統的な学問体系と理論に基づいて研究が進められ、治療がなされます。これら二つの医学体系間には、歴史的背景や理論に大きな相違があり、それぞれ独自の方法が治療に向けて展開されます。

一方、民間薬には理論体系や規定がなく、通常、医療に関係のない庶民の間で発見され、経験したことが広まり、言い伝えられてきたものです。身近にある植物の花や果実、種子、茎、葉、根を乾燥させたものを煎じて服用したり、幹部に湿布して治癒効果を期待します。また、果実を酒につけこんだ薬酒や乾燥させた葉を煎じた健康茶を日頃飲んで病気予防にするなど、病院に行くほどではない時に応急手当として民間薬を利用することを民間療法といいます。

民間薬は、一種類で使われることが多く、また、漢方生薬のように特別な技術を要する加工（修治）を施すことは少なく、天日や日陰干しで乾燥させるなどの簡単な処理をするだけで使います。また、その利用法や用量に決まりはありません。

医療制度が整い、病院や薬局へのアクセスも便利になった今日では、民間薬を利用する機会はあまり無いように思われます。しかし、茄子、トマトなどの夏野菜をはじめ、日々の生活にある馴染み深い食物や草木に民間薬として用いられているものが数多くあります。

民間薬は、先祖から脈々として受け継がれてきた大切なものです。厳しい自然のなかで体得し、生活のなかに生かされてきた庶民による医療です。

民間薬（その2）

知らずに食べている民間薬

冬に熟す赤い実と艶やかな緑色の葉が美しく、庭木や盆栽に仕立てられる青木は、幹を含む木全体が一年を通じて青々としていることから、その名がつきました。学名をAucuba japonica（アウクバ・ヤポニカ、日本の青木葉）といい、日本を原産地とする民間薬の一つです。

薬用部分は緑色の新鮮な葉で、生薬名を「青木葉《あおきば》」といい、有効成分は抗菌、抗炎症作用をもつアウクビゲニンという配糖体です。青木葉のエキスは、民間胃腸薬として古くから家庭薬に使われている「陀羅尼助《だらにすけ》」や「百草《ひゃくそう》」に苦味健胃剤として配合されています。

青木の新芽には、さわやかなほろ苦さがあり、茹でて灰汁抜きしたものを、カラシ和えや煮つけ、味噌炒めなどの山菜料理に使います。このように、民間薬には体の不調を改善する効果と同時に、美味しい食物として心身を健やかにしてくれるものがあります。

これは、生薬を使う漢方薬にもいえることです。民間薬や食物には、漢方薬のように理論的な規定はありませんが、バランスを崩した生体機能を正常に戻し、活性化させるという作用においては、三者は大変よく似ています。

また、漢方薬を構成している生薬や民間薬に使われている生薬（主に植物）には、食物として日常的に利用されているものが数多くあります。例えば、主食となる米、麦、そして副菜として使う大半の野菜や果物、香辛料、ハーブ、ハチミツなどさまざまです。それらには、生薬名を持つものも少なくありません。一日の食事に生薬が食材として使われていると言っても過言ではないかもしれません。

漢方では、「未病を治す」という予防医学に重点が置かれています。民間薬、食物でも生活習慣病予防が重んじられています。病気予防的な使い方に重きを置いている点で、これら三者の共通点が見られます。

この共通点の根底に「薬食同源」の思想があります。薬は、生体の恒常性を調節して健康な状態に戻し、食物は生体を活性化させて免疫向上や体力増進に役立ちます。薬も食物も健康維持に密接な関係があります。

民間薬を知ることで、漢方薬、西洋薬そして食物への認識が深まり、日々の生活で草木と親しみ、大きな自然に生かされていることを意識することになるでしょう。

春

赤芽柏（あかめがしわ）

抗潰瘍効果

赤芽柏は、本州以南の河原、海岸沿いの林、伐採跡地の山地、林縁によく見かけられる落葉樹です。トウダイグサ科アカメガシワ属の高木で、樹高15メートルにもなり秋には大きな葉が黄葉します。

春先に出る柔らかな若葉や木の芽は、炊き込みご飯、天ぷら、和え物などさまざまな美味しいレシピが工夫されています。山奥に採りに出かけなくても、近くの里山地域で手軽に採取でき、また木の根は生命力が強く、シュートを伸ばして繁殖していくので、採り尽くす心配もなく十分に若菜摘みを楽しむことができて、胃腸にも優しい春の山菜です。

新芽は、その名の通り鮮やかな赤い色を帯びていますが、これは幼葉の表面にある赤い星状毛によるもので、成葉になると次第にその色が失せて、本来の緑色になります。葉の基部には蜜腺があり、蟻が蜜を吸いにきます。

薬用に使う樹皮は灰褐色で、浅い縦の割れ目がありユニークな模様を呈しています。6月頃に咲く淡黄色の花は雌雄異株《しゆういしゅ》で花びらがなく、雄花は多数の雄しべが並び存在感がありますが、雌花は雌しべだけなので目立ちません。

この花が咲く6月から7月頃に、葉または樹皮を採取して天日で乾燥させたものを生薬名で「赤芽《あかめ》柏《がしわ》」といいます。『日本薬局方』収載の生薬で、民間療法では苦味健胃薬として胃潰瘍、十二指腸潰瘍、胃炎、胆石症、などに利用されています。

葉には、ゲラニイン、マロツシ酸、マロシン酸が含まれ、主に腫物、痔の治療薬に使われています。樹皮には、ポリフェノールの一種で苦味質のベルゲニン、タンニン、ルチンが含まれ、煎じたものが胃酸過多症、胃潰瘍、腸炎、胆石、肝炎、神経痛、リウマチなど各種腫物の改善、治療に使われています。

また、樹皮に多く含まれるベルゲニンには強い胃液分泌抑制、肝臓保護作用が見られ、最近では、過敏性腸症候群に対するベルゲニンの薬効に関する研究が進められています。痛い思いをしないですむ〝切らずに治す腫物の薬〟として、古くから親しまれてきた赤芽柏は、今後、医薬品「抗腫瘍薬」に配合される主原料として大きく用いられる備えをしています。

アンミ　抗不整脈薬アミオダロン

春の若葉を摘んで食べると、その年の万病を退けるといわれ、早春の野辺での「若菜摘み」は、日本古来の風習で、歌にも多く詠まれています。源氏物語の注釈書『河海抄《かかいしょう》』の中に「芹《せり》、なずな、御《ご》形《ぎょう》、はこべら、仏の座、すずな、すずしろ、これぞ七草」とあり、「春の七草」と、その読みの順番が定着したといわれます。

春の七草のトップに来るのが芹です。日本各地の田や畑のあぜに自生するセリ科の多年草で、セリ類に共通する独特の爽やかな香りがします。香気成分のカンフェンによるもので、鎮静、免疫向上効果があり、また、ビタミンCや各種ミネラルが多く、腸内環境を整える食物繊維、強い抗酸化作用のあるケルセチンを含み、貧血、冷え性改善、ガン抑制、動脈硬化が期待される栄養豊かな薬能高い香草です。

アンミは、この芹の仲間で同様の薬効成分があり、世界各地で広く栽培されています。胡麻粒のような小さな果実は「アンミ実」または「ケラ実」と呼ばれ、利尿効果が高く、ヨーロッパでは腎臓結石や膀胱結石の治療薬に利用していました。

近年、アンミ実の有効成分を薬効解析したところ、尿管や冠動脈拡張作用をもつ天然化合物のケリンであることが判明しました。また、血圧や心機能に関係なく、冠状血管を拡張させて、冠血流を増加させたり、平滑筋に働きかけて弛緩させる薬理作用も確認しました。

この効果は、狭心症や気管支喘息の治療に使う血管拡張剤として十分対応できる有効性を現すに足りるものでした。しかし、ケリンは吸収率が低く、しかも強い毒性をもつため、吐気、めまい、胃腸不良、頭痛などの辛い副作用を引き起こすという問題が残されました。

その改善策として、この物質よりも毒性が弱く、さらに高い効果を示す物質の探索が開始されました。その結果、実現したのが、今日、医療現場で繁用されている抗不整脈薬の「アミオダロン」と血管拡張剤として使われる気管支喘息吸入液の「クロモグリク酸ナトリウム」です。

医薬品化学では、効能を持つ物質が発見されると、そこを新たな出発点として、さらに高い効果を現し、かつ副作用の少ない物を求め、安全でより良い薬の実現を目指して、休むことなく地道な研究を続けていきます。

淫羊霍（いんようかく） 健忘症改善

4月から5月、山すそ、草地、林の中に赤紫色の花を咲かせるいかりそう（錨草または碇草）は、メギ科イカリソウ属の多年草です。花の形が船の錨に似ていることからその名が付けられました。日本には、花色が赤紫色の錨草、黄色の黄花《きばな》錨草、梅の花に似ている梅花《ばいか》錨草、また白い花を咲かせる常盤《ときわ》錨草などがあります。葉は冬にも緑色を保つ常緑や、落葉するもの、紅葉するものとさまざまです。

晩春に地上部を刈り取り天日で乾燥させたものを生薬名で「淫羊霍《いんようかく》」といいます。生薬には、葉、茎、枝を使います。茎や葉にはビタミンEが含まれており滋養強壮に効果があります。

成分には、性ホルモンの分泌を促進させるエピメジン、フラボノイドのイカリイン、アルカロイドのマグノフロリンを含みます。抗ウイルス、抗菌、鎮咳、去痰、加齢に伴う体力の低下、膝、腰、脚など四肢の機能低下を回復させる働きがあります。

茎、葉の抽出液に鎮咳、去痰、降圧作用が認められています。更年期、神経症、加齢による高血圧症、倦怠感、神経衰弱に効果があるとされます。また、虚弱体質、胃腸が弱い、疲れやすいなどの症状に対する滋養強壮効果もあります。

淫羊霍の薬効は、「補腎壮陽《ほじんそうよう》」で、腎臓の機能低下を補い、改善、回復させる働きがあります。腎臓は、発育、成長に深く関わる器官です。筋肉、骨格、歯を丈夫に保ち、脳細胞の老化を防いで、意欲、思考力、記憶力、集中力維持に働きます。特に健忘症の改善の薬として利用されています。

腎臓の働きを向上させることで、婦人の不妊症、体や脳の老化防止にも役立つといわれます。また、下肢の疼痛や運動麻痺、筋肉、関節の痙攣、四肢のしびれを緩和・改善する効果が期待されます。近年、ポリオウイルスに対する抑制作用が報告され、小児麻痺の急性期、後遺症期に用いるなど適応範囲が広げられています。

錨草の花言葉は、「人生の船出」です。希望にみちた力強い励ましになります。

烏薬（うやく）

各種疼痛改善

天台烏薬《てんだいうやく》はクスノキ科クロモジ属の常緑低木です。近畿、四国、九州などの温暖な地域の山野に野生種が自生しています。高さは3～4メートルほどになり、広楕円形で先が尖り光沢のある葉には、クスノキ類にみられる特有の3本の葉脈が入っています。植物全体に芳香があり、葉や枝を折ると爽やかな樟脳《しょうのう》の香りがします。

3月から4月頃、枝先の葉腋に黄緑色の小さな花を多数咲かせます。花後に結ぶ果実は緑色の球形で、秋に熟すと、艶やかな黒色になります。この黒色をした果実を漆黒の烏の濡れ羽色に例えて「烏薬」と名が付けられました。

薬用部位の根は所々で肥厚して連珠状の塊根《かいこん》を作ります。根の内部は白色で外側は紫黒色を呈しています。根には棒状のものと塊根があり、塊根のほうに芳香成分が多く含まれ、生薬としては良品とされます。冬から春にかけて、紡錘形《ぼうすいけい》に肥大した塊根を掘り出し水洗い後に天日で乾燥させたものを生薬名で「烏薬《うやく》」といいます。『日本薬局方』には第14改正から収載されました。

成分には、ボルネオール、リンデラン、リンデロール、リンデララクトンなど多くのセスキテルペン化合物、アルカロイドのラウロリチンが含まれています。漢方では「行気止痛薬《こうきしつう》」に分類され、健胃、鎮痛薬に使われます。ほかに、手足のしびれ、麻痺、半身不随、顔面神経麻痺、四十肩、五十腰、ぎっくり腰、首の寝違え、リウマチ、神経痛などの各種疼痛改善治療薬の「烏薬順気散《うやくじゅんきさん》」など広い範囲の治療薬に配合されています。

万里の長城、シルクロードに代表される道路整備を施行した始皇帝が、不老長寿薬の烏薬を求めて除福《じょふく》という人を日本に遣わせたという、烏薬にまつわる話があります。除福ゆかりの地や記念碑が数カ所日本に残されているとのことです。除福が烏薬を中国に持ち帰ることができなかったとして、日中国交正常化を記念して、時の大平総理大臣が、天台烏薬の苗を中国に贈ったということです。

烏薬は遠い中国秦時代の始皇帝、除福という人物、そして日本歴代総理大臣の一人、大平大臣、研究者など壮大な歴史を巻き込む逸話の持ち主です。

延胡索（えんごさく）

鎮痛効果

延胡索はケシ科の多年草で、数種類の総称に使われます。山野、丘陵の雑木林の林縁に自生する延胡索、山延胡索、蝦夷延胡索、藪延胡索、土延胡、夏天無ジロボウ延胡索などで、日本にも生育しているものもあり、それらの塊茎《かいけい》が薬用に利用されています。

早春に、高さ10〜20センチの茎を伸ばしその先に総状花序をつくり、薄い紅紫色の細長い花を咲かせます。数本の花茎《かけい》と同じくして根生葉《こんせいよう》を出すと地下に新たな塊茎を作り、あっという間に休眠期間に入ってしまいます。春にしか見ることのできない植物で、「夏天無《かてんむ》」という名もあります。塊茎とは、地下にできる養分を蓄えて肥大した茎のことでジャガイモなどの芋の部分のことです。

春、塊茎を掘り出して、外皮を取り除き天日で乾燥させたものを生薬名で「延胡索《えんごさく》」といいます。『日本薬局方』に収載され、『神農本草経《しんのうほんぞうきょう》』では、保健薬の中品に分類されています。鎮痙作用をもつコルダリンや胃液分泌抑制、潰瘍治癒促進作用がある十数種のアルカロイド、中枢抑制、鎮痛、鎮痙作用をもつテトラヒドロパルマチンがあり、高血圧や脳梗塞の治療薬に応用されています。

延胡索が配合されている方剤には、漢方製剤の家庭薬、胃腸薬としてよく知られている「安中散《あんちゅうさん》」があります。延胡索に甘草、桂枝、縮砂、茴香、良姜などを組み合わせたもので、神経性胃炎、ストレス性胃炎、十二指腸潰瘍、月経痛、腹痛を治療する薬です。また、牛膝《ごしつ》、芍薬《しゃくやく》、当帰《とうき》、牡丹皮《ぼたんぴ》、桃仁《とうにん》、延胡索を配合した「牛膝散《ごしつさん》」は瘀血《おけつ》によって引き起こされる月経痛、イライラ、めまい、血の道症の治療薬で婦人病薬として重用されています。

延胡索の主成分である多種類の総アルカロイド混合物には抗痙攣作用のほかに、強い鎮痛作用が確認されており、その効果は、鎮痛薬として汎用される「モルヒネ」の40％近くの効力を発するとの報告があります。習慣性、依存性などの副作用が心配されることのない鎮痛薬として臨床現場で活用される可能性もあり、今後の研究成果が期待されます。

黄精（おうせい）　滋養強壮

生薬の「黄精《おうせい》」はユリ科のかぎ車花鳴子百合《くるまばななるこゆり》の根茎を蒸して乾燥させたものです。他に素材として鳴子百合および甘野老《あまどころ》の根茎が黄精に使われているものもあります。鳴子百合はユリ科アマドコロ属で、温暖な地域の山野、草地に自生する多年草です。このアマドコロ属には種類が多数あり、なおかつ、草の姿が大変よく似ているので見分けが着き難いものが少なくありません。

根茎の形状も似ており、鳴子百合、甘野老の根茎は一年ごとに節ができ、その形が数珠のようになって連なっています。味も甘いのですが、甘野老のほうが強い甘味があります。このように形も味も似ているために、薬用には、根茎が太いものを生薬名で「黄精・鳴子百合」、細いものを生薬「玉《ぎょく》竹《ちく》・甘野老」と使い分けています。

黄精は、中国で6世紀に活躍し、『神農本草経集注《しゅうちゅう》』を編纂した、薬物学の大家と称される陶弘景《とうこうけい》の編集による『名医別録』*に収載され、滋養強壮効果のある上品として分類されています。成分には、フラクトース、マントース、グルコース、ガルクトウロン酸、キノン誘導体のポリゴナキノンを含みます。滋養強壮、疲労回復、病後の体力低下回復、虚弱体質改善に使われます。

＊『神農本草経』収載の365種の薬草に、新たに365種を加えたもの。のちに『神農本草経集注』に合本された。

清熱、利咽、涼血の薬効があり、強い抗菌作用が認められ、風邪、咽喉痛、胃腸虚弱、慢性の肺疾患、糖尿病、鎮咳、解熱に使われます。また、近年、血糖値抑制効果、降圧作用、強心作用が確認され、動脈硬化、糖尿病、高血圧予防、治療薬としての研究が進められています。

江戸時代に、黄精が滋養強壮薬として人気が高まり、砂糖漬け、焼酎漬けにした「黄精酒」が流行したそうです。中国では、古くから、不老長寿の妙薬として珍重されていたといいます。胃、肺、腎臓の機能を高める作用があるので、消化系機能、呼吸器系機能を活性化して、筋骨を丈夫にする働きが〝若返り〟に効果があるようです。

鴨跖草（おうせきそう）　解熱

鴨跖草は、湿った草地、道端、庭の片隅に自生し、どこにでも見られる露草《つゆくさ》を生薬の基原《きげん》とします。ツユクサ科に属する草丈が20～30センチの一年草ですが、南アメリカ原産のトキワツユクサが帰化して日本各地に広がり増えたものです。

茎は多肉質で下部が分枝しながら地面を這っていき、分枝したところで根を下ろし繁殖していきます。春の若葉や茎はやわらかく灰汁が少ないので、そのまま生でサラダや軽く茹でて和え物、汁の実に使える山菜です。

春から初秋までの長い期間、露草は青い可愛い花を咲かせます。朝早く咲き、午後にはしぼむので、その儚さを朝露に例えたのが名称の由来です。英語名でもDay flowerといいます。

夏の朝露に咲く露草の花には、フラボコンメリニン、デルフィニジン、ジゴクサイド、粘液質が含まれています。フラボコンメリニンは青色色素成分で、古くから友禅染の下絵描きや青色の染料に使われ、平安時代には「月（着き）草」と呼ばれていました。

この花の時期に根を含む全草を採取して、一旦蒸してから陰干ししたものを生薬名で「鴨跖草《おうせきそう》」といいます。全草に、デンプン、アオバニン、アオバソールを含みます。利水消腫《りすいしょうしゅ》、清熱解毒《せいねつげどく》作用があり、浮腫、脚気、尿量減少、感冒、咽喉炎、耳下腺炎、肝炎、腸炎、下痢、腫れ物、風邪の症状改善予防や健康維持に煎じたものが使われます。

露草の花が苞葉《ほうよう》に包まれ、苞葉が編み笠のようなので「帽子花《ぼうしばな》」とも呼ばれます。青色植物染料に露草の同属で、露草の4倍ほどの大きさの青花（大帽子花）が露草の代用に使われており、かつては滋賀県草津市で栽培が盛んに行われていました。

近年、ツユクサ科の研究において、この青花に、アルファー・グルコシダーゼという消化酵素で糖質加水分解酵素が含有されていることが確認されました。この酵素を用いて見いだされた酵素活性阻害薬は、ブドウ糖の吸収を遅らせる効果があり食後の血糖値急上昇を抑えることから、抗糖尿病薬となります。ツユクサ科の植物から、このような糖質分解酵素が発見されたことは、糖尿病予防、治療に画期的な進展をもたらせることとなります。

桜皮（おうひ）　解毒作用

3月も中旬を過ぎると、桜の便りがちらほらと聞かれるようになります。気象庁によって、日本全国の桜開花時期を予想したものが、日本気象協会（一般財団法人）を通して発表されます。南北に長い日本列島各地の桜の開花時期が予想され、その日を結んだ線を公式には「桜の開花予想の等期日線図」といいます。

過去に、天候不順が原因で多くの農作物が甚大な被害を被ったことが契機となり、気象長期予測に合わせて植物の生育状況調査が始められました。その一環として、生育が天候に影響を受けやすい桜が調査対象に取り上げられたことが始まりです。南から北へと広がっていく様子を「桜前線」と呼んで春の訪れの足音として楽しまれています。

桜の品種は数多く、〝桜〟は桜類の総称で、〝サクラ〟という種名をもつものはありません。バラ科サクラ属の落葉高木で、日本各地、海外で観賞用に広く栽培されています。

夏に桜の樹皮を剥ぎ取り、外面のコルク層を取り除いた内皮を天日で乾燥させたものを生薬名で「桜皮《おうひ》」といい、『日本薬局方』に収載されている生薬です。成分には、フラボノイドのサクラニン、サクラネチン、ゲンカニン、グルコゲンカニン、ナリゲニンが含まれています。解毒、消炎、解熱、排膿、鎮咳、去痰作用があり、湿疹、おでき、蕁麻疹、慢性気管支炎の鎮咳、去痰に使われます。

桜皮が配合されているものに、江戸時代後期の医師、華岡青洲《はなおかせいしゅう》が考案した「十味敗毒湯《じゅうみはいどくとう》」があります。これは、化膿性皮膚疾患、急性湿疹、接触性皮膚炎、にきび、水虫、慢性中耳炎、扁桃腺炎、麦粒子（ものもらい）など広い範囲の治療薬として使われます。また、同じく江戸時代の漢方医、香《か》川修庵《がわしゅうあん》による、「治打撲一方《じだぼくいっぽう》」があり、打撲、捻挫による腫れや疼痛治療薬に使われます。いずれも日本で編み出された独自の漢方薬です。

春に咲く桜は、秋の菊（日本の国花）とならび日本を象徴する花と称されています。芳香成分のクマリンを含む葉や花は塩漬けにされて、葉は桜色の桜餅をつつみ、花は桜茶としておめでたい席に供されます。

朮（おけら）——その1 シーボルトと白朮

朮は、「山で旨いものは、朮にトトキ（釣鐘人参）、里で旨いものは、瓜、茄子、南瓜……」という素朴な里謡に歌われている春の山菜です。春に芽吹く新芽は柔らかく、茹でて灰汁抜きをし、和え物や天ぷらに、また、綿毛に覆われた若葉は香り高く、おひたしや和え物にして食べます。

北海道を除く日本各地の日当たりの良い草地や山道に自生する多年草です。草丈30～80センチほどで、秋に咲くアザミによく似た白や赤紫色の花は、茶花に使われ、万葉集にも詠われています。

恋しけば袖も振らむを武蔵野のうけら*が花の色に出なゆめ（詠み人知らずの一首）

＊ うけら（宇家良）が転訛して「おけら」になった

朮の根茎を乾燥させたものは「白朮《びゃくじゅつ》」といい、『神農本草経』、『日本薬局方』に収載されている生薬です。朮と同属で中国原産の大花朮《おおばな》の根茎も生薬に使うことが許可されており、朮を「和白朮」、大花朮を「唐白朮」と区別することがあります。大花朮は、名前の通り朮に比べて頭花が大きく、花色は淡紅色です。

漢薬「朮」には、「白朮」と「蒼朮《そうじゅつ》」の二つがあり、いずれも生薬の基になる基原植物はキク科オケラ属です。日本漢方には、296処方があり、それらを一般用、医療用、薬局製剤の三種に分類しています。朮はそのうちの約70処方に配合され、45処方には、白朮だけではなく、同じような薬効が期待される蒼朮を用いてもよいとされています。

かつては、区別も不明瞭であったものが、薬局製剤が導入され、『日本薬局方』処方に「白朮」、「蒼朮」と明記されるようになりました。この二つは、植物学上ではかなり近い関係ではありますが、薬効や含有成分に違いがあります。

白朮の有効成分はアトラクチロンで、健胃整腸、利尿、鎮痛作用があり、補気剤・補脾剤として、また胃腸病、下痢、神経痛、動悸、食欲不振、むくみ、盗汗《とうかん》の緩和薬として使われます。白朮が配合されているものに、「人参養栄湯《にんじんようえいとう》」、「六君子湯《りっくんしとう》」、「十全大補湯《じゅうぜんたいほとう》」があります。

この朮に関与したのが、1775年に来日したスウェーデンの植物学者カール・ツンベルグと1823年に来日したフランツ・フォン・シーボルトです。ガク紫陽花の学名に、妻の滝〝オタクサ〟と命名したシーボルトが、朮の学名、命名で再びツンベルグと関わることになりました。

朮（おけら）——その2　シーボルトと蒼朮

長雨が続くと湿度が高くなり、なんとなく疲れやすくなります。体表や体内に余分な水分が停滞すると胃腸や神経、関節に不調が起こります。これらが原因となって食欲不振、胃腸障害、関節痛などの体調不良が起きることを、漢方では、水の異常「水毒《すいどく》」といいます。

内臓、関節、筋肉など体内に溜まった不必要な水分を体外に排出して、痛みやむくみを改善させる効果を持つのが、薬草「朮《おけら》」です。朮が基原となる生薬には「白朮」と「蒼朮」の二つがあり、蒼朮の基原植物は、中国原産の細葉朮《ほそばおけら》です。

蒼朮の有効成分は、アトラクチロジン、アトラクジオールというポリアセチレン化合物で、利胆作用があるとされます。他に、数種のセスキテルペン類や配糖体を含みます。蒼朮が配合されている方剤には、関節痛、腰痛、自律神経失調症、関節リウマチ、多汗症、むくみの治療薬「防已黄耆湯《ぼういおうぎとう》」、胃がもたれて消化不良気味の機能性胃腸障害、神経性胃炎に出される「平胃散《へいいさん》」などがあり、去風湿薬、芳香化湿薬として使われます。

南北に長く位置する日本の四季は豊かで、季節の美しい移ろいの中で育まれる植物には風情があり、魅力的です。その日本の素朴な植物をヨーロッパに持ち帰り、広く海外に広めた、江戸時代の「出島三学者」として有名な三人の医師、植物学者がいます。

１６９０年に来日したドイツ人医師・植物学者のエンゲルベルト・ケンペル、１７７５年に来日したスウェーデン人植物学者・博物学者のカール・ツンベルグ、１８２３年に来日したドイツ人医師・植物学者のフランツ・フォン・シーボルトです。三人は江戸時代、長崎、出島のオランダ商館の医師として日本に着任しました。

三人は、共通して、日本の政治、宗教、歴史など全般にわたり研究するかたわら、人材育成に尽力し多くの医師、学者を輩出しました。また、母国にもどり『日本植物誌』を編纂しています。このうちの、ツンベルグとシーボルトは、それぞれに、日本栽培の白朮と蒼朮の基原植物の標本をヨーロッパに持ち帰っており、研究を重ね、朮の新種として命名をしていました。後の検証結果により、シーボルトの標本が新種とされて、現在にいたっています。

出島三学者は、日本の医学・植物学の水準を高めた貢献者です。

遠志（おんじ）

精神安定薬

日本各地の日当たりの良い草地に自生する姫萩は、ヒメハギ科の常緑多年草で、日本特産の薬用植物です。春になると蝶形をした青紫色の小さな花を沢山咲かせます。その花姿が、マメ科植物で「秋の七草」に数えられる萩を思わせることと、草丈が15センチほどで小さく「小草」と呼ばれる可愛らしい様子から「姫萩」と名付けられました。

この姫萩に姿が似ていて、葉が細いことから名が付いた「糸姫萩」は、漢方生薬の基になる（基原）

植物です。中国、朝鮮半島に自生するヒメハギ科の薬草で、草丈は40センチ前後で、葉は名前の通り糸のように細く、花は日本の姫萩より小さめで葉のかげとなりあまり目立ちません。

秋に掘り出した糸姫萩の根を乾燥させて生薬として使います。生薬名を「遠志《おんじ》」といい、『神農本草経』には上品に分類され、『日本薬局方』にも収載されています。成分には、トリテルペン系のオンジサポニン、マンギフェリン、テヌイゲニンが含まれ、鎮咳、去痰、抗炎症、強壮、鎮静作用があり気管支炎、気管支喘息の改善治療薬として使われます。

漢方では、養心安神《ようしんあんじん》（精神安定）薬とされ、動悸、不眠、不安、多夢、焦燥感の治療薬に使います。ほかにも、滋養強壮効果があり、疲労回復、虚弱体質改善、病中、病後の体力回復薬として重用され、黄耆《おうぎ》、人参、茯苓《ぶくりょう》、大棗《たいそう》などと組み合わせて使います。「人参養栄湯《にんじんようえいとう》」、「加味温胆湯《かみうんたんとう》」、「帰脾湯《きひとう》」、「加味帰脾湯《かみきひとう》」が代表的で、いずれも虚弱体質で血色が良くないひとの症状、病気、不眠症、神経症、うつ病、健忘症、貧血、精神神経の不安改善に使います。

「遠志」の名称には「志を強くし、智を益する」という意味があるそうです。初心を忘れず、志を大きく広いところに持ち続けることは、全てに感謝の心をもち、知識欲を失わず、いきいきと日々の生活を大切にすることになります。

遠志には、精神を穏やかにする中枢抑制作用の他に、脳の神経伝達物質「アセチルコリン」合成酵素活性を高める作用があるとの報告もあります。したがって認知症の予防、改善に有用であることも期待されます。

遠志の基原植物「糸姫萩」と、日本の「姫萩」は、同じ有効成分テヌイゲニンをもち、それぞれの根には同様の効能が期待されます。姫萩は、糸姫萩に劣らない有用な薬用植物です。

艾葉（がいよう）

免疫力向上

艾葉は、蓬《よもぎ》の葉を乾燥させたものです。草地、川原、山野、道端、庭の片隅と至るところに自生するキク科の多年草で、豊富なβカロテンを含み、カリウム、カルシウム、鉄などのミネラルやビタミン類を揃えた栄養豊かな野草です。

早春に芽吹くやわらかい葉を茹でて灰汁抜きをしたものは香りの良い旬の山菜として利用されます。ミネラル、ビタミンが豊富なほか、薬効が高く漢方でもよく使われる「薬食草」として知られています。

学名をArtemisia princepsといいます。ギリシア神話に登場する太陽神アポロの妹、月の女神アルテミスの名前です。このアルテミスが女性特有の月のもの（月経）困難に悩み、辛い症状を改善する薬草に蓬を愛用していたということから命名されたといわれます。この含蓄のある名前をもつアルテミシア属の植物は数多く、世界でも２５０種、日本だけでも40種近くあり、いずれも薬用植物として利用されているといわれます。

菊に似た葉の裏にはよい香りのする白い綿毛が密生しています。採取した蓬の葉を乾燥させ、葉の軸を取り除いた後に集めた腺毛が、お灸に使う艾です。腺毛には健康成分の精油が多量に含まれています。これを丸めて灸点に乗せて火をつけると、その熱によって精油が皮膚から体内に浸透していき健康効果、効能を現します。6世紀初め頃、中国の医師、博物学者の陶弘景《とうこうけい》が編集した『名医別録』に「灸は百病を治す」と記されているそうです。

蓬の全草を干したものを生薬「艾葉《がいよう》」といいます。成分には、蓬の芳香成分で抗菌、消炎作用をもつシネオールや抗酸化、抗炎症作用があり、貧血予防や整腸効果もあるクロロフィル、タンニン、リノール酸、オレイン酸を含みます。

抗酸化、抗菌、健胃整腸、消炎、鎮咳、消腫、止血、抗瘀血効果があります。艾葉が配合されている方剤には、「芎帰膠艾湯《きゅうききょうがいとう》」があります。これは、止血薬で、鼻血、血尿、吐血、下血、痔出血、外傷出血などの止血や月経不順を整え、貧血の改善の治療薬にも使われます。

蓬の葉を搗き込んだ草餅、草団子は、野原の香りと薬効に優れた和菓子です。

莪朮（がじゅつ）　抗がん生薬

莪朮は、インド、東南アジアを原産地とするショウガ科クルクマ属の多年草です。クルクマ属はウコン類の植物で、日本には、生薬の「姜黄《きょうおう》」、「ターメリック」、「莪朮」が分布しています。

春にピンク色の花を咲かせる春鬱金《うこん》（姜黄）、秋に白色の花を咲かせる鬱金（ターメリック）、屋久島特産の紫鬱金（莪朮）は、ウコン類ですが、別々の異なった種類の植物です。これらは、いずれも熱帯植物で、葉形、花姿が大変よく似ており、またその根茎が薬用に使われるという共通点があります。

屋久島産の莪朮は、草丈が1～5メートル近くになり、春には白色の花を咲かせます。根茎は卵形に肥大して、その切り口は淡い青紫色を呈しているので「紫鬱金」と呼ばれます。紫鬱金の莪朮を生産している屋久島は、今なお美しい自然が大切に守られ残されています。数多くのさまざまな動物、植物が保護されて息づいている世界自然遺産の一つとして登録されています。

薬用に栽培されている莪朮の根茎を2月から5月に掘り出して水洗い後にそのまま湯通しして乾燥させるか、または外皮を取り除いて輪切りにして天日で乾燥させたものを生薬名で「莪朮《がじゅつ》」といいます。

成分には、芳香物質のシネオール、カンファーなど多糖類のモノテルペノイド類や数種のセスキテルペノイド類を多量に含みます。『日本薬局方』では、第三局から収載されている生薬です。

漢方では、血の巡りを良くして体内を正常化し、気分を明るくする効果に働く「理気薬《りき》」に分類されています。血行を活性させることで、血腫、凝血塊を吸収して除き、瘀血が引き起こす腫瘤を軟化させる作用が確認されています。

鎮痛、鎮静、鎮痙、抗炎症、抗菌、殺菌、抗アレルギー、活血効果があり、健胃整腸、糖尿病、神経痛、喘息、肝機能障害、ピロリ菌除去、酒解毒、制がんに効果があるといわれています。

主成分のセスキテルペン類に、がん細胞の転移、増殖を制する作用が認められており、今後の研究、臨床経験の成果が期待されています。

貫衆（かんじゅう）

利尿・補血作用

春を待ちかねた様に木々が、いっせいに瑞々しい若葉を芽吹かせる季節を漢方では、〝草木がいよいよ生い出る〟勢いのある時節としています。春の山菜として代表的な薇《ぜんまい》や蕨《わらび》が芽吹き始めます。山地や山裾、沢沿いの比較的に湿った場所を好んで自生する羊歯《しだ》植物の多年草です。日本では、食用に利用されますが、ヨーロッパでは、庭園飾草や黄疸、腰痛治療の生薬として使われています。

「春の器には、苦味を盛れ」という古くからの言い習わしがあります。冬の寒さから、暖かい春へと移行する時期には、身体が順応できずに思いがけず体調を崩すことがあります。そのような時期には、苦味のある食べ物が、身体の機能を目覚めさせてくれます。春の山菜には、緑色の色素や苦味成分のポリフェノールが豊富に含まれており、冬にため込んだ脂肪やコレステロールを利尿作用によって体外に排出し、細胞の老化を防いで免疫力を向上させます。

薇は早春の雪解けとともに根茎から白色の綿毛に覆われた大きな渦巻き型の若葉を多数出します。先がくるりと渦上に丸まった若芽が食用にされる薇と蕨はとてもよく似ています。大きな丸い渦巻きが〝銭〟に例えられて「銭巻《ぜんまい》」ともいわれます。薇には胞子葉と栄養葉があり、胞子葉を男薇《おとこぜんまい》、栄養葉を女薇《おんなぜんまい》といい、栄養葉を食用に使います。胞子葉は胞子を飛ばして繁殖し、子孫を残す働きをもち、栄養葉は羊歯の葉として繁茂します。

春に掘り取った根茎を天日で乾燥させたものを、生薬名で「貫衆《かんじゅう》」といいます。アルカロイドを含み、ほかに、アスピジノール、アスピジン、ペントザン、タンパク質を含みます。利尿、補血、血圧降下、抗酸化、抗コレステロール作用があり、浮腫、脚気、貧血、動脈硬化、高血圧、便秘改善に効果があります。薇は干すことで、生の状態よりもカリウム、カルシウム、βカロテン含有量が増加して、味わいも良くなるという特徴があります。

薇や蕨には、ブタキロサイドという発がん性物質が含まれていますが、重曹や灰で灰汁抜きすることで無害になります。灰汁抜きは理にかなった調理法です。

吉草根（きっそうこん）

リラックス効果

秋に咲く女郎花《おみなえし》が華やかな黄色の花色であるのに対して、鹿の子草《かのこそう》の花色は柔らかな薄紅色や白色で清楚な風情があります。花姿が女郎花に似ているので春に咲く女郎花、「春女郎花《はるおみなえし》」と呼ばれます。山野、湿った草地に自生する草丈が40～80センチほどになるオミナエシ科カノコソウ属の多年草です。

花蕾《からい》を上から見ると、和服にほどこされる絞り染めの一種、「鹿の子絞り」に見えることから名前が付きました。鹿の子草が属するオミナエシ科の生薬には、『神農本草経』収載の敗醤根《はいしょうこん》（女郎花）、西洋では、古代ローマ時代から不眠解消のハーブで英名をベレリアンという西洋鹿の子草があります。

晩春に、枝分かれした茎の先に散房花序をつくり、薄紅色または白色の小さな花を多数密生して咲かせます。秋になり地上部が枯れて黄色になる頃に、根および根茎を掘り出して髭根を取り除き天日で乾燥させたものを生薬名で「吉草根《きっそうこん》」といい、『日本薬局方』に収載されている生薬です。

根を水蒸気蒸留して得られる精油を「吉草根油」といい、煙草の香料に使われます。イソ吉草酸を含み、これが吉草根の特有の香りのもととなります。鎮静、鎮痙作用があり、神経過敏、神経衰弱、神経質、精神不安、頭痛、不眠、イライラを緩和、改善します。

春は厳しい冬の寒さから開放され、心身ともに伸び伸びと活動を開始する希望にあふれた季節です。しかし、この時期は自律神経が乱れがちになることがあります。自律神経には活動的な交感神経、休息の副交感神経という正反対の働きをする二つの神経があります。

この二つの神経がバランス良く働くことで健康が保たれます。交感神経が昼間十分活動した疲労を回復するには、夜、副交感神経が働くことが必要です。吉草根は、このバランスを整える効果があります。ただし、長期の服用は逆効果となるので注意が必要です。

黄肌（きはだ）　ベルベリンはバイオテクノロジーで生産

黄肌は日本全国に分布するミカン科の落葉高木です。5月から7月にかけて、枝先に円錐花序をなす黄緑色の小さな花を多数咲かせます。この花の蜜を好むのがアゲハ蝶の女王、カラスアゲハです。

アゲハの幼虫は黄肌の葉を食草とし成長して、成虫となり優雅なカラスアゲハに変身すると、ヒラヒラと舞いながら黄肌の花の蜜を吸いに来ます。ミカン科に属する黄肌はミカンの花のような甘い香りの美味しい蜜や花粉を提供する蜜源植物です。

黄肌は、染料、建材、薬用にと広く用いられています。薬用に使われるのは、コルク質の外樹皮を取り除いた内樹皮で鮮やかな黄色をしています。この内樹皮を乾燥させたものが生薬「黄柏《おうばく》」です。含有成分は、アルカロイドのベルベリン、パルマチン、苦味成分のオウバクノン、オウバクラクトンです。漢方では、苦味健胃整腸、収斂性消炎薬として使われ、胃腸障害、黄疸、腹痛、下痢にも使います。

黄柏が配合されているものに「黄連解毒湯《おうれんげどくとう》」、「加味解毒湯《かみげどくとう》」があります。これは、抗炎症、鎮静効果のある黄柏や黄連と消炎、利尿作用をもつ黄芩《おうごん》、山梔子《さんしし》などの苦味寒冷薬を組み合わせた処方です。湿疹、アトピー性皮膚炎などの皮膚疾患、精神疾患、消化器疾患や出血を伴う疾患など広い範囲の諸疾患に効果を現します。

黄柏は、『神農本草経』や『日本薬局方』に収載されている生薬ですが、日本ではすでに、縄文時代から薬として用いられてきたという古い歴史があります。縄文遺跡から、栗や樫の実とともに、黄肌の樹皮が薬用に保存されていたと思われる状態で発掘され、考古学上の検証から、日本最古の生薬であったことが確認されています。

黄柏は、日本最古の生薬であり、また万病に効く胃腸薬として昔から愛用されてきました。今日、その有効成分「ベルベリン」をキンポウゲ科のアキカラマツの根を組織培養することで直接結晶化させた状態で生産することができるようになりました。

これによって植物バイオテクノロジーによる医薬品生産の第一歩が踏み出されることになりました。この大きな成果が、今後ますます発展することが期待されます。

羌活（きょうかつ）　体を温める

春に芽生える猪独活《ししうど》は、セリ科シシウド（アンゲリカ）属の常緑多年草です。草丈が2メートルにもなる大形であることから、猪独活と名付けられた日本固有の植物です。本州、四国、九州の温暖な地域で、日当たりの良い山野に自生しています。茎は太く円柱形で上部が枝分かれして、その先にセリ科植物特有の大きな複散花序をつくり、白色の小さな花を傘状に多数咲かせます。

独活と呼ばれるものには、セリ科の猪独活のほかに、ウコギ科タラノキ属の独活《うど》があります。両者は、全く異なる別の科に属する種類でありながら、その形態は大変よく似ています。ともに、日本特産の薬用植物で、古くから春を告げる山菜、薬草として親しまれてきました。いずれの根にも優れた薬効があり、その効能に同じような働きがあることから、植物名を「猪独活《ししうど》」、生薬名も同名の「独《どく》活《かつ》」と名付けられました。薬用でも、同じ効能を目的とした処方に利用される生薬で、同名または類似名をもつものとしてみなされています。いずれも、生薬として使われる部位は、根および根茎です。

晩秋から初冬に掘り上げた猪独活の根、根茎を天日で乾燥させたものを、生薬名で「羌活《きょうかつ》」または「唐独活《とうどくかつ》」といいます。ウコギ科の独活は太い主根を「独活《どくかつ》」、側根を「和羌活《わきょうかつ》」といいます。いずれにも体を温めて血流を改善することや自律神経系を整える働きがあります。解熱、鎮痛、抗菌、発汗、鎮痛作用があり、血液の力が低下することで起こる体調不良を改善、回復させる効果があります。

配合処方例には、各種関節痛の治療薬「疎経活血湯《そけいかっけつとう》」、風邪の諸症状、血の道症の改善薬「川芎茶調散《せんきゅうちゃちょうさん》」、痔疾の出血、痔核の治療薬に出される「秦艽羌活湯《じんぎょうきょうかつとう》」があります。

体を温めることは、血流を促して新陳代謝を活性化します。冷えから体を守り、体調を健全に保ちます。

玉竹（ぎょくちく）

滋養強壮

玉竹はクサスギカズラ科アマドコロ属の甘野老《あまどころ》の根茎を乾燥させたものです。日本各地の山野、草地、どこにでもみられる草丈が60センチほどの多年草で、春のやわらかな新芽、若葉は灰汁抜きをして春の山菜食用に使われています。

また、ヤマノイモ科の鬼野老《おにどころ》に似たヤマノイモの様な形をした地下茎には、うっすらとした甘みがあり、淡褐色で太く地中を横に伸びていき茎の節から茎を出して繁殖していきます。鬼野老と甘野老は、ともに晩秋が旬といわれる「秋の山菜」としてもさまざまな料理に工夫されており、甘野老の名前は、ここから付けられたといわれます。

このように、春・秋の山菜として楽しまれる甘野老は、滋養のある薬草に利用されることが多く、『神農本草経』には、不老長寿薬の上品に収載されています。中国明代（１９５０年頃）に活躍した医師、本草学者の李時珍《りじちん》による『本草綱目《ほんぞうこうもく》』にも、顔色をよくし潤沢にして筋骨をしっかりさせ体を軽くするなどと書かれています。

早春には、葉腋から伸びた細い枝に、ユリ科の鳴子百合に良く似た小さな釣鐘状の白い花が列をなして咲きます。この花が咲いている時期もしくは秋、地上部が黄色に色づき始める頃に根茎を掘りあげて、多数ついている髭根を取り除き乾燥させたものを、生薬名で「玉竹《ぎょくちく》」といいます。

成分には、粘液質のマンノース、強心配糖体のオドラタン、コンパラリンやニコチン酸が含まれています。強心作用、副腎皮質ホルモン様作用があり血糖値降下作用が見られ、また、腸を潤して便秘を改善させる効果もあります。

滋養強壮、老化防止、脳卒中、糖尿病、胃潰瘍の症状改善、疲労回復、健康維持に応用され、漢方処方には「麻黄升麻湯《まおうしょうまとう》」があります。打撲、捻挫には玉竹の粉末を練って患部に貼ると痛みが和らぐといいます。

切花や茶花に用いられる甘野老の花言葉は、「元気を出して！」「心の痛みを分かる人」です。そのような暖かい言葉は、いつ聞いてもうれしいですね。

金桜子（きんおうし）　固渋薬

生薬の「金桜子」は、バラ科バラ属の蔓性低木、難波茨《なにわいばら》の成熟果実を乾燥させたものです。山野、草地に自生し、常緑で椿のような光沢のある艶葉《つやば》（照り葉《てば》）と香りの良い白い花が美しいので、庭木や生垣としても植えられています。鋭い棘のある蔓性の茎が伸びて繁殖する、同じバラ科の野茨《のいばら》と大変よく似ています。しかし、生薬名を「営実《えいじつ》」という野茨と比べると、難波茨のほうが花も果実も大型なので区別は容易につきます。

4月から5月、枝先に円錐形の花序をつくり、花径が7～8センチほどの香りの良い大きな白色の五弁花を咲かせます。中央には黄色い雄しべが密集しており明るい花姿をしています。花後に結実する果実は紡錘形で、長い棘が一面に覆っています。秋になると果実は赤い橙色に熟します。乾燥させた成熟果実を生薬名で「金桜子《きんおうし》」、根を「金桜根《きんおうこん》」、葉を「金桜葉《きんおうよう》」、花を「金桜花《きんおうか》」といい、それぞれを薬用に使います。

成分には、リンゴ酸、クエン酸、樹脂、精油、タンニンが含まれています。強い収斂（ひきしめ）作用があり、生薬分類では、固渋薬《こじゅうやく》として扱われています。固渋薬とは、大便、小便、汗、精液がだらだらともれてくる症状を改善、治療をする働きを持つ薬のことです。加齢などが原因となっておこる細胞や各器官の弾力や機能が弱まることによる脱肛、遺尿、遺精、帯下、盗汗、頻尿、慢性の下痢の治療に使われます。

金桜子が配合されている漢方処方には、「水陸二仙丹《すいりくにせんたん》」や「水陸二味丸《すいりくにみがん》」があります。これは、金桜子に、同じ固渋作用をもつスイレン科の鬼蓮《おにばす》の成熟種子を使った生薬、「芡実《けんじつ》」を組み合わせて固渋効果をさらに強化したものです。

また、強壮、抗菌、抗ウイルス、コレステロール降下作用も確認されており、風邪、下痢、動脈硬化、糖尿病、慢性気管支炎、慢性喘息の改善効果があるとされています。

棘で覆われている赤い果実、良い香りがする白色の花、艶やかな緑色の瑞々しい葉はそれぞれに薬として働いています。

苦艾（くがい）

食前酒アブサンの原料

苦蓬《にがよもぎ》は草地に広く自生しているキク科ヨモギ属の常緑多年草で、蓬《よもぎ》（艾葉《がいよう》）の類似種です。草丈は40～80センチで全体が白い繊毛で覆われ芳香があり、葉は春菊に似ています。表は緑白色、裏は白色で、穏やかな野草の香りがする蓬とは異なる独特の匂い、酸味、苦味があります。

古代エジプトの医学書『エーベルス・パピルス』に記載されている薬草で、ヨーロッパでは古くから民間薬に利用されていました。千振《せんぶり》のような強い苦味をもつので毒草に例えられることがあります。

ハムレットをはじめ多くの傑作を生み出し、ルネッサンス文学の一人者と称される詩人、劇作家のシェークスピアが苦蓬を好んで、その作品中に多く登場させたといわれます。

7月から9月頃、茎や枝先に小さな黄色の花を多数咲かせます。この開花時期に全草を刈り採り天日で乾燥させた枝、葉を生薬名で「苦艾《くがい》」といいます。健胃、解熱、強壮、駆虫薬に使われるほか、乾燥させた葉を袋に詰め込んで衣類の防虫剤に利用します。

成分には、芳香健胃効果のあるシネオール、ピネンなどのモノテルペン類やアブシンチン、アブシトール、アブソルビン、ツヨンといった苦味成分で抗菌作用を持つセスキテルペン類を数多く含んでいます。

抗菌、抗炎症、利尿、疲労回復、消化促進、食欲増進効果があります。苦艾が配合されているものに、「アブサン」という食前酒があります。フランス語で Absent（アブサン）という銘柄で、〝存在しない〟という意味があります。

1792年に、スイス人医師のピエール・オーディナーレが苦艾、シナモン、コリアンダー、茴香（フェンネル）、そのほかに多くの薬草を配合して独自の製法で健康、薬草酒を開発し「アブサン酒」と名付けました。

消化促進、滋養強壮酒として造られたにもかかわらず、苦艾の成分、ツヨンに強い局所刺激作用と常習（依存）性があったためにアブサン愛飲者の多くが精神障害を起こすという深刻な問題が起こりました。これにより、1915年、フランスで製造中止になり、世界中で製造中止が相次ぎました。

1981年、WHOがツヨンの含有量を規制した条件のもとで、アブサン製造が再開しました。苦蓬の名前は、『新約聖書』ヨハネの黙示録（8章11節）にもみられます。

苦蓬はさまざまな形で世界に大きく影響を及ぼしています。

藁本（こうほん）

鎮痛

藪人参《やぶにんじん》は、林道沿いの斜面、山地の木陰、竹藪のような、日射しが強く差し込まない日陰の場所に繁茂して一面に広がり深い藪をつくる生命力旺盛な草本です。セリ科ヤブニンジン属の多年草です。細い茎は真っ直ぐで、60センチほどの草丈になり、根茎は太く地中に伸びていきます。名の由来となった人参に似た葉の裏は白味をおびており、茎や葉は柔毛に覆われています。

4月から5月、枝先に複散形花序をつくり、白色の小さな花を多数咲かせます。花後に結実する果実は、細長く線香花火のように広がって付きます。春の開花期に根茎を掘り出して、水洗い後に日陰干しで乾燥させたものを生薬名で「藁本《こうほん》」といいます。

成分には、主要成分のフェニルプロパノイド、精油成分のアネトール、オルト・メチール、キャピコール、メチルオイゲノール、クニジリドを含み、鎮痛、鎮痙薬として感冒頭痛、鼻炎や副鼻腔炎による頭痛、腰痛、腹痛、疥癬、皮膚疾患、婦人科の諸症状の疼痛緩和、改善に使われます。頭痛、悪寒、無汗、副鼻腔炎の改善、治療に繁用されています。『神農本草経』では保健薬の中品に分類されており、また日本薬局方外生薬規格に適用されている生薬です。

漢方では、止痛、去風湿、解表の効能があるとされ「太陽経《たいようけい》の風薬《ふうやく》」と呼ばれる生薬で、特に鎮痛

（頭痛）には高い有効性が認められています。配合漢方薬には、甘草、菊花、生姜などを組み合わせた方剤で、頭痛、顔面神経痛治療薬の「駆風触痛湯《くふうしょくつうとう》」があります。ほかに、痔の治療薬「秦艽羌活湯《しんぎょうきょうかっとう》」があります。

藁本には、中枢麻痺、抗痙攣、鎮痛、血圧降下、抗真菌作用が報告されています。生薬としての古い歴史をもつ藁本のさらなる研究が深められ、医薬品としての活用が進むことが期待されます。

繁殖力があり、藪を形成するほどの生命力によって、生薬枯渇の危機を救う担い手の薬用植物、藪人参の花言葉は「喜び」です。

虎耳草（こじそう）　耳の薬

降り積もる雪の下で、すくすくと育ち、暖かな春の訪れとともに緑色の葉を広げ、可憐な白色の花を咲かせる雪の下はユキノシタ科の常緑多年草です。湿った半日陰の土地を好んで自生し、根元から匍匐枝《ほふくし》を伸ばして繁殖し群生していきます。日当たりが良くない所でも育ち、全体が長い赤褐色の毛で覆われている草の姿に趣があり、日本庭園や庭木の下草に植えられる観賞用に栽培されています。

葉には白い葉脈が走り、長い柄があり根際から群がってついています。丸みをおびた楕円形の肉厚な葉には、毛が生えているのでその様子から虎の耳を想像されるということから生薬名が「虎耳草《こじそう》」と名付けられました。

晩春に、20~50センチほどの長い花茎を出して円錐形の花序をつくり白色の花を沢山咲かせます。乾燥させた花は香りの良い健康茶として飲まれ、葉は春の山菜として、天婦羅や茹でて灰汁抜きしたものを和え物にします。

花後に雪の下を掘り出し、根を切り落としてから水洗いして、紫外線が当たらないように日陰干しで乾燥させたものが生薬「虎耳草」です。この虎耳草をアルコールに漬け込んで成分を抽出します。成分には、アルブチン、サキシフラギン、硝酸カリウム、塩化カリウム、タンパク質分解酵素活性化成分が含まれ、解熱、解毒、抗炎症、利尿作用があります。伝統的な漢方方剤には使われず、漢方製剤として利用されます。

『本草綱目』に「虎耳草」の記述があり、そこには、急性の中耳炎の治療に、その絞り汁を使うことが記されており、今日でも、臨床で中耳炎の治療で効果を現しています。

現在では、虎耳草にしか含まれないタンパク質分解酵素活性化成分の皮膚疾患の改善、治療効果が注目されています。紫外線によって変異したＤＮＡを修復する薬効で、抗アクネ、にきび、しわ、しみなど紫外線のダメージ修復効果があることが確認されています。この効果は、数多くある生薬の中で、現在では、虎耳草だけにしかないといわれています。

牛膝（ごしつ）

膝、腰痛に有効

猪小槌《いのこづち》は、日本各地の日当たりの良い草地や山道、道端に自生するヒユ科イノコヅチ属の多年草です。根は地中深く伸びていき引き抜くことが大変な雑草の一つに扱われる薬草で、草丈は1メートルほどになり、茎は細く、節々で枝分かれしていきます。

秋の野草が花を咲かせる頃に、猪小槌も茎や枝先に緑色の小さな花を穂状につけます。花には花びらがなく、結実すると5枚の萼《がく》は苞とともに人の衣服や動物に付着して至る所に運ばれていき繁殖を広げていきます。

冬の寒い時期に地上部が枯れた後、根を掘り取って水洗いし乾燥させたものを生薬名で「牛膝《ごしつ》」といいます。「雄牛の膝」という意味がありますが、これは、肝臓と膝が密接に関わっており、牛膝が肝臓の治療薬であることに関係があります。

膝には、沢山の腱が集まっており、膝の痛みは、しばしば肝臓機能の低下からくる症状であるという注意信号といえるからです。牛膝の薬能には血液の循環を活性化させて、血液の停滞を解消させるという大きな働きがあります。ほかにも、腱や骨を強化して肝臓や腎臓に栄養を送ることで、四肢に停滞している不必要な水分や熱を取り除き炎症を鎮める作用により、血液や気の循環を改善します。

成分には、サポニン、ステロイド類、アミノ酸、糖類を含みます。血行促進、強壮、通経、利尿、鎮痛薬として月経不順、瘀血、腰痛、膝痛、その他の関節痛、腹痛の改善に使われます。

牛膝が使われている方剤には、下肢痛、腰痛、坐骨神経痛、排尿困難、糖尿病の治療薬「牛車腎気《ごしゃじんき》丸《がん》」や四肢、腰、膝の痛み、だるさ、関節リウマチ、慢性関節炎に効く「大防風湯《だいぼうふうとう》」、また、腰痛、神経痛、筋肉痛に効く「疎経活血湯《そけいかっけつとう》」があります。

果実がべたべたと衣服にくっついて、何処にでも入り込むので「泥棒草」という有難くない名前で呼ばれたりもします。しかし、その働きは有能で、肝臓の機能を高め腰痛、膝痛治療に効果の高い要薬として用いられています。今後もますますたくましく育ち広がっていって欲しいものです。

虎杖根（こじょうこん）

注目のレスベラトロール含有

春になり、竹林で竹の幼茎が出始める頃、野原や土手では、痛取《いたどり》の茎から筍の形に似た新芽があちらこちらに出てきます。この若芽には紅紫色の横筋があり、それが虎の尾のように見えることから「虎杖《こじょう》」と呼ばれます。やや赤みをおびた緑色の茎は中空で太く、円錐形をしています。草丈は2メートル近くになり細かく枝分かれします。薬用部位の根茎は木質で地中を横に長く伸びていきます。

夏、枝先や葉腋に総状花序をつくり白色や淡紅色の小さな花を無数に咲かせます。花が咲き終わった秋から冬に地上部が枯れ始める頃、根茎を掘り採り天日で乾燥させます。これが生薬の「虎杖根《こじょうこん》」です。

漢方では、緩下、利尿、通経薬として便秘、膀胱炎、膀胱結石、尿路結石、浮腫、喘息、リウマチ、月経困難の改善、治療薬に使います。また、解熱、鎮痛、解毒、活血、抗菌、鎮咳作用があり、打撲、切り傷の止血、鎮痛に効くことから〝痛《いた》み取《とり》〟が転化して「痛取《いたどり》」となりました。

痛取は古くから不老長寿の薬草として知られており、6世紀の中国で活躍した医学者、博物学者の陶弘景が編集した『名医別録』(502年)にその名が記述されています。

成分には、タデ科植物の多くに含まれるアントラキノン類のポリゴニン、ポリダチン、エモジンやクリソファノールやレスベラトロールを含みます。レスベラトロールは赤葡萄に含まれるポリフェノールの一種です。

このレスベラトロールには、がんをはじめとする多くの難病治療や延命効果の可能性があるとの考察がなされ、米国では、国家レベルでの研究が進められています。日本でもその研究チームが結成されています。

現在では、痛取にその成分が含まれていることが確認されて、赤葡萄の代用として健康補助食品(サプリメント)に配合されるようになりました。医薬品に配合されるのは、まだ先になるかもしれません。しかし、その未来が近くなることは楽しみなことです。

こじょうこん

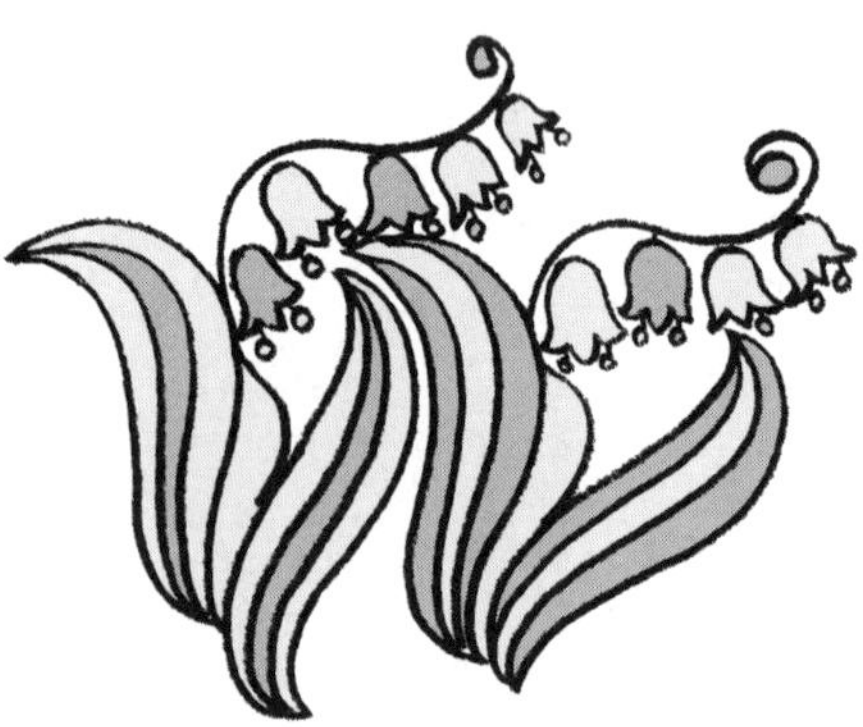

細辛（さいしん）　抗アレルギー（花粉症）効果

細辛の基原植物にはウマノスズクサ科に属する華細辛《うすばさいしん》および遼細辛《けいりんさいしん》の二種類が指定されています。日本各地の山地で湿り気のある林に自生する多年草で、根が細く味が非常に辛いことが名称の由来です。その辛味はペリトリンなどの酸アミド化合物によるものです。

3月から5月頃、葉が開く前に葉柄の根元から短い花柄を出し、その先に花びらのない暗紫色のつぼ状の花を単生させます。夏から初秋にかけて薬用に使う根および根茎を掘り上げ、水洗い後陰干しで乾燥させたものを、生薬「細辛《さいしん》」といいます。

生薬市場では、葉を付けたまま乾燥させたものなど数種の細辛が流通していますが、細辛の地上部には、腎障害を引き起こす危険な物質「アリストロキア酸」が含まれているため、『日本薬局方』では、薬用部位を「根」と規定しています。葉や茎など地上部が付いているものは、薬用生薬としては一切認めていません。

中国、明代の博物学者、李時珍が編纂した薬物書『本草綱目』（１５９６年）にも「細辛は頭部（地上部）を切り捨てた根の部分である」との記述があり、日本での細辛の用い方が正しいとの裏づけとなっています。

成分には、鎮痛、局所麻酔作用が確認されている多量の精油成分が含まれています。解熱、鎮痛、抗炎症、抗アレルギー、抗ヒスタミン、平滑筋弛緩作用があるメチルオイゲノールやエレミシン、他にアルカロイド性強心作用物質のハイジェナミンがあります。

細辛には、悪寒を伴う感冒の解熱効果の去風散寒《きょふうさんかん》や肺を温めて鎮咳、去痰により呼吸困難を緩和する作用や血流量を増す効果があります。「麻黄附子細辛湯《まおうぶしさいしんとう》」は、背筋が寒く手足が冷たいなど虚証の感冒に出される風邪薬です。

「小青竜湯《しょうせいりゅうとう》」は鼻水、痰の多い感冒にだされる風邪薬ですが、これが、春先や秋口に流行する花粉症にも効果がみられます。細辛は、クシュン、クシュンと出る咳、鼻水、おまけに目がかゆくなり涙もでる辛い花粉症の症状を改善し、気分を明るくしてくれるうれしい働きの持ち主です。

細茶（さいちゃ）　解毒効果

お茶といえば、「八十八夜」が思い浮かびます。八十八夜は、二十四節気とは別につくられた雑節《ざっせつ》です。主に農作業に照らし合わせてつくられたもので、一年間の季節の移り変わりが生活に即して感じられます。

立春の頃の「節分」、春と秋にあり、ご先祖との優しい絆が感じられ、甘い牡丹餅、おはぎが楽しみな「お彼岸」、梅雨の入りを指す「入梅」、夏至から数えて11日目の「半夏生《はんげしょう》」があります。また、「土用」は、立春、立夏、立秋、立冬の前の各18日間の4回をいいます。もっとも、今日では、土用といえば、丑の日に鰻を食べる風習がある立秋の前の夏の土用をいうようになっていますが。

雑節は、古くから生活に溶け込み、年中行事となっているものも多く馴染み深いものです。八十八夜は、立春から数えて88日目にあたる日で、陽暦では5月2日頃になります。春から初夏になる頃で、茶摘み、田植えの準備など農作業が忙しくなる時期となります。

生薬になるお茶には、日本茶、中国茶、紅茶があり、いずれもツバキ科に属する同じ品種の「茶の木」の葉からつくられ、製造の違いによって大きく三種類に分類されます。紅茶は、摘み取った葉をそのままに置き、発酵させたものです。中国（烏龍）茶は、半発酵茶です。日本茶は美しい緑色を残すために、加熱処理をして発酵を止めた不発酵茶です。ビタミン類を豊富に含みます。

お茶の若葉を採取して乾燥させたものを、生薬名で「細茶」または「茶葉《ちゃよう》」といいます。テアニン、グルタミン、アスパラギンなど数種のアミノ酸を含み、利尿、殺菌、消炎、解熱、発汗作用があり、風邪、頭痛、めまい改善に効果があります。

有効成分のカテキンには優れた抗菌、血圧上昇抑制、抗酸化、血流改善、コレステロール値降下、血栓予防、除菌、殺菌作用があります。細葉が配合されている方剤に「川芎茶調散《せんきゅうちゃちょうさん》」があり、風邪、頭痛、血の道症の改善治療に使われます。

毎日飲んでいるお茶には、脂肪分解、下痢止め、二日酔い、リラックス効果など広い効能があります。美味しい一服のお茶に至福の時があり、茶のみ友達との暖かいひとときも楽しいものです。疲れた心や体を優しくいやしてくれるお茶のはたらきは奥深く豊かです。

酢漿草（さくそうしょう）虫刺されに効く

生薬名の酢漿草《さくしょうそう》は、カタバミ科の片喰《かたばみ》です。田のあぜ、草地、道端、庭の陽だまりに自生する多年草で、茎や葉を噛むと酸っぱい味がします。地下に球根を形成して、そこから太い根を地中深く伸ばし、さらに匍匐茎《ほふくけい》（ストロン）で地表に広がります。秋になると、円柱形で先がとがった小さなキュウリのような形をした果実が熟し、中から多数の種子を弾き出し遠くに飛ばして繁殖していきます。

春、葉腋から花柄を出して散形花序をつくり黄色の五弁花を咲かせます。長い葉柄の先にはハート形をした小葉を3枚ずつ付け、花、葉ともに可愛らしく、葉を財布に入れておくと、お金が減らないという迷信から「黄金草」とも呼ばれています。

春先のやわらかい葉、茎、花は茹でて灰汁抜きをし、和え物、汁の実、佃煮や薬味に使われる山菜です。春から夏にかけて全草を採取して天日乾燥させたものを薬用に使い、生薬名を「酢漿草《さくしょうそう》」といいます。

成分には、シュウ酸水素ナトリウムの水溶性シュウ酸やクエン酸、酒石酸を含み、抗菌、収斂（ひきしめ）作用があり、煎じたものを消炎、止血剤として、血尿をともなう泌尿器系疾患の改善、治療に使います。

生の葉を絞った汁は、たむし、疥癬などの皮膚疾患や痔、虫刺され、軽いやけどの改善外用薬に使われます。中国の漢方では、全草を煎じたものがトラホームなど眼病の洗眼薬に使われているとのことです。

学名をOxalis corniculataといい、ギリシア語で「酸っぱい」という意味があります。シュウ酸が英語でoxalic acidと呼ばれるのは、シュウ酸がカタバミ属（oxalis・オギザリス）の葉から単離されたことに由来します。

根が深く繁殖力が旺盛で、一度根付くと根絶しが困難なことから、「家が栄え、絶えることがない」に通じるとして、公家、武家など多くの家で片喰を家紋に用いるようになりました。今日でも紋章としてよく知られています。

山慈姑（さんじこ）

抗がん生薬

采配蘭《さいはいらん》は山地の湿った林縁、樹下に生育するラン科サイハイラン属の多年草です。草丈が60センチほどで主に、杉や檜の林内に自生する野生蘭で海老根の仲間です。地下にある肥厚した球根（鱗茎《りんけい》）がオモダカ科の慈姑《くわい》に似ていることから〝山の慈姑〟、山慈姑《さんじこ》とも呼ばれます。

春になると鱗茎から海老根に似た長楕円形の葉を出して、その間から30〜50センチの花茎を伸ばします。薄紅色の五弁花を花茎に10〜20輪下向きに咲かせ、その様子が戦の時に用いる采配を連想させることが名前の由来です。

花が咲き終わる頃に鱗茎を掘り上げ、コルク質の外皮を取り除いて天日で乾燥させたものを生薬名で「山慈姑《さんじこ》」といいます。粘液質のマンナンと良質のデンプンを多量に含み、滋養強壮、風邪予防に効果があります。

解熱、解毒、消炎、排膿、強心、抗がん、抗インフルエンザ、消腫効果があり、主に婦人科領域の腫瘍疾患、乳がん、悪性腫瘍、子宮筋腫、卵巣膿腫の治療薬に多く用いられています。

１９６０（昭和36）年に、毎年9月が「がん征圧月間」として定められました。がんに対する正しい知識を深め、がんを防ぐ生活習慣を心がける良い機会となるように設けられたものです。

がん治療には、手術、各種抗がん剤による化学療法、がん化した病巣細胞をたたく放射線療法、免疫療法剤による免疫療法があり、いずれにも副作用が伴います。近年ではこれらの療法に加えて漢方療法が取り入れられています。

抗がん剤と併用するものと代替する場合があり、副作用を軽減するだけではなく病気の進行を遅らせる効果や放射線によって失われた白血球を回復することも認められています。

生薬の力で免疫力を高め、食欲を増進させて体力をつけることが回復力を引き出します。処方例には「十全大補湯」、「補中益気湯《ほちゅうえっきとう》」、「人参養栄湯」などがあります。

シソ科の夏枯草《かごそう》、ユリ科の貝母《ばいも》、ショウガ科の莪朮《がじゅつ》、ムラサキ科の紫根《しこん》、ヒシ科の菱実《りょうじつ》、きのこ類など数多くの生薬が抗がん代替医療薬として研究されています。今後の研究、臨床応用の成果に強い期待が寄せられています。

山椒（さんしょう）　胃腸を温める生薬

山椒は日本各地の山地に自生するミカン科の落葉低木で別名を「ハジカミ」といいます。英名でJapanese pepperといい、日本特産の香辛料です。また、春に芽吹く新芽や、「木の芽」と呼ばれる若葉はやわらかく、香りの良い春の山菜として利用されます。

春に咲く黄緑色の花は「花山椒」といい枝付のまま料理の彩りに飾り、青い種子は「実山椒」といって茹でたものを佃煮やちりめん山椒などの常備菜にします。秋に熟して実が割れたものを「割れ山椒」といい、乾燥粉末にして鰻やどじょう料理の薬味に、また七味唐辛子の材料に使います。

夏から秋にかけて、赤く熟した果実を採取して天日乾燥させ、叩いて中の種を取り除き、果皮だけにしたものを生薬名で「山椒《さんしょう》」といいます。しかし、小さい種と種皮を分離させる作業は、極めて困難なことなので、『日本薬局方』では、「できるだけ種子を取り除いたもの」で良いと認めています。そのために、種子が取れていない「蜀椒《しょくしょう》」が生薬市場に多く出回っています。山椒の種子は「椒目《しょうもく》」といい、利尿、鎮咳、去痰作用や浮腫を改善する効果があり、利水消腫、去痰平喘《きょたんへいぜん》薬として、浮腫や激しい咳の治療薬として使われます。

山椒の基原植物はアサクラ山椒またはブドウ山椒で、鎮痛、抗菌、駆虫作用があり、健胃薬や駆虫薬に使います。主成分の辛味物質は、サンショオールなど不飽和脂肪酸のアミド類です。独特の香りはモノテルペン類の精油成分によるものでリモネン、シトロネラール、ゲラニオールがあり、またヘスペリジンなどのフラボノイド配糖体も含みます。

山椒は、芳香性苦味健胃薬「苦味チンキ」の原料に使われます。また、方剤には、腹部の冷えからくる痛み、膨満感の改善薬に「大建中湯《だいけんちゅうとう》」があります。これは、体を温めて胃腸の働きを助ける効果があり、下痢、慢性腹膜炎の治療に使います。他に体を温めて痛みを和らげる「当帰湯《とうきとう》」など冷え症改善薬もあります。

民間薬としては、胃腸を温めて食欲を回復させたり、冷え症、腎臓病、膀胱炎の緩和に利尿薬として、種子を煎じたものを使います。

体を温めて、さまざまな体調不良を改善する山椒の「椒」の字には「芳しい」という意味があり、「山の薫り高い実」であることから「山椒」と呼ばれるようになったといわれます。

酸模根（さんもこん）

制がん効果

田のあぜ、草地、道端、土手、里山に自生する多年草で、植物全体に酸っぱい味がするので「酸葉《すいば》」と呼ばれるハーブです。タデ科ギシギシ属の酸葉はヨーロッパを原産地とし、古代エジプトでは、食用のほか薬用にも使われていたといわれます。

古代ギリシア、ローマでは、胆石を下す利尿薬として重用されていました。日本では、帰化植物として分布を広げています。１７０８年に編纂された『大和本草《やまとほんぞう》』には、「酸模」と書いて「すいば」と読む記述があります。

薬用に使う根茎は、黒褐色で太く根は黄色で細かく枝分かれしています。春になると、枝先に円錐花序をつくり赤茶色の小さな花を多数咲かせます。ギシギシとよく似た植物形ですが、やや小型で花の色や茎、葉の色が異なります。酸模の若い茎、葉は赤紫色をしていますが、成長すると色は緑色になり、ギシギシと見分けがつきません。春の開花期に根茎を掘りあげて天日で乾燥させたものが生薬「酸模根《さんもこん》」です。

成分は、穏やかな下剤作用のあるクリソファン酸や整腸効果をもつタンニンです。収斂、利尿、緩下作用があり、便秘、胃内出血、排尿困難、腎臓結石、尿路結石、腎臓結石の改善、治療に使われます。

酸葉には、がんやさまざまな病気の原因となる活性酸素を抑制して免疫力を向上させるビタミンCが豊富に含まれています。抗菌、殺菌、免疫力強化作用もあり、近年の研究で、酸模の抗がん効果が認められるようになりました。

また、1923年には、酸模内の遺伝子解析研究で、X染色体とY染色体を持つことが確認されました。これは種子植物に性染色体が存在するという遺伝子学上での画期的な発見として注目されています。

酸葉は英名でCommon Sorrel（コモン・ソレル）と呼ばれるハーブです。フランス料理に、そのさわやかな酸味が味わいを引き立てる調味料として、ソース、サラダ、煮込みに使われています。

このように活躍している酸葉です。これからは道端や土手、あぜ道で出会ったら、今までのように何気なく通り過ぎることをせず、熱い眼差しで見つめるかもしれませんね。ただし、シュウ酸を多量に含んでいるので要注意です。

紫根（しこん）　免疫向上

紫色は、青味がかった落ち着いた品格のある紫色の「江戸紫」と赤味をおび華やかで艶やかさのある「京紫」に代表されます。聖徳太子の時代には、冠位が色別に染め分けられ、紫色が最高の位と決められていました。

赤い色は命の源エネルギーの色、青は静かで心が落ち着く色、黄色は楽しく元気になる色、白色は、純真な心、黒色は存在感と品格を示すなど、色にはさまざまな要素がこめられています。

日本の三大古代色とされるのが、「紫、茜、紅花」色です。日本古来の薬用植物由来の染料で染め上げられた布は時代を経てもその味わいは深く、正倉院に収められている奈良時代の色は今もなお、その美しさをとどめています。

飛鳥時代に染色技術とともに中国からもたらされた「紫」は、染料とともに薬用植物としても栽培されるようになりました。草丈は60～80センチになるムラサキ科ムラサキ属の多年草です。茎はまっすぐに伸び上部で細かく枝分かれします。茎、葉柄、花柄など草全体が繊毛に覆われており、6月から7月頃、苞葉の間から穂状集散花序をだし白色の小さな花を咲かせます。

赤紫色をした根は牛蒡状で太く地下に伸びていきます。開花前に根を掘り出して天日で乾燥させたものを生薬名で「紫根《しこん》」といいます。紫根には外側のコルク層が厚く柔らかな「軟紫根《なんしこん》」とコルク層が薄く堅い「硬紫根《こうしこん》」があります。

成分には、紫色色素成分ナフトキシン誘導体のシコニン、アセチルシコニン、イソブチルシコニン、多糖類を含みます。解熱、解毒、殺菌、抗炎症、利尿、肉芽形成（皮膚細胞の再生）促進、創傷治癒促進作用が認められています。

漢方では、清熱涼血効果があり、血中の熱を取り除き解毒する治療薬として麻疹、水痘腫、黄疸、紫斑病、肝炎の改善に使われています。紫根が主薬に用いられているものに、外用薬の「紫雲膏《しうんこう》」があり、火傷、しもやけ、外傷、痔、各種皮膚疾患に使われています。

近年の研究で、抗腫瘍活性をもつことが確認され、白血病、乳がん治療に臨床応用されているとの報告があり、期待が寄せられています。

車前子（しゃぜんし）

免疫活性効果

里山や草地、道端に群生するオオバコ（車前草）は、春になると大きな葉の間から、20センチほどの花茎を伸ばし、小さな白色の花を穂状に沢山咲かせます。オオバコ科の多年草で、種子の表面は粘液性があり水分を受けると粘りが出て何にでも付着する性質があります。この粘液性成分に優れた薬効があります。

「車前草」の名称は、人や車の踏み通る跡に生えるという意味に由来し、「わだち草」ともいいます。中国最古の薬物書『神農本草経』には、上品として収載され、「当道（まことに道なり）」という別名も記されています。

初夏から秋にかけて採取した全草を乾燥させたものを、生薬名で「車前草《しゃぜんそう》」、葉を乾燥させたものを「車前葉《しゃぜんよう》」、種子を乾燥させたものを「車前子《しゃぜんし》」といい、いずれにも抗菌、利尿、消炎、止血、鎮咳、去痰作用があります。

車前子は、解熱、鎮痛、鎮咳、去痰、利尿、止瀉に効果のある生薬として、『日本薬局方』に収載されています。夏季の下痢や膀胱炎、血尿などの排尿障害、花粉症による目のかゆみ、眼精疲労の緩和、改善に使われます。

「牛車腎気丸《ごしゃじんきがん》」は手足の冷え、全身の倦怠感を改善して体力を向上させる働きや腰痛、下肢痛、多尿や尿の減少、むくみ、しびれ、かすみ眼に使います。また、尿路や生殖器の熱をとり、炎症を鎮めて尿の出をよくする働きがあり、尿道炎、膀胱炎、膀胱カタル治療薬の「竜胆瀉肝湯《りゅうたんしゃかんとう》」や婦人科領域に使われる「清心蓮子飲《せいしんれんしいん》」があります。

オオバコの種子にある粘質が、人の衣服や動物にくっついて分布域を広げ、人の行くところ、牛や馬、車の通るところは何処までもお供をするという付き合いの良さがあります。この粘りのもととなる粘液性配糖体は、プランタゴ・ムチラゲAといい、近年、この成分に免疫活性、胃粘膜保護、血糖降下という優れた作用が証明されました。

若葉は食物繊維が豊富な春の山菜として利用されますが、それ以外にも思いがけない所でその存在が役に立っています。「山道で迷ったら、オオバコを探せ」という昔からの言い伝えがあります。本来、平地に生息するオオバコが山中で見つかれば、その道は必ず人里につながっているということになるからです。

オオバコは、覚えていると、便利です。

十薬（じゅうやく）

多岐にわたる薬効

日本各地の野原、道端、路地、空き地、住宅地の庭の片隅、何処へ行っても見かけるようなドクダミ科の多年草です。いくら取り除いても翌年には地面いっぱいに広がる生命力と繁殖力があります。生の植物体には、有効成分であるドクダミ特有の悪臭があり敬遠されますが、熱を加えると臭気成分が消滅するので、茹でたり炒めたものが、春の山菜料理の具材として使われます。また、乾燥させたものを煎じて、健康維持の香ばしいお茶として利用されます。

5月から7月頃開く白い花のように見える部分は、総苞《そうほう》といい、花穂を包む葉のようなものです。実際の花は、総苞の中にある棒状の花序に花びらのない淡黄色の小花を密生させたものを指します。開花期に、根を含む全草を採取し、天日乾燥させたものを生薬名で「十薬《じゅうやく》（重薬）」といい、『日本薬局方』に収載されている生薬です。十薬とは、重要な薬で十の薬効をもつという意味をもちます。十薬の効能は、主に解毒、消炎、便通、利尿、慢性皮膚疾患などです。

ドクダミの生葉には、抗菌作用があり、水虫、汗疹、湿疹、軽い火傷、痔の治療に生葉を揉んだものを患部にあてる民間療法があります。民間薬は、民間で伝承され今日でもなお有用な薬として利用されています。ドクダミは、ゲンノショウコ、センブリと並び、日本の三大民間薬として親しまれています。衣類にまで移る悪臭のため、毒をためているのではないかと誤解されるほどの臭気成分、デカノイルアセトアルデヒドやラウリールアルデヒドといったアルデヒド類に優れた抗菌作用があります。

また、抗ウイルス作用や毛細血管強化作用がある含有成分のクエルシトリンに、糖尿病によって引き起こされる眼病予防、抑制や各種浮腫抑制作用が報告されています。ほかにも、脳血栓、心梗塞の予防、血小板凝集抑制作用をもつヒドロキシスチリルベンという有効成分も確認されています。

民間薬は、通常、単独で用いられますが、漢方方剤で各種化膿性皮膚疾患治療薬に繁用される「十《じゅ》味敗毒湯《うみはいどくとう》」に十薬を加えて、多くの効果をあげるという実績もあります。

これは、ドクダミが漢方薬と民間薬の橋渡しをしたという意義深いこととして、生薬学にとって楽しみなことです。

升麻（しょうま）　痔に効果的

晒菜升麻《さらしなしょうま》は、日本各地に自生するキンポウゲ科の多年草です。春に芽吹く若菜を茹でて水に晒し、灰汁抜きをしたものが山菜料理に使われていたことから、「晒した菜」といわれ、それが名称の由来となりました。

草丈は1メートルほどになり、8月から9月頃に長い穂状の花序に小さな白い花を多数咲かせ、初秋の風に揺れる姿には風情があります。キンポウゲ科の花は美しく、福寿草、クレマチス、アネモネ、オダマキなど観賞用に栽培されているものも種々あり、また、野に咲く黄色のキツネノボタン、馬の脚型、白い十字形の花を咲かす仙人草の可憐な花姿が目を和ませます。

しかし、これらキンポウゲ科に属する植物には有毒物質のアルカロイドを含むものが多く、その取扱いには厳重な注意が必要です。この有毒成分が一方では、有効な薬用物質として活用され、医薬品の原材料として用いられています。落葉蔓性植物の威霊仙《いれいせん》、常緑多年草の黄連《おうれん》、猛毒植物の附子《ぶし》（トリカブト）、晒菜升麻などが、その仲間で、漢方薬を構成する主要な生薬として重用されていることが知られています。

晒菜升麻の肥大した根茎が薬用に使われます。秋に根茎を掘り上げ、水洗いした後に髭根を取り除き天日で乾燥させたものを、生薬名で「升麻《しょうま》」といいます。表面が黒褐色でゴツゴツしているので、別名で「黒升麻」とも呼ばれ、『日本薬局方』に収載されており、繁用されている生薬です。含有成分は、シミゲノール、キシロサイド、ダフリノール、ビスナギンで、漢方では、解熱、解毒、抗炎症薬として頭痛、咽喉痛、脱肛、胃下垂、子宮脱垂などに使われます。

漢方方剤では、痔核、切れ痔、脱腸、便秘に使われる「乙字湯《おつじとう》」、麻疹（はしか）、風疹に効く合されています。

「升麻葛根湯《しょうまかっこんとう》」、虚弱体質、病中病後の体力低下、食欲不振の改善に効果的な「補中益気湯《ほちゅうえっきとう》」などに配合されています。

『神農本草経』には、上品として収載され、「不老長寿薬」という名誉ある呼び名が記載されており、また、美しい花を咲かせる晒菜升麻の学名は cimici fuga（キミキフーガ）です。ラテン語の cimix（南京虫）、fugere（逃げる）という意味で、「その葉の悪臭に南京虫も逃げる」ということです。

そのような学名を一切気にしない、「清濁併せ持つ」味のある生薬です。

辛夷（しんい）

鼻の諸疾患に有効

辛夷は、モクレン科の落葉高木、こぶしの花蕾を乾燥させたものです。山野に自生し、春になると、葉に先駆けて馥郁たる香りが漂う純白の六弁花を枝いっぱいに咲かせ、「迎春花《げいしゅんか》」と呼ばれます。果実にデコボコがあり、その様子が、握りこぶしを思わせることから「こぶし」という名前がつきました。庭木や街路樹として植えられることも多く、香りの良い花は香水の原料に使われます。

花が開く前の蕾を春まだ浅い頃に摘み取り乾燥させたものを、生薬「辛夷《しんい》」といい、『日本薬局方』では、辛夷の基原植物を「こぶし、またはその近縁種の蕾」と規定しています。近縁種として、こぶしに比較して花や葉がやや小型の「たむし葉」や北海道原産でこぶしより花や葉がひとまわりほど大きな「北こぶし」が使われます。この三つは、一見して区別がつかないほど似ています。

『神農本草経』には不老長生薬の上品に収載されているこぶしの学名は、Magnolia kobus、英名をKobushi magnolia といいます。いずれも「モクレン科のこぶし」という意味で、日本名の「こぶし」がそのまま命名されている日本古来の植物です。

江戸時代に活躍した医学者、博物学者の貝原益軒《かいばらえきけん》による植物学書物『大和本草』（1708年）に辛夷に関する記述があり、こぶしの漢字に「辛夷」という字が当てられていることから、現在でも辛夷と書いてこぶしと読むことがあります。

成分には、辛味成分のシネオール、シトラール、カンファーといった精油成分や骨格筋収縮、筋弛緩作用のあるアルカロイド、水に溶けるとアルカリ性を示すコクラウリン、マグノリンなどの化学物質があります。

消炎、排膿、抗アレルギー、鼻粘膜の血管収縮作用があり鼻の諸疾患に効果があります。辛夷が配合されているものに、「辛夷清肺湯《しんいせいはいとう》」があり、これは肥厚性鼻炎、慢性鼻炎、鼻づまりの治療薬です。

こぶしの白い花が木を覆うように咲く頃に、芋を植えることから「芋植え花」と呼ばれます。香りの良いこぶしの花は古来、諸々の農作業に取り掛かる時期の目安となる「季節指標植物」となってきました。

沈香（じんこう）　鎮静作用

沈香は、東南アジアなど熱帯地域に分布するジンチョウゲ科アキラリア属の常緑高木、沈香樹に沈着した香りの良い樹脂です。沈香から得られる芳香樹脂は、松香、乳香、没薬といった、その植物体内で自然に生成され、樹液（樹脂）となって滲みだしてくる物質ではなく、樹体内に沈着し固まる樹脂の塊です。生薬名で「沈香《じんこう》」といいます。

自然界の風雨、虫など何らかの外的な要因によって傷つけられ侵食された場合に、その防衛本能として、ダメージを受けた部分の内部に、樹脂を分泌して沈着させます。樹齢30年を経過しないと樹脂の沈着は起こらないといわれます。

樹木自体の比重は低く、本来の材は黄白色または淡黄褐色で重さは軽いのですが、樹脂が沈着した部分は暗褐色あるいは黒色となり、比重も高くなり水に浮かべると沈んでしまうことから「沈水《じんすい》」または「沈水木《じんすいぼく》」と呼ばれます。

ベンジルアセトンなど高級アルコールテルペン類からなる多量の樹脂を含み、樹脂を燃やすと特有の深い芳香がすることから、仏教などの宗教儀式の薫香料に使われます。日本では、香りをききわける「香道《こうどう》」の主香となります。

産出地により、その香りはそれぞれに異なります。漢方では、生薬としての性質を五行説の「五味」に従い、酸っぱい「酸」、苦い「苦」、甘い「甘」、辛い「辛」、塩辛い「鹹《かん》」の五種類の香り、味わいに分類して使い分けます。

生薬としての沈香は、黒色で光沢、油性、芳香に富み重量感と堅さがあるものを良品とします。その中でも「黒沈香」と呼ばれるものが最良品で「伽羅《きゃら》」といいます。

鎮静、解毒、鎮痛、強心、強壮、健胃、整腸作用があります。配合処方例には、「丁香柿蔕湯《ちょうこうしていとう》」、「喘四君子湯《ぜんしくんしとう》」、「沈香天麻湯《じんこうてんまとう》」、「沈香降気湯《じんこうこうきとう》」があります。喘息、嘔吐、腹痛、腰膝の冷えや疼痛、各種疼痛、疲労の改善、回復薬に使われます。

乳幼児用の医薬品としても良く知られています。夜泣き、癇癪、ひきつけなど、若いお父さん、お母さん泣かせの〝赤ちゃんの疳の虫〟を鎮めてくれる「奇応丸《きおうがん》」は頼もしい家庭薬です。

石菖蒲（せきしょうぶ）　健忘症に有効

5月から6月に咲く黄色や紫色の美しい花は、花菖蒲《はなしょうぶ》と杜若《かきつばた》です。とてもよく似ているので、「いずれが、あやめ（花菖蒲）、かきつばた（杜若）?」となります。草丈は花菖蒲が一番高く、1メートル近くあり、これより小型なのがあやめで、いずれも土、畑に生育します。花菖蒲は水辺にも成育し、これよりも小型が杜若です。この〝菖蒲〟の世界はとても複雑です。

5月5日、子供の健康と幸せを願う、「端午の節句」にたてる菖蒲湯の湯舟に浮かべる菖蒲は、これらのアヤメ科アヤメ属の植物とはまた別物で、美しい花は咲かせません。

花は黄褐色で「蒲の穂」に似ており、葉にはすがすがしい芳香があり、その根は「菖蒲」と呼ばれる生薬で、古くから薬として用いられてきた歴史ある薬草です。しかし、ここでもこの菖蒲は、植物学上、二種類に分けられています。

一つは、池や沼地、水辺の泥中に根を張って繁殖する「菖蒲」。もう一つは、渓流沿い、谷川の中や石の上、澄んだ水が湧き出でる湧水地に群生して茂り、水が流れる石の上にも生育することから「石菖蒲《せきしょうぶ》」と呼ばれる菖蒲です。

5月から6月に根茎を採取して乾燥させたものを、生薬名でそれぞれ「菖蒲根《しょうぶこん》」、「石菖蒲根《せきしょうぶこん》」といいます。成分、薬効は同じですが、漢方では、それぞれを使い分けています。石菖蒲の方が香りは強く、意識をはっきりさせる「通竅《つうきょう》」効果が優れているといわれます。成分には、精油芳香成分のアザロン、セスキテルペン類を含みます。

『神農本草経』では、不老長生薬の上品に分類され、『日本薬局方外生薬規格』に収載されている生薬です。鎮痛、去痰、活血、利尿、抗真菌、鎮静、芳香性健胃効果があります。胃痛、腹痛、嘔吐、風邪、咽頭炎、角膜、目の充血、尿路系の炎症、結石の溶解、神経痛、てんかん、リウマチ、消化不良、冷え性改善に使われています。

近年の研究で、石菖蒲の主成分アザロンが認知症改善、健忘症に効果を現すという報告があり、さらなる研究成果が期待されています。

桑寄生（そうきせい）　骨の若さ維持

宿木《やどりぎ》は、さまざまな樹木に寄生するヤドリギ科ヤドリギ属の常緑低木で寄生木です。寄生植物には全寄生と半寄生があります。葉緑素をもたない植物で、寄生先である被寄生植物の宿主に吸着してそこから宿主の養分を吸い取って成長する「全寄生」と葉緑素を持ちながらも他の植物に依存寄生する「半寄生」です。宿木は葉緑素を持つ半寄生植物で、主に桑、楡、榎、栗、桜、ミズナラ、ブナなどの広葉落葉樹に寄生します。被寄生植物に枝を絡ませて伸びていき、分枝させながら広がり繁茂します。

日本のヤドリギ科の植物には、早春に黄緑色の小さな花を咲かせ、花後に黄色の果実を結ぶ宿木や赤い実を成らす赤実宿木《あかみやどりぎ》、松に寄生する松グミがあります。宿木は鳥が果実を食べて種子が運ばれる鳥散布型で、鳥の消化管を通過して排泄された種子が他の植物に付着することにより分布を広げていきます。

春に成長した茎葉、枝を採取して乾燥させたものを生薬名で「桑寄生《そうきせい》」といいます。利尿効果の高いアビクラリンやオレアノール酸、イノシトール、ケルセチン、ルペオールを含み、解毒、鎮痛、強壮作用があります。

漢方では、補肝腎、強筋骨、安胎、去風湿の働きがあります。肝臓、腎臓の機能を助け、筋骨を強め、「風湿《ふうしつ》」を除いて膝腰、関節の痛みを和らげ、妊娠時の異常を改善します。「風湿」とは、風にあたって冷えたり、湿度が高くなることにより引き起こされ、また悪化する痛みのことです。リウマチや関節痛以外にも加齢による骨粗鬆症、膝関節炎など退化性の骨変形による腰痛、膝痛の疼痛緩和、改善に効果がみられます。

現在では、桑寄生の研究がさらに進み、浸出液に血圧降下、コレステロール降下、抗菌、抗ウイルス作用が確認されています。高血圧症、関節リウマチ、流産防止、狭心症、小児麻痺の治療薬にも応用されています。

赤や黄色の実をつけた宿木は、幸福を象徴する植物とされ、クリスマスの飾りにも使われて、寒い冬を美しく彩り、あたたかく幸せな雰囲気にしてくれます。

鼠麹草（そきくそう）　咳止め

春の七草は、川辺、湿地にはえて白い花が咲く芹《せり》、白い花のなずな（ぺんぺん草）、黄色い花の御形《ごぎょう》（母子草《ははこぐさ》）、白菊のようなはこべら、黄色い花の仏の座（たびらこ）、すずな（蕪《かぶ》）、すずしろ（大根）の七種の春の草花です。

秋の七草は、紫色、ピンク、黄色、薄紅色や銀色の穂など花色も姿もそれぞれで、優れた薬効をもつものが多くあります。それに対して、春の七草は、暖かい陽の光に溶け込むように草丈も低く、花色は白色、薄紫色、黄色でとても穏やかです。薬効も備え、食用にも使われ、新年の七草粥は欠かせない心和む季節料理の食材です。

御形は、母子草とも呼び、平安時代の頃までは、この葉を茹でてもち米に混ぜて搗いた草餅が作られていましたが、採集量が少ないのと色が淡いことから、代わりとして蓬が使われるようになりました。

御形は、日本全国の田や畑のあぜ道、草原に見られるキク科の越年草です。草丈は20～30センチほどで、茎葉全体が、ビロードのような白色の柔らかい毛で覆われていて全草が白っぽい黄緑色をしています。

春から夏にかけて、茎頂に黄色の小さな花が多数集まって咲き、花後にできる果実には黄白色の冠毛があります。春の開花期に全草を刈り取り陰干しで乾燥させたものを、生薬名で「鼠麹草《そきくそう》」といいます。

成分に、フィトステロール、ルテオリン、モノグルコシドを含み、利尿、鎮咳、去痰、鎮痛、解毒効果があります。肺を温める薬草といわれ、特に、寒い時に続く咳を鎮める効果があり、百日咳の緩和、改善に使われます。

利尿作用が高く、むくみを改善して体内に停滞している余分な水分を排出することにより筋肉や骨の痛みを和らげます。また、水分代謝により皮膚環境を整えて、たむし、はたけなどの皮膚病にも効果があるといわれます。

御形を採取して細かく刻み天日で乾燥させて煎じたものを、お茶のようにして飲むと咳止めや内臓を温める健康茶として利用できます。

花言葉は、「いつも思っています」。子供の幸せをいつも思う親心なのでしょう。

続断（ぞくだん）

肌あれ改善

草地、山野、道端、藪などのやや日陰に群生する踊子草《おどりこそう》はシソ科オドリコソウ属の常緑多年草です。草丈は30~50センチで紫蘇のような葉をいっぱいに茂らせます。4月から5月頃に葉腋から花柄をだし、淡紅色や白い唇形の花を数個輪生させます。花冠の上唇を編み笠に、下唇を踊り子に見立てて「踊子草」と呼びます。踊り子が楽しそうに輪になって踊っているように見える陽気な花姿です。

春の若芽を茹でて灰汁抜きしたものは、卵とじ、和え物、煮物、精進揚げなど幅広く使われる山菜です。花、葉、茎には抗脂漏症、収斂、消炎、浄血作用があります。夏から秋の開花期に全草を採取して刻み、天日で乾燥させたものを生薬名で「続断《ぞくだん》」といいます。タンニン、フラボノイド、生体アミン（ヒスタミン、チラミン、メチラミン）、アルカロイドを含みます。『神農本草経』には、体内の不足したものを補い健康にする上品に分類されています。

6世紀、中国の医師、博物学者の陶弘景による『名医別録』にも滋養強壮の薬草「続断」の記述が見られます。漢方では、補血、強壮、鎮痛、消炎剤、解熱剤として呼吸器疾患、冷え性、補血、強壮、腰痛、月経困難など婦人科の諸症状に改善、治療に使われます。

煎じた液は、打撲、捻挫、切り傷の外用に効果があります。また、浄血、消炎、収斂（ひきしめ）

作用がある花から抽出したエキスが、にきび、肌荒れの改善に使われ、また肌を整える化粧品や育毛剤や代謝促進成分としてボディケア用のジェルに配合されています。

また、薊《あざみ》の根にも、続断と同様に、冷え性改善、補血、収斂、消炎の薬効があり「和続断《わぞくだん》」という生薬名で使われています。踊子草、薊の花は、女性の悩みに応えて今日も可憐な花を咲かせています。

梢から囃す蛙や踊り花（小林一茶）

立麝香草（たちじゃこうそう）

風邪薬のハーブ

立麝香草は、ヨーロッパの一般家庭で風邪薬としてよく使われるハーブの、タイムです。台所に常備されている薬草で、スープのコクを出すブイヨン、スープストックに使うブーケガルニ（香草の束）に欠かせない薬草です。

シソ科イブキジャコウソウ属の常緑低木です。高さは30センチにも満たない草のように見える低木で全体に芳しい香りがします。独特の芳香が麝香《じゃこう》に似ていることからその名が付けられました。南ヨーロッパ、地中海沿岸が原産地ですが、気候に順応する性質があり、亜熱帯から温帯地域まで広く分布しています。

日本には、同属の伊吹麝香草《いぶきじゃこうそう》が滋賀県の伊吹山に多く自生しています。有効成分にパラ・シメン、カルバクロール、チモールなどの精油成分を含みます。6月から7月の開花期に地上部を刈り取り陰干しで乾燥させたものに発汗作用があり、風邪薬として利用しています。

立麝香草は、伊吹麝香草と同じく香料植物として世界でも広く栽培されています。春、茎頂に薄紫色の花を多数咲かせます。香りが百里まで届くといわれる芳香は開花直前が最も強く、この時期に茎葉を刈り取って乾燥させたものを生薬名で「タイム」といいます。

成分には、抗菌、抗感染、抗酸化、強壮作用をもつチモール、カルバクロール、ゲラニオール、ボルネオール、高い鎮静効果や腸内ガス排出作用のあるリナロール、そして鎮痛作用、筋肉痛緩和効果をもつパラ・シメン、タンニンを含みます。

発汗、解熱、鎮咳、去痰、利尿作用があり気管支炎、感冒、呼吸器系疾患の治療薬に利用されます。特にチモールとカルバクロールには気管の繊毛運動を促進する強い作用があり痰を取り除く顕著な効果があります。

殺菌作用もあり、風邪予防のうがい薬、歯磨き剤、洗浄剤、局所殺菌の軟膏に配合されています。リナロールの鎮静効果が働き、抗アレルギー効果のあるフラボンも含まれているので、タイムを煎じたお茶は、春先の花粉症や鼻風邪予防には効果が期待されます。

タラ根皮

エラトサイドが糖尿病予防に有効

冬の厳しい寒さにも負けず暖かい春の訪れに先駆けて、一気に芽吹く植物の新芽には、たくましい生命力と勢いが満ち溢れ、これからの成長に必要な栄養分が凝集されています。雪解けを待たずに、いち早く若草色の蕾をのぞかせる蕗の薹、そして春を告げるさまざまな若菜や山菜には冬を乗り越える栄養分が蓄えられています。

国産の民間薬で、寒い時期に採取した根の皮を剥ぎ乾燥させたものを生薬名で「タラ根皮《こんぴ》」、樹皮を乾燥させたものを「タラ皮《ぴ》」といいます。いずれにも健胃整腸、抗酸化作用があり、胃腸病、腎臓病、糖尿病に使われています。

タラの新芽には特有の香りと味わいがあり、「山菜の王様」として親しまれています。その香り高い風味は、精油成分のピネンやペンテルによるもので、精神を安定させる効果があります。βカロテンや各種ビタミン、ミネラル類などの栄養成分がバランスよく含まれ、他に、利尿作用があり高血圧予防に働くカリウムの含有量も多く、また、豊富な植物油脂とタンパク質を含む栄養価の高い「山のバター」とも呼ばれます。

このタラの芽に含まれる苦味成分「エラトサイド」の糖吸収抑制効果に注目して、糖尿病予防に対する有効性についての研究が進められてきました。その過程で、タラの芽に含まれるエラトサイドには、強い糖吸収抑制、アルコール吸収抑制作用、及び胃粘膜保護、肝臓保護作用が確認されました。

タラの新芽に含まれるエラトサイドは、糖の吸収を抑制してインスリンの適正な分泌を促すため、血糖値の上昇を抑える効果が極めて優れており、この作用は糖尿病、肝臓病、動脈硬化、肥満の予防、改善に有効であるとの知見が得られました。これを受けて、厚生労働省は、エラトサイドを医薬品成分として認可しました。

生活習慣病予防、改善の光明となるこの研究のさらなる発展が期待されます。

丹参（たんじん）

血行促進

丹参はシソ科アキギリ属の多年草です。燃えるような赤い花が美しい観賞用のサルビア、心が静まる紫色の花を咲かせる薬用サルビア（キッチンハーブのコモンセージ）と同じシソ科の植物です。古くはヨーロッパで「長生きのハーブ」として親しまれてきたコモンセージと同様に、丹参の〝丹〟という字には、「血液に通じる赤」ということのほかに「不老長生の薬」という意味があり、ともに縁起のよい薬草とされます。

丹参の原産地は中国で、日当たりの良い山野、砂地に自生し、薬用に栽培もされています。草丈は1メートルほどになり、稜のある茎や葉は黄白色の柔毛で覆われています。5月から8月、春から夏にかけて茎の先端に車軸状の花穂をつけて、薬用サルビアによく似た青紫色の唇形花を咲かせます。根は太く牛蒡のような円柱状をしており、表面は赤褐色で切り口は紫黒色をしており、生薬の「菊《き》花《か》」のように雑管束が見られます。

春または秋に根を掘り出して天日乾燥させたものを生薬名で「丹参《たんじん》」といいます。成分には、多種類のタンシノン類、植物ステロイド、リグナン類、ロズマリン酸、フラボノイド、タンニン類が認められています。

漢方では血行を促進させて瘀血を除去する「理血薬」に分類され、活血去瘀、涼血消腫、清心除煩安神薬に使われます。瘀血による腫瘍、炎症を改善し、精神不安、動悸、女性に関する諸症状の緩和、改善治療をします。

アルコールや水エキスでは、鎮痛、抗炎症、利尿、抗菌、抗ウイルス、抗高血圧、血管拡張、免疫抑制、変異抑制、細胞毒性、抗腫瘍、抗酸化など数々の重要な作用が確認されています。

抗炎症、抗酸化、血液循環改善作用や線維化抑制作用があり、すでに慢性肝炎や心筋梗塞、腎臓疾患の治療に応用され始めています。さらに、近年では抗がん作用が注目されています。多くのがん細胞に対して、増殖抑制、アポトーシス誘導、浸潤や転移の抑制、抗がん剤耐性を阻止する働きを示すことが報告されています。今後の研究進展と臨床成果が期待されています。

天門冬（てんもんどう）　滋養強壮の鎮咳薬

生薬の天門冬は、北海道を除く日本各地の海岸沿いに自生する草杉蔓《くさすぎかずら》の根茎です。半蔓性の多年草で、杉に似た枝葉を青々と繁茂させ、若葉が芽生える春先に、薄黄緑色の小さな花を2～3個ずつ葉腋に咲かせます。

草杉蔓は、元気の源になる成分の「アスパラギン酸」を含む野菜として知られるアスパラガスの仲間で、学名をAsparagaceae（アスパラガス）といいます。幼茎の形は、どちらも大変良く似ていますが、成長するにつれて、草杉蔓は細い茎を蔓のように伸ばしていきます。

以前はユリ科の植物でしたが、最近になって、ユリ科ではなく、クサスギカズラ科として分類されるようになりました。地下茎はごく短く、それに薩摩芋《さつまいも》のように肥大した紡錘状の塊茎がごろごろと沢山つきます。これが、栄養分や水分の貯蔵根となり薬用に使われる部分です。

5月頃に、この塊茎を掘り出し、水洗いした後に30分ほど蒸して、コルク化した外皮を取り除き天日乾燥させたものを生薬名で「天門冬《てんもんどう》」といいます。成分として、アスパラギン（アミノ酸）、サポニン、デンプン、ブドウ糖、果糖を含む滋養豊かな生薬です。

『神農本草経』では不老長生薬の上品とされ、『日本薬局方』には、滋養強壮の生薬として収載されています。薬効には、清熱、潤燥《じゅんそう》、止渇《しかつ》、滋陰《じいん》の作用があります。

効能として、鎮咳、去痰、抗菌、利尿、抗膿、解熱、鎮痛、滋養強壮、疲労回復、抗浮腫などがあります。天門冬には、肺熱を冷やし、腎臓機能の低下を回復させ、体内の乾燥を潤し咳を鎮める効果があり、同様の作用をもつ麦門冬《ばくもんどう》と併せることで、薬効をさらに増強させる処方があり、その配合方を二冬《にとう》といいます。

天門冬を主剤として、麦門冬を同時に使った製剤「二冬膏《にとうこう》」は、百日咳に高い効果を現します。ほかに、天門冬を配合した方剤として、慢性化した咳に効く「清肺湯《せいはいとう》」や慢性気管支炎、喘息に処方される「滋陰降火湯《じいんこうかとう》」があります。

生薬は、薬用植物を現代医学をもって、その含有成分や薬効を解析し、そこで確認された有効成分を利用して薬に応用します。新旧の知識、研究の結集です。

独活（どっかつ）　ジテルペン酸が自律神経系調節に有効

雪解けを待たずに、積もった雪の中からいち早く若草色のつぼみをのぞかせる蕗《ふき》の薹《とう》、そして、ウドをはじめ春を告げる種々の山菜が次々に芽吹き始めます。ウドは、桃の節句から春のお彼岸（3月20日）頃に旬を迎え、その香りも高く、味わいも深まるという事です。

蕗、茗荷、山葵、三つ葉とともに日本原産の薬草で、シーボルトの『日本植物誌』にも掲載されているウドを漢方では独活《どっかつ》と呼びます。初冬に掘り出した太い根茎を水洗いして乾燥させたものを、生薬「独活《どっかつ》」、乾燥させた側根を「羌活《きょうかつ》」といい『神農本草経』には上品として収載されています。

独活や羌活が配合されている方剤には、水虫や化膿性皮膚炎に効果的な「十味敗毒湯《じゅうみはいどくとう》」、扁桃炎、喉の痛みに使う「独活湯《どっかつとう》」関節リュウマチ、痛風、腫れて熱をもった関節炎に用いる「大防風湯《だいぼうふうとう》」があります。

ウドの根茎や根には、利尿効果の高いカリウム、強い抗酸化作用をもつポリフェノールの一種クロロゲン酸、疲労回復や滋養強壮に役立つ元気物質のアスパラギン酸が含まれています。特に、ウド特有のさわやかな香りのもとであるジテルペン酸は、杉、檜、松など樹木のもつ香気成分で、鎮静効果が高く、血液の循環をスムーズにし、自律神経系を調節して免疫力向上に働きます。

「独活」や「羌活」には、ウコギ科とは全く異なる種、セリ科の植物であるにもかかわらず、ウドという名称で呼ばれ、ウドと同じような効能をもち、しかも生薬名まで「独活」といい、類似の生薬として扱われている存在「猪《しし》ウド」があります。

木でもないのに「ウドの大木」などと役に立たない代名詞に使われ、仲間でもないのに名前を分かち合うウドです。しかし、実際は、優れた薬効をもち『日本薬局方』に堂々と名を連ねる生薬であり、春には美味しい山菜として食卓を豊かにするウドは、平和で暖かい持ち味があります。

南天実（なんてんじつ）

咳止め

南天《なんてん》は温暖な地域の山野、渓間に自生するメギ科ナンテン属の常緑低木です。人家の庭に植えられることの多い南天には、古くから、魔除け、厄除けの霊力があるとして利用されていました。叢生《そうせい》して付く葉には光沢があり、高さは2メートル以上になり、幹は細く風にさわさわと揺れる姿には優しさがあります。5月から6月頃に茎の頂に円錐花序をつくり白色の小さな六弁花を多数咲かせます。花後になる果実は緑色の球形で、初冬に赤く熟します。また南天の変種で果実の色が黄色または白色に熟す白南天もあります。いずれも薬用に利用されますが、その薬効には全く違いはありません。

初冬から春にかけて完熟した果実を採取し天日で乾燥させたものを生薬名で「南天実《なんてんじつ》」といいます。鎮咳作用のあるアルカロイドのドメスチン、メチルドメスチンを含み、風邪、鎮咳、百日咳、咽喉の痛み、去痰、気管支喘息の改善薬に使われ、「咳止めの妙薬」といわれます。

そのほかに、疲労回復、頭痛、滋養強壮、乗り物酔い、吐き気、黄疸、食当たり、解毒、二日酔い、口内炎、視力低下などの症状改善に広く効果を現します。

秋に採取した葉を天日乾燥させたものを「南天葉《なんてんよう》」といいます。アルカロイドのドメスチン、ナンジニン、マグノフロリン、ビタミンCを含みます。ナンジニンは熱と水分にあうとシアン水素という物質になり強い防腐、殺菌効果を現します。お赤飯や鮮魚に南天の葉を添えるのには、このような殺菌、防腐効果が期待されるためです。

南天は、根、茎、葉、果実が古くから薬用に利用されてきました。近年では、葉、果実から抽出した成分が治療薬に用いられています。南天実、南天葉は鎮咳、解熱薬として、アレルギー性鼻炎、アレルギー性結膜炎、アレルギー性皮膚炎、気管支喘息など、春や秋に起こりやすい症状の治療薬（生薬製剤）に配合されています。

南天には「難を転じる」、「成天《なるてん》」に通じる意味があり縁起の良い植物とされて、お正月飾りにも使われています。生薬としてますます活躍することが期待されます。

貝母（ばいも）

鎮咳去痰

編《あ》み笠百合《がさゆり》は山地の湿った林下に生育するユリ科アミガサユリ属の多年草です。近縁種に北海道、本州、中部地方の高山地帯に自生している深山黒百合や越《こし》の小貝母《こ》があります。編み笠百合は草丈が30センチほどで花が可愛らしいことから茶花や切花に使う園芸植物としても栽培されています。

春に、茎の先端部から花茎を出し、釣鐘形をした小さな白色の六弁花を咲かせます。花びらの内側に紫色の網状斑紋がみられ、編み笠を思わせる花姿です。花が咲き終わる5月から6月に茎葉が枯れ始めます。この頃に鱗茎を掘り出し消石灰をまぶして冷暗所に一昼夜保管します。これを天日で十分に乾燥させたものを生薬名で「貝母《ばいも》」といいます。貝母には、中国、浙江省産の編み笠百合から調製された「浙《せき》貝母」と四川省の巻葉《けんよう》貝母から調製された「川《せん》貝母」があります。

浙貝母と川貝母はいずれも肺熱をとって潤し、喉に絡まる濃い痰を伴う咳を鎮め、去痰効果が高いとされています。浙貝母は燥性が激しく、強い解熱作用をもつので、高熱を伴う急性の気管支炎、喘息、インフルエンザ治療には早い効果を現します。

一方の川貝母は薬性が穏やかで、肺の熱を取り潤す作用があり小児の発熱や慢性の咳止めに効果があり、それぞれに使い分けられています。また、川貝母は食用にも利用され、日本の百合根のような味わいとまろやかな苦味があり、甘く煮たものが食後のデザートとして楽しまれます。

日本で生産される貝母は「大和貝母」と呼ばれ、薬効、品質ともに高く評価されており、浙貝母と同様に扱われます。いずれにも、アルカロイドのフリチラリン、ベルチシンがあり鎮咳、去痰、利尿、排膿、鎮痛、血圧降下、止血、催乳、冠血管拡張作用があります。

配合処方には、水分代謝を活性化して肺熱をとる「清肺湯《せいはいとう》」、「滋陰至宝湯《じいんしほうとう》」、「当帰貝母苦参丸《とうきばいもくじんがん》」などがあります。

生薬の形が、大小の鱗茎が抱き合うように向かい合っていることから、子供を抱く親の姿に例えられて名付けられました。子を抱く親の姿は、心和み美しい情景として映ります。

蕃杏（ばんきょう）

健胃整腸作用

蕃杏《ばんきょう》はツルナ科に属する蔓菜《つるな》の全草を薬用に利用したものです。太平洋側の海岸沿いに自生する多年草で、草丈は60センチほどになり淡緑色の草全体が多肉質で細かい粒状の突起があります。茎は蔓のように木質化して長く地上を伸びていき、途中で根を下ろしそこから繁殖していきます。茎の上部はななめに立ち、柄のある葉がつきます。葉は柔らかく肉質で、春の若葉は野菜として食材となり、蔓のような野菜ということから〝蔓菜〟と呼ばれるようになりました。

『養生訓《ようじょうくん》』（1713年）など数々の名著を世に出して、江戸時代に活躍した博物学者の貝原益軒が著した『大和本草』（1708年）では、「若菜を食す。五月に小黄色花を葉間に開く。実は大豆の如し。」という蔓菜に関する記述があります。

『養生訓』は、「腹八分目」という食事法でもよく知られている健康実践書です。内容は、健康で長生きする過ごし方、薬の使い方、感情のコントロール、人の役に立つ生き方など、精神、身体両面についての質の高い人生のあり方が、具体的に詳しく分かりやすい文体で説明され、わが国初の予防医学（書）として高く評価され、人生読本としても今なお広く親しまれている名著です。

蔓菜は春から秋にかけての長い期間、葉腋に黄色の小さな花を咲かせます。この花が咲いている時期に全草を刈り取り、天日で乾燥させたものを生薬名で「蕃杏《ばんきょう》」といいます。海辺に育つ野菜で、チシャに似ているので、「浜千舎《はまじしゃ》」ともいいます。

有効成分には、カロチン、カロチノイドなどがあり、漢方で健胃整腸剤に用います。胃潰瘍、胃酸過多、胃腸カタル、胃炎に生の葉や煎じたもの、また茎を青汁にしたものが使われます。胃がんや食道がんの予防に決明子《けつめいし》（夷草）や薏苡仁《よくいにん》（はとむぎ）を組み合わせた配合もあります。伝統的な漢方方剤はなく、民間薬として古くから胃腸病の改善、治療に利用されてきました。

蔓菜に豊富に含まれるカロチノイドには、強い抗酸化作用があり活性酸素を除去して脂質の酸化を抑えるので動脈硬化や糖尿病、がんを予防する効果があります。また、皮膚や目の粘膜保護作用もあるので視力低下を抑制する働きもあります。

完熟した種子は軽く、波に乗って遠くの岸に流れ着き、そこで芽を出してたくましく育っていきます。蕃杏は、どんな環境にも根をおろす生命力のたくましさと夢を波に乗せて運んでくれるロマンある生薬です。

白芷（びゃくし）血流改善

セリ科に属する植物の多くは、食用、薬用に用いられて古くから身近にある植物です。鎧草《よろいぐさ》も、セリ類で早春に黄緑色の新芽を株の間から覗かせ、見る見るうちに1メートル以上に伸びていくシシウド属の多年草です。

茎は太く中空で、上部で枝分かれして繁っていきます。緑濃い葉には光沢があり、重なり合って繁る様子が鎧を連想させることから名付けられました。夏に咲く花はセリ科特有の傘状をなし、茎頂に白色の小さな花を散形花序に多数咲かせます。繁殖力が強く群落をなします。

シシウド属（Angelica）は、アンゲリカ属ともいいます。日本に自生するシシウドやその仲間の明日葉《あしたば》などをはじめ、世界には80種類ものアンゲリカ属があり、薬用、食用のハーブとして利用されています。

花後に結ぶ果実は楕円形で周囲に薄い膜のような羽がついており、風に飛ばされて分布を広げていきます。秋に採取した根を乾燥させて、翌年の春に調整したものを生薬名で「白芷《びゃくし》」といいます。フロクマリン類のビャクアンゲリコール、ビャクアンゲリシン、オキシペウセダニン、インペラトリン、ベルガプテンなどの精油成分が確認されています。

漢方では、去風解表、止痛、血管拡張、消腫排膿、鎮痛、抗菌、中枢興奮、生肌作用の薬効があるとされています。消炎、鎮痛、排膿、痒み止め、むくみ解消の薬に使われる日本薬局方収載の生薬です。

白芷は、セリ科生薬の「防風《ぼうふう》、藁本《こうほん》、羌活《きょうかつ》、川芎《せんきゅう》、独活《どっかつ》、当帰《とうき》」などと組み合わせて使われることの多い生薬です。「五積散《ごしゃくさん》」は、冷えからくる胃痛、慢性胃炎、関節痛、腰痛、月経痛の治療薬に処方されます。「疎経活血湯《そけいかっけつとう》」は変形性関節痛、関節リウマチ、坐骨神経痛など至るところにおこる疼痛に効果のある薬として知られています。そのほか、にきびの薬に汎用される「清上防風湯《せいじょうぼうふうとう》」、蓄膿症、急性中耳炎、肥厚性鼻炎、頭痛などの治療薬「荊芥連翹湯《けいがいれんぎょうとう》」があります。

セリ科の生薬には、体を温めて血流を改善し各種疼痛、体の不調を改善する働きがあり、複数のセリ科生薬を組み合わせてその効果を高めます。白芷もその代表的な一つです。

附子（ぶし）

新陳代謝活性

鳥頭《とりかぶと》は、雑木林、沢沿い、草地の湿った土地に自生するキンポウゲ科トリカブト属の多年草です。日本には約30種類近くのトリカブト属植物が生育し、時には群落を成しています。通常、茎は直立しているものが多く、中には蔓性のものもあります。春に咲く紫色、白色、黄色、ピンク色の花姿が、舞楽で使う冠に似ていることから「鳥兜《とりかぶと》」と呼ばれるようになりました。

鳥頭は有毒植物でその毒性は強く、自然毒の中では「河豚毒」に匹敵するものです。植物の中でも毒空木《どくうつぎ》、毒芹と並び、日本の「三大有毒植物」といわれます。

薬用に利用されるのは塊根部です。この塊根の形態が珍しく、ふっくらとした球形の主根（親根）の両脇にほっぺたのように子根が寄り添って付き、それら（子根）が花の時期に丸々と太り、それに代わって親の主根は萎縮してしまいます。

この丸々と肥大した子根が薬用に使われる「附子《ぶし》」と呼ばれる生薬です。しかし、鳥頭には猛毒が含まれているので、このままの状態では生薬として使うことはできないので、毒を減ずる特別の加工（修治《しゅうち》）が施されます。

減毒加工には、三通りの方法があります。高圧蒸気処理をした「附子1」、食塩、岩塩または塩化カルシウム水溶液に浸したあとに加熱または高圧蒸気処理を施す「附子2」そして食塩水に浸したあとに水酸化カルシウムを塗布することにより加工する「附子3」があります。これらは「加工附子」として『日本薬局方』に収載されています。

成分にはジテルペン系アルカロイドのアコニチン、メサコニチン、アコニンヒバコニチンがあります。強心、鎮痛、血管拡張、利尿、新陳代謝活性作用があり、一般用漢方製剤294処方の中、25処方に配合されています。

新陳代謝を高めて、各種疼痛を緩和する神経痛、リウマチの特効薬ともいわれます。処方例には、「八味地黄丸《はちみじおうがん》」、「葛根加朮附湯《かっこんかじゅつぶとう》」、「芍薬甘草附子《しゃくやくかんぞうぶし》」などがあり、新陳代謝機能の低下による体の不調を改善、回復薬に使われます。気の巡りを改善することは、免疫力向上につながります。

北沙参（ほくしゃじん）　風邪薬

浜防風《はまぼうふう》は、海岸砂丘に自生するセリ科ハマボウフウ属の多年草です。太く黄色味をおびた根は、砂中に深く真っ直ぐに伸びていき、長くなると1メートルにもなります。茎は短く、しばしば砂に埋もれており5～10センチほどで低く、根元から出る長い葉柄は紅紫色で、葉は肉厚で光沢があり細かく分枝しながら砂上に広がります。茎の上部、花柄、葉柄には白色の繊毛が密生しています。
6月から7月頃、茎頂に複散形花序を出し、セリ科植物特有の白い小さな花を多数密生させて咲かせます。この花が咲く前の早春に芽吹く若芽や若葉には、清々しい香りがあり、刺身のつまや吸い物の彩りに使われます。和風料理の食材、季節の野菜として栽培もされており、店頭に並ぶことから「八百屋防風」と呼ばれます。防風には、「真《しん》防風」と「浜防風」があり、いずれも『日本薬局方』に収載されている薬草です。

夏から秋にかけて、根を掘り出して髭根を取り除き日陰で乾燥させ、さらにそれを天日で十分に乾燥させたものを生薬名で「北沙参《ほくしゃじん》」といいます。身体に潤いと栄養を補給する効果のある、滋陰薬として優れているといわれます。

成分には、クマリン類のプソラレン、インペラトリン、フェロプテリンやハマウドールを含みます。ハマウドールなどのクマリン類には血圧降下作用やインフルエンザウイルスに対する効果があります。

発汗、解熱、鎮痛、解毒、鎮咳、去痰作用があります。北沙参が配合されているものに、「防風通《ぼうふうつう》聖散《しょうさん》」、「清上防風湯」、「十味敗毒湯」などに真防風の代用に使われます。

皮膚のかゆみ、慢性鼻炎、結膜炎、風邪、頭痛、関節痛など鎮痛薬やアレルギー疾患治療など多岐にわたる範囲の治療薬に用いられています。近年では真防風、北沙参を使い分けることをせず双方を同じように使用しています。

北沙参は、古くから魔除けの力があるとされて、お正月に家族の無病息災を願って飲む、お屠蘇に配合されています。

細葉芹（ほそばぜり）

血液浄化作用

茴香芹《ういきょうぜり》（茴香是利）は、ロシア、西アジア一帯に自生する、セリ科シャク属のハーブです。英語名はチャービル、仏語名でセルフィーユといいます。古代ローマ時代から、薬用、食用に利用されてきました。植物全体の姿はパセリや芹に似ており、茴香（フェンネル）や茴芹（アニスシード）に似た甘く爽やかな香りと風味があります。味は「甘草《かんぞう》（漢方生薬）」のような甘味があります。「美食家（グルメ）のパセリ」と呼ばれ、フランス料理には欠かせない薬草です。他のハーブの風味を強める効果があり、特に、フランスの伝統的なハーブを組み合わせたハーブミックスの素材として知られています。

薬用に使われる葉には、カリウム、カルシウム、鉄、マグネシウムなどのミネラルが豊富に含まれます。滋養強壮作用があり、免疫力の向上、関節炎予防、筋骨の強化に効果があります。春から初夏に大きくなった葉を摘み取り、天日で乾燥させたものを生薬名で「細葉芹」といいます。草丈や、春先に咲く白い花、葉の形が芹に似ていることが、生薬名の由来です。

ビタミン類、βカロテン、クマリン類、フラボノイド類やエストラゴールという化学物質を含みます。消化促進、鎮静、発汗、血行改善、利尿、血液浄化作用があります。血液を浄化して、利尿作用により体内の毒素を排出させる薬効から、中世ヨーロッパのキリスト教徒の間では、キリスト復活（イースター）前の40日間（四旬節）を過ごす間に摂る「清めの食べ物」として、チャービルを利用していたということです。

細葉芹にエキナセア根と甘草を組み合わせたものが風邪の症状改善に効果があります。また、冷え性改善、疲労回復にカモミール（生薬・加蜜爾列《かみつれ》）、ジンジャー（漢方生薬・生姜）と細葉芹を配合したものが使われます。

チャービルの含有成分エストラゴールには、変異原性をもつ可能性があることが報告されています。ハーブ全てが体に優しく、かつ安心であるとはいいきれません。ハーブの過食、連用を控えることが大切です。

牡丹皮（ぼたんぴ）　浄血・活血

5月頃、枝先に白やピンク、紅色の美しい大輪の花を咲かせる芍薬は「花の宰相」、牡丹は「花の王」と称されます。いずれも、中国原産で紀元前から薬用、観賞用に栽培されていた長い歴史があります。日本へは奈良時代に薬用植物としてもたらされました。観賞用としても栽培され品種改良も進み、花色、花弁の数などさまざまで数多くの品種が作り出されています。芍薬は、秋になると地上部が枯れてしまうので「草本」、牡丹は茎が残るので「木本」の花木です。

花が咲き終わった秋に、植えてから3～5年たち成熟した根を掘り出して髭根を取り除き、水洗いして木槌で軽く叩き根の中心柱（芯）を抜き取った後の皮を天日で乾燥させたものを生薬名で「牡丹《ぼたん》皮《ぴ》」といいます。

成分には、抗菌、抗炎症作用のあるペオノール、鎮痛、鎮静作用のあるペニオフリンや収斂効果をもつタンニンが含まれます。薬効には、清熱涼血、活血化瘀（血）、浄血、鎮静、鎮痛、消炎、血行促進、止血作用があり、消炎、鎮痛、鎮静薬として多くは、婦人科領域の疾患改善に使われています。

冷え性、更年期に起こるほてりや動悸、のぼせ、イライラなど女性ホルモンの変化による「血の道症」と呼ばれる各種疾患、精神神経症、頭痛、不眠症、生理痛、月経不順、腰痛、腹痛の緩和、改善薬に用いられます。

牡丹皮が配合されている方剤には尿路疾患や下半身の冷え改善薬に「六味丸《ろくみがん》」、「牛車腎気丸」があります。また更年期の不快な症状には、「桂枝茯苓丸《けいしぶくりょうがん》」、「牛膝散」や「大黄牡丹皮湯《だいおうぼたんぴとう》」などが処方されます。

麗しい女性をたとえる花に、牡丹、芍薬、百合があります。これは全て女性の悩みを解決する薬草です。牡丹は血液を浄化して月経困難を改善、芍薬は体の冷えの解消、疲労回復、そして百合は、滋養強壮、抗炎症作用で乳腺炎、吹き出物や肌を整える働きがあります。美しさは健康によって維持され、健やかな心は、周囲を幸せにします。

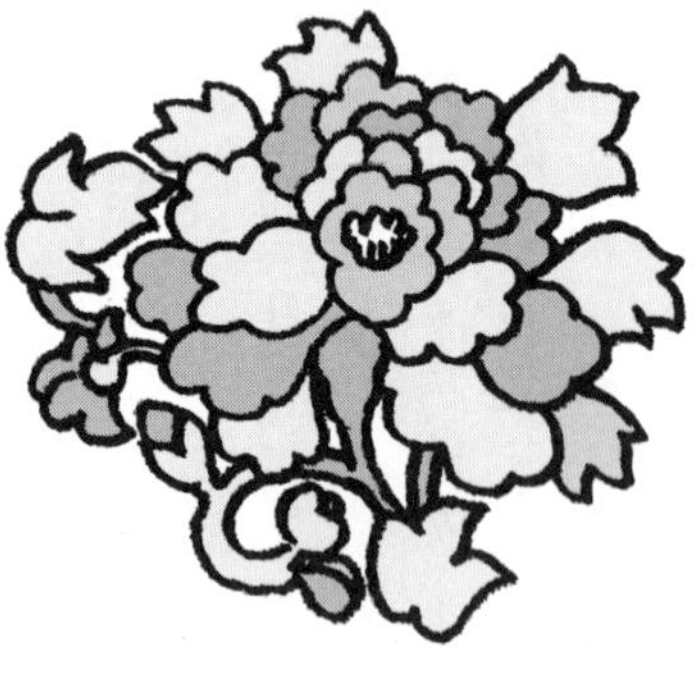

玫瑰花（まいかいか）

エネルギー活性

玫瑰《はまなす》は、北日本側の海岸沿いに自生するバラ科の落葉低木の野薔薇です。枝全体に棘があり、潅木状になって繁殖します。北の浜辺に咲く玫瑰は北海道の道花に指定されています。

春から夏、枝先に円錐形の花序をつくり、一重のピンク色をした花を密集して咲かせます。花びらは5枚で雄しべが多数あります。香りが高く、その芳香は香水に使われます。また、ピンク色の花びらは天然の染料に利用されます。

玫瑰は、江戸時代に長崎、出島のオランダ商館医として来日していたドイツ人医師、植物学者のシーボルトが帰国の際、オランダに持ち帰り、ヨーロッパの園芸界に紹介して広く普及させました。ヨーロッパで品種改良が進み、花色、花姿ともにさまざまな品種が考案されました。春に花が咲いた後に結実する果実は、秋になると艶やかな赤い色に熟します。野薔薇の果実はローズヒップと呼ばれ、お茶にして飲まれます。

果実には、抗酸化作用のあるビタミンCが豊富に含まれ、がんの原因となる活性酸素の生成を抑え、コラーゲン生成を活性化して、皮膚や骨を強くします。消炎作用もあり、咽の腫れや鼻づまりの改善に効果があります。

開花直前の花蕾を採取して、日陰干しで乾燥させたものを生薬名で「玫瑰花《まいかいか》」といいます。成分には、抗感染、強壮作用のあるゲラニオールやシトロネロール、皮膚機能改善効果をもつネロールなどの芳香精油成分を含みます。

また、ゲラニオールには、女性のホルモンバランスを整える作用があり、女性ホルモンの乱れによって起こる生理痛や不順を緩和します。精油芳香成分にはストレスや不眠症の改善や免疫力向上に効果があります。

近年の研究により、玫瑰花のエキス中の化合物にエネルギー活性成分および脂質代謝促進作用を有することが報告されました。これは、体内エネルギーを高めることで免疫力が引き出され病気に対する抵抗力を強めるという、玫瑰花の作用が期待できることになります。

目薬の木　眼精疲労に有効

目薬《めぐすり》の木《き》は、北海道などの寒冷地をのぞく日本各地の山地に自生するカエデ科カエデ属の落葉高木です。深い山間部や渓谷沿いに生育し、ほかの紅葉樹に先駆けて鮮やかに紅葉します。

日本にしか生息していないわが国固有の植物で、樹高が10～25メートルにもなる高木です。5～12

センチ大の長楕円形をした3枚の小さい葉をもつ複葉で、多くのカエデ類に見られるような掌状《しょうじょう》の切れ込みはありません。葉の裏面、葉柄、若枝には、粗い絨毛《じゅうもう》が密生しています。春には、葉腋に白色または黄緑色の小さな花を咲かせます。

春から初夏に、新芽が出てきた小枝や葉、樹皮を採取して細かく刻み天日で乾燥させたものを煎じて、生薬、お茶に利用します。江戸時代以前より、すでに乾燥させた樹皮、葉、小枝を煎じたものが眼病の民間薬として利用されてきました。

成分としては、樹皮、小枝、葉にフェノール配糖体のエピロードデンドリン、ロドデンドロール、トリテルペン、タンニン、ケルセチン、カテキンなど体に優しい物質が含まれています。

有効成分のロドデンドロールは苦味成分で、眼精疲労を緩和し、白内障、緑内障、かすみ目、目の充血、視力低下などの症状改善効果が期待されます。タンニンには、細菌の増殖を抑える抗菌作用や傷や炎症を鎮める収斂効果があります。

近年の研究発表では、ロドデンドロールに、眼病の予防、改善に効果があるだけではなく、肝機能の改善および向上、視神経の活性化作用が報告されました。毛細血管が張り巡らされている目は、多量の血液供給が必要とされる器官です。肝臓は、解毒作用によって、血液を浄化して各器官に送り込む働きがあります。肝機能が健全に働くことが目の健康に大きく関係します。

漢方では、「肝気は目に通ず」といい、目の治療には必ず肝機能向上の処方が併せて考えられます。

西洋医学でも目の健康には、肝臓の機能が関係していることが周知されています。目を酷使するOA機器の普及により、最近は、目と肝臓の大切さが見直されています。

美しく紅葉した目薬の木が秋風にゆれ、目や肝臓を駆使しがちな現代の人々に「目や肝臓を大切に！」とささやきます。

問荊（もんけい）　むくみ解消

問荊の基原植物は、春になると、畑や道端、花壇の中、いたるところに生えて繁茂する雑草として敬遠される杉《すぎ》菜《な》です。羊歯植物内、トクサ科トクサ属の多年草で、役割分担をもつ面白い植物です。姿、形が似ても似つかない土筆《つくし》と地下で繋がり、一つの根茎から出ているものです。

土筆は、胞子をつくり熟すと緑色の胞子を春風に飛ばして分布を広げる〝繁殖係り〟で、胞子茎といいます。

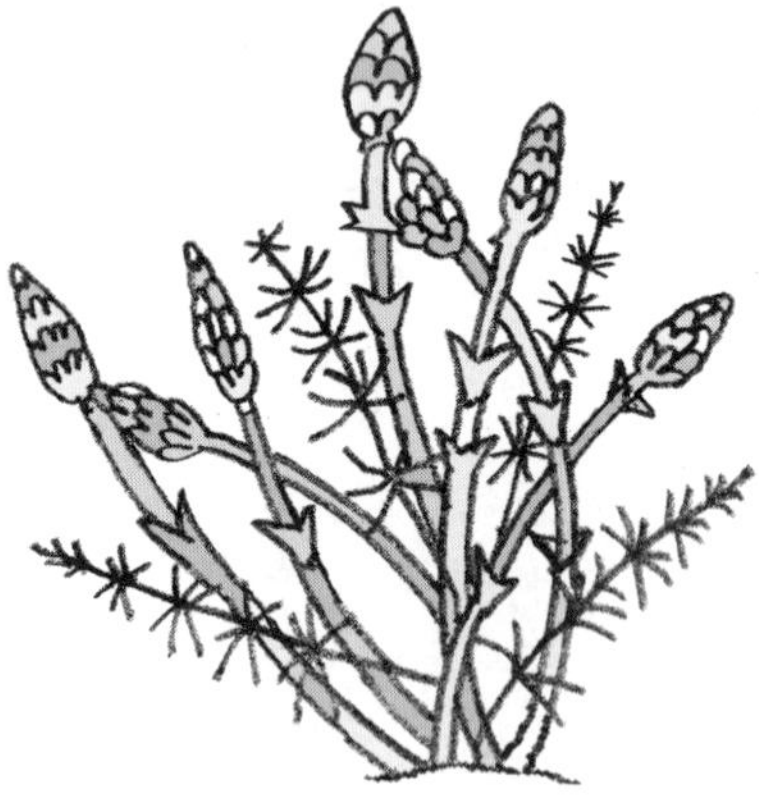

胞子を飛ばす役目がすむと枯れてしまいます。土筆が枯れたその付近から杉菜が茎を伸ばし細かく枝分かれして、杉のような細い葉を青々と茂らせます。この杉菜が植物全体の〝栄養補給係り〟で、栄養茎といいます。

土筆誰の子杉菜の子　土手の土そっと上げ　土筆の坊やが覗いたら　外はそよ風春の風

と歌われますが、土筆《つくし》ん坊と杉菜は親子関係ではなく、一つの固体を形成する同等の部分です。杉菜は、江戸時代に、オランダやポルトガルの交易を通して日本にもたらされた民間薬の一つです。ヨーロッパでは古くから、解熱効果や抗腫瘍作用が知られており、薬用やハーブティーとして親しまれていた薬草です。

5月から7月頃、青々として元気の良い杉菜の茎葉を採取して、水洗い後に天日で乾燥させたものを生薬名で「問荊《もんけい》」といいます。成分にはサポニンの一種、エルトニン、エキセトニン、ガルテオリン、脂肪油、ビタミン類と多量のケイ酸を含みます。利尿、解毒、解熱、消炎、去痰作用があり、糖尿病、腎炎、肝炎、皮膚炎、胆石、膀胱結石、尿路結石の溶解、湿疹、かぶれ、肺結核、肋膜炎、膀胱炎の症状改善、治療に使われます。

春の山菜、食用に使う土筆には、免疫力を高めるβカロテン、高い利尿作用で解毒効果を持つカリウム、鎮静効果のあるカルシウム、皮膚の粘膜を守るビタミン類が含まれています。

土壌の酸性度を示す代表的な植物で、酸性で痩せた土地を好んで生えてくる特性があります。生命力が強く、土地を選ばない逞しさがあり、栄養豊かな土筆、薬用に広く応用される杉菜です。雑草として見過ごすことのできない大切な生薬です。

益智（やくち）　健胃整腸薬

益智は、東南アジア、中国南部などの熱帯地帯を原産地とするショウガ科の多年草です。温暖な地域の林下に自生し、草丈は3メートルほどになります。葉は、25~35センチの披針形（平たくて細長く先の方がとがった笹の葉の様な形）で、春に葉鞘の先から総状花序を出し、白地に紅色の脈紋が入った花を咲かせます。

花後に実る蒴果は褐色で、ショウガ特有の鋭い香りがします。この成熟果実を採取して天日乾燥させたものを生薬名で「益智《やくち》」といい、日本薬局方収載生薬です。成分には、アルファーピネン、テルピネン、シネオール、ジンギベロール、セリネンなどの芳香成分を含みます。また有効成分で、辛味物質のヤクチノンA・Bは抗潰瘍薬に、ヤクチノンAは強心剤として利用されます。

芳香性健胃整腸、抗利尿、唾液分泌抑制作用があり、脾臓、腎臓、胃が冷えて機能が低下する状態「脾《ひ》胃《い》虚寒《きょかん》」によって引き起こされる消化器系の衰え、排尿障害の改善薬として使われます。

漢方では気薬とされます。生命を支えるエネルギーを体内に送り込み、心と体に活力をもたらせて健康を回復させる補気強壮薬に分類されます。健胃整腸効果が消化不良、食欲不振を改善します。食物からエネルギーを得ることで、体中に栄養分が行きわたり、血肉となって体、骨格が充実し、精神が安定します。ショウガ科の植物には、循環促進作用、内蔵を温めて免疫力を向上させる作用があります。

益智と同属のものには「良姜《りょうきょう》」、「縮砂《しゅくしゃ》」「鬱金《うこん》」など数多くの優れた生薬があります。体を温める効果や鎮静作用があり、特に冷えからくる腹痛に効果があります。また、消化性、神経性下痢症状改善に効きます。

また、益智は、「脾腎陽虚《ひじんようきょ》」による頻尿、遺尿、夜間頻尿、夜尿症といった排尿障害を改善する薬「縮泉丸《しゅくせんがん》」に配合されています。これには山薬《さんやく》（ヤマノイモ）、烏薬《うやく》（クスノキ科の肥大根）が組み合わされ、腎臓を温めて排尿を改善します。

新陳代謝を活発にするショウガ科植物は、薬用、食用、香辛料として日々の生活に活用されています。

野木瓜（やもっか）

滋養強壮

ムベは、アケビ科ムベ属の常緑蔓性植物です。アケビや三つ葉アケビと共に、温暖なアジア地域で一般的に見かけられる野草です。樹木や垣根など周辺にあるものに巻きついて成長していく蔓は、太さが5センチ以上になり、高い木の頂上に届くほどに伸びて長いものでは10～20メートルにもなる強靭さがあります。

同科のアケビや三つ葉アケビは秋になると落葉しますが、ムベは常緑性なので「常盤《ときわ》アケビ」とも呼ばれます。革質で光沢のある深い緑色をした葉が美しいので生垣に巻きつかせて観賞用の目隠しに利用したり、強い夏の日射しを遮る日陰棚に仕立てられます。

4月から5月頃、葉腋に花茎をだして総状花序をつくり、外側が白色で、内側が紫色を呈する香りの良い花を咲かせます。花びらはなく、6枚の萼片で囲まれています、

花後になる果実は緑色で、6～9センチほどのアケビに似た長い卵形をしています。秋になると、熟して果皮は赤紫色になります。アケビや三つ葉アケビの果実は熟すと縦に開裂しますが、ムベはしません。

アケビに似ている果肉には粘り気のある半透明の仮果皮があり、その中に黒い小粒の種子が多数

入っています。甘い味わいで、生食、果実酒、お菓子にと利用されています。

晩秋から初冬に、果実、蔓（茎）、葉、根を採取して天日で乾燥させたものを生薬名で「野木瓜《やもっか》」といいます。生薬名は、果実の形が瓜《うり》に似ており、野生の蔓性樹木になることから名付けられました。

成分には、強心配糖体のスタントニン、ムベニン、サポニンが含まれ、鎮痛、強心、滋養強壮、通経、利尿、駆虫作用があります。煎じた液は腎臓病、浮腫、排尿困難、月経痛の症状緩和、改善に使われます。

平安時代に、源順が編纂した、日本最古の百科事典といわれる『和名類聚抄《わみょうるいじゅしょう》』（932年）、江戸時代の植物学者の小野蘭山《おのらんざん》による『本草綱目啓蒙』（1803年）にムベの記述があります。

天智天皇にムベを献上したところ、その味わいを「むべなるかな」と奏されたという逸話が伝えられています。

羊蹄根（ようていこん）　皮膚病に有効

生薬「羊蹄根」はタデ科ギシギシ属の羊蹄《ぎしぎし》の根を乾燥させたものです。日本各地の草地、空き地、道端に自生する草丈1メートルほどになる大型の多年草で、どんな所にも見かけられる雑草のような薬草です。

秋に発芽し放射状のロゼット葉を低く地面に這わせて寒い冬を過ごし、暖かい春になると茎をまっすぐに伸ばして生い茂り始めます。同じタデ科の酸葉《すいば》とよく似ていますが、羊蹄は、酸葉のように茎が赤くならず、草丈も高いので区別できます。

春に芽吹く白い薄皮に包まれた若葉（巻き葉）の薄皮を取り除くと、スイレン科に属する水生植物のじゅん菜《さい》のような、ぬめりのある新芽がでてきます。この芽には強い酸味があるので、重曹を入れて茹で水に晒して灰汁抜きをすると酸味が抜けます。

煮物、油炒め、味噌和え、汁の実などの山菜食用となり、「陸じゅん菜」とも呼ばれて、ぬめりのある食感を味わうことができます。しかし、全草にシュウ酸が含まれているため、腎臓に負担をかける可能性があるので多食は避けましょう。

5月から7月頃に枝分かれした茎の先に長い花穂をつけ淡緑色の小さい花を多数咲かせます。晩秋から冬の寒い時期に根を掘り出し水洗いした後天日で乾燥させたものを、生薬「羊蹄根《ようていこん》」といいます。有効成分に、大黄《だいおう》、センナと同様の成分アントラキノン類を含み緩下剤として使われます。ほかに、クリソファノール、エモジン、ネポシン、ムシジン、シュウ酸カルシウムがあります。

羊蹄根を煎じたものを、便秘、子供の疳の虫、風邪や婦人科（血の道）の症状改善、動脈硬化、高血圧予防に用います。民間薬として、生の根を砕いて絞り汁を水虫、いんきんたむし、にきび、円形脱毛症、ただれ、虫刺されなど皮膚病全般の改善に外用薬として使います。

〝ぎしぎし〟という面白い植物名の由来には確かなものはありませんが、鬱蒼《うっそう》と茂りどこにでも身近に見られ、親しみを感じられることが名称の由来かもしれません。

連翹（れんぎょう）化膿性皮膚疾患薬

連翹は、まだ、寒さの残る早春の庭や生垣に、鮮やかな黄色の花を細い枝いっぱいに咲かせ、そのあたり一面が春になったような暖かな雰囲気でつつまれる明るい花です。春の訪れをいち早く知らせる「春告花《はるつげばな》」と呼ばれます。

モクセイ科の落葉低木で、日本には中国から古い時代にもたらされ観賞用、薬用に使われてきました。枝は長く伸びて垂れる傾向があり、垂れて地面についたところから根が出て繁殖していきます。春、まだ葉が出ないうちに、前年の葉腋に短い花柄をつけその先に下向きの黄色い花を咲かせます。花が咲いた後、表面に小さな疣《いぼ》のような突起のある果実がみのります。

夏から初秋に、果実を採取して果皮が茶褐色になるまで天日で乾燥させたものを、生薬名で「連《れん》翹《ぎょう》」といいます。『日本薬局方』では、連翹およびその類似種である支那連翹の果実の乾燥したものを生薬として収載しています。成分には、トリテルペン、モノテルペングリコシドやフィリリン、マタイレジノール、ピノレジノールなど数種のリグナン類が含まれます。『神農本草経』には治療薬の下品に分類されています。

解熱、消炎、利尿（オレアノール酸）、排膿薬として腫瘍の炎症、皮膚剤に使用します。その治療薬として「荊防敗毒散《けいぼうはいどくさん》」があり、これは、連翹と金銀花《きんぎんか》（吸《す》い蔓《かずら》の花蕾を干したもの）を合わせて使うことにより抗菌、解毒作用を高める働きがあります。

「治頭瘡一方《じづそういっぽう》」には連翹と忍冬《にんどう》（吸い蔓の茎、葉）を合わせて抗菌作用を増大させる処方もあり、いずれも、湿疹、できもの、疥癬《かいせん》、化膿性皮膚疾患の治療薬として使います。また、「温清飲《うんせいいん》」は、連翹のほかに数種の生薬を組み合わせたものでアトピー性皮膚炎、にきび、皮膚瘙痒症、湿疹の改善、治療に使われます。

漢方薬処方で複数の生薬を合わせることにより、それぞれの働きの効果を高めたり、副作用を減じたりする効果があります。これが漢方薬複合方剤の持つ治療効果の特徴です。

連銭草（れんせんそう）

糖尿病治療薬として期待される

生薬「連銭草」の基原植物は、シソ科の多年草、垣通《かきどお》しです。日本各地の日当たりの良い道端や山野、そして民家の庭の片隅に自生する生命力の強い雑草のような薬草です。

花が咲き終わり散り始める頃に、細い茎が蔓のようになり地上を這って伸びていき、途中の節から根を下しそこから繁殖します。蔓のような茎は長くなると1メートルにもなり、どんどん地面に広がって垣根を通り抜け隣地に進入していくことから「垣通し」と呼ばれるようになりました。

また、連銭草という生薬名は、垣通しのハート形をした葉がお金（銭）にみたてられ、それが茎（蔓）に連なって付いている様子が由来になったということです。葉を揉むと、ほのかな優しい芳香があり、噛むと薄荷《はっか》のような爽やかな味がします。春先にでる柔らかな若葉や薄紫色をした唇形花は、和え物や天ぷらなど春の山菜料理に使われます。

花が咲く時期に、根以外の地上部を刈り取り日陰干しで乾燥させたものを生薬「連銭草《れんせんそう》」といいます。『日本薬局方』に収載されてはいないものの、古くから薬用に使われてきた日本特産の民間薬のひとつです。

「疳《かん》取り草」という別名もあり、「疳の虫」といわれる、乳幼児のひきつけ、熱、夜泣き、神経過敏を改善、治療する特効薬で、赤ちゃんの強い味方の妙薬として知られています。

含有成分には、リモネン、メントールなど数種の精油成分、プロリンなどのアミノ酸、抗酸化作用をもつタンニンやサポニンがあります。薬能としては、利湿通淋《りしつつうりん》、清熱解毒、散痰消腫《さんたんしょうしゅ》、湿熱黄疸《しつねつおうだん》があり、利尿、消炎薬として黄疸、胆道や腎臓、膀胱の結石、尿路炎症、気管支炎、肺炎、感冒、皮膚化膿症、糖尿病などの治療に広く使われています。

薬効としては、胆汁分泌促進、鎮咳、去痰、解熱、血糖値降下作用があり、中でも特に注目されているのが、血糖値降下作用です。民間療法では、連銭草に十薬《じゅうやく》（ドクダミ）、山薬《さんやく》（ヤマノイモ）を加えたものが糖尿病の治療薬として効果を現しています。

近年、動物実験で優れた血糖値降下作用が確認されており、また糖尿病の民間薬として評価されている連銭草に副作用が見られなかったことが報告されています。今後の研究により、連銭草が糖尿病の治療薬として応用されることが期待されます。

莨菪根（ろうとこん）

シーボルトの思い違い

走野老《はしりどころ》は、山地の湿り気のある林の中に見られる草丈30～60センチほどになるナス科ハシリドコロ属の多年草です。早春に芽生え、4月から5月頃、葉腋に暗紫色の釣鐘形をした花を咲かせます。花の内部は黄緑色で先端は浅く五裂しています。花後に球形の果実を結び、夏には地上部が枯れて休眠します。

夏から翌年の春まで見られない典型的な春植物です。ハシリドコロ属の植物は、世界で7種が知られており、すべてが有毒植物です。根や根茎を含む全草に、アルカロイドのヒヨスチアミン、スコポラミンなどの猛毒が含まれています。

地上部が枯れて休眠に入る前の5月から6月に根および根茎を掘り出して天日乾燥させたものを生

薬名で「莨若根《ろうとこん》」といいます。『日本薬局方』に収載されていますが、毒性が強いので劇薬に指定されています。

学名をScopolia japonicaといい、日本特産の生薬です。ナス科ハシリドコロ属には、走野老のほかにヨーロッパ原産のベラドンナがあり、アルカロイドのヒヨスチアミン、アトロピン、スコポラミンなど作用の激しいトロパン型アルカロイドを含みます。このベラドンナがきっかけとなり、走野老の優れた薬効が見いだされました。

1826年の江戸時代後期、日本に滞在していたドイツ人医師、植物学者のシーボルトが江戸幕府の用達として長崎から江戸に向かう途中の出来事です。尾張国（一宮）にさしかかった時、山道に群生している走野老を見て、ヨーロッパに自生するベラドンナと同一植物と思い込んだのが、事の始まりです。江戸に滞在中の医学者、植物学者として高名なシーボルトを慕って、多くの医者、学者が教えを請いにやってきました。

その中の一人、眼科医の土生玄碩《はぶげんせき》が白内障手術に瞳孔を広げる薬、ベラドンナの分与を願いに来た折に、シーボルトはベラドンナと勘違いした走野老が日本にも自生していることを告げました。玄碩は、走野老を用いて見事に、白内障の手術を成功させたということです。現在では、生薬「莨若根」はアトロピン硫酸塩製剤の散瞳剤、瞳孔調節麻痺剤で眼科検査、治療に欠かすことのできない重要な薬として用いられています。

蘆薈（ろかい）

便秘に有効

生薬「蘆薈」は、アロエの肉厚の葉に含まれるジェル状の液を濃縮乾燥させたものを使います。葉の外側は苦味がありますが、内側のゼリー質には苦味はありません。アロエはススキノキ科アロエ属の多肉植物の総称です。

アロエ類は数多くあり、品種によって、医薬品、民間薬、食品、観賞用とその用途はさまざまです。昔から、万能の効能があるとして、「医者いらず」と呼ばれているのは木立（キダチ）アロエです。茎がまっすぐに伸び、木のように見えることからこの名称が付きました。

『日本薬局方』では、蘆薈の基原植物を木立アロエとアロエ・アフリカーナまたはアロエ・スピカータ（spicat）との交配種と規定しています。アロエはアフリカ南部およびマダガスカル諸島に多く産するものです。

アロエは、今から3500年ほどまえの紀元前に書かれた古代エジプトの医学書『エーベルス・パピルス』にその名が記載されているという歴史の長い薬草です。中国には、7世紀頃シルクロードをわたって伝えられたといわれ、10世紀宋の時代の書物『開宝本草《かいほうほんぞう》』に「蘆薈」の名があり、下剤、虫下し、火傷の治療に用いられたことが記述されています。

日本には、江戸時代に木立アロエが薬用として取り入れられ、昭和初期になって、アロエ・アフリカーナやアロエ・フェロックスなどの「ケープアロエ」と呼ばれる品種が輸入されました。北海道などの寒冷地を除く全国で栽培が行われています。品種改良もされ、アロエ特有の苦みのない「不夜城」という品種も出てきました。

現在、日本で一番多く栽培されているのが、木立アロエです。成分には、苦味質のアロイン、カルボキシペプチターゼ、カルボキシペプチナーゼ、アロエ・エモジン、イソバルバロインが含まれています。苦味健胃効果、消化促進、胃カタル、便秘、二日酔い、火傷、擦り傷の治療に効果があります。

アロエは観葉植物として多くの家庭で花壇、ベランダで栽培されていますが、アロエ類の全てに薬効があるわけではありません。家庭では、観賞用に楽しむことが大切です。

夏

安息香（あんそくこう）

芳香族化合物ベンゼン

安息香樹《あんそくこうじゅ》は、高温多湿の熱帯地域に分布する樹木で、「ベンゾイン・ハーブ」と呼ばれる薬用植物です。雑木林、川辺に自生するエゴノキ科エゴノキ属で、樹高は9～15メートルになります。エゴノキ属は世界で150種類近くあるといわれ、日本にも、エゴノキやハクウンボクが自生しています。灰褐色の樹皮に覆われた潅木状をなし、夏には、葉腋に赤味をおびた白色の小さな釣鐘形花を総状花序に多数咲かせます。花には良い香りがあり、アロマテラピーにも使われます。

安息香樹の幹に傷をつけ、そこから滲み出す黄色の樹脂（液）を集めて固めたものを生薬名で「安《あん》息香《そくこう》」といいます。古くから去痰の民間薬に使われており、咽喉に痰がからんで苦しい状態が解消されて楽になり安堵することからその名が付きました。成分には、安息香酸、桂皮酸、バニリン、スマレシノールが含まれ、殺菌、防腐、消炎、鎮痛、鎮静効果があります。中枢神経興奮作用もあり、〝気、血〟を巡らせて胸や腹の疼痛を鎮めます。

安息香には、シャム（タイ）安息香とスマトラ安息香の二種類があります。『日本薬局方』には「ベンゾイン（ジャワの乳香）」という生薬名で収載されています。日本では主にスマトラ安息香が使われています。

安息香酸は、1775年にスウェーデン人、化学者で薬学者のカール・ヴィルヘルム・シェーレによって発見されました。シェーレは、酸素、塩素、アンモニア、や安息香、乳酸、酒石酸など数々の有機物を発見して単離、抽出に成功し、物質発見史上多くの業績を残しています。1833年には、安息香酸と石灰からなる化合物が「ベンジン」と名付けられ、後に「ベンゼン」と改められました。ベンゼンは分子式C6H6をもつ芳香族炭化水素で有機化合物の一種です。

ベンゼン（安息香）が基本となって、いくつかが結合したものを「ベンゼン環」といい、ベンゼンを組み合わせることにより、さまざまな薬効を示す医薬品が創製されています。安息香は〝安息香抜きに化学を語ることができない〟ほどの存在といえるでしょう。

威霊仙（いれいせん）

各種関節痛に特効

威霊仙は、キンポウゲ科の落葉蔓性植物です。茎は木質で細く、途中で多く枝分かれし、全体に短毛がまばらに生えています。5月から6月に、観賞用や茶花に使われる鉄線に似た、白色または薄紫色をした大型の花を枝先に単生させます。

秋から冬の寒い時期に、根および根茎を掘り上げ水洗い後に天日で乾燥させたものが、漢方生薬の

「威霊仙《いれいせん》」です。猛々しさと厳かさを併せ持った生薬名の由来は「生薬としての性質は猛で、その効能には即効性があり、霊験あらたかなことによる」といわれます。『神農本草経』には、治療薬で下品に分類されています。「副作用もあり、薬としての作用が強く長期の使用や体が虚弱である場合には使用しないように」との注意が記述されています。

威霊仙は、四肢の関節痛、しびれが伴う疼痛、浮腫、関節リウマチ、痛風、筋肉痛、腰痛、神経痛、など各種関節痛の鎮痛薬として使われます。成分にはアネモニン、トリテルペノイド、サポニン、フェノール類が含まれます。

寒さや湿度が高くなると痛む関節痛、四肢疼痛を改善する「去風湿」作用や体液、血液の流れを良くして経絡に流し体の隅々にまで行きわたらせて、寒さや湿度によって引き起こされる肢体のしびれ、疼痛を解消させる「通経絡」作用があります。

威霊仙が配合されているものに、五十肩、上腕痛、肩こり、上腕神経痛、関節リウマチの治療薬「二朮湯《にじゅつとう》」、関節リウマチ、変形性膝関節症、腰痛、筋肉痛、痛風、治療に繁用される「疎経活血湯《そけいかっけつとう》」があります。

威霊仙は中国の植物で、漢方生薬の材料として手に入りにくいことから、かつては、同じキンポウゲ科のさまざまな植物が、威霊仙の代用品に利用されていました。その中には、日本に自生する風車や中国原産で、今日観賞用として日本国中で栽培されている園芸品種の鉄線があります。

しかし、今日では、威霊仙は『日本薬局方』に収載され、その基原植物は沖縄および琉球列島に自生する先島牡丹蔓《さきしまぼたんづる》の根および根茎と規定されています。先島牡丹蔓はキンポウゲ科の蔓性多年草で、夏には威霊仙、風車、鉄線と似た白色の花を咲かせます。それぞれに薬用としての効能をもち、花の優しさ、美しさは変わりません。

黄瓜（おうか）　むくみ解消

胡瓜の涼しい香気成分のもととなるキュウリアルコールやピラジンは、血液を浄化して循環をスムーズに巡らせます。胡瓜は、その大半（95％）が水分で占められており、体を冷やす優れた働きをもつ夏野菜の代表格です。

暑い夏の日射しを受けて瑞々しい葉が広がり蔓を上へ上へと伸ばしていきます。その蔓や葉を採取して、天日で乾燥させたものを生薬名で「黄瓜葉」、「黄瓜蔓」といいます。また、葉陰に咲く黄色の花が咲き終わると結実する果実（胡瓜）を採取して薄く輪切りにし乾燥させたものを「黄瓜《おうか》」または「胡瓜《こか》」といいます。

成分には、高い利尿効果のあるイソクエルシトリン、苦味物質のククルビタミン類が含まれていいます。ほかに、抗酸化作用のあるβカロテン、循環器疾患抑制効果、腸内環境を整える食物繊維があります。

黄瓜には、利尿、消炎、便通促進に働くイソクエルシトリンが豊富で排尿を促し、むくみ、腎炎、脚気、糖尿病の症状改善、予防に効果があります。また、脳梗塞、心筋梗塞、血栓、がん予防も期待できます。

乾燥させた茎、葉の「黄瓜葉、蔓」は、食あたりや嘔吐緩和の吐剤に使われます。暑気あたりには、生の胡瓜を塩もみして足の裏（土踏まず）に厚くあてがうと良いといわれます。蔓の絞り汁は、やけど、汗疹に利用されます。胡瓜を摩り下ろし布で濾した液汁は、糸瓜《へちま》水と同様に化粧水に使うことができ、やけどの外用にもなります。

近年は、栽培技術の向上で、夏野菜の胡瓜、トマトが一年を通じて手に入るようになりました。料理を色彩豊かにすることも健康的な食事です。しかし、本来は、夏が旬である野菜は、体を冷やす働きがあり、暑い夏の体温調整になることを考えることも大切です。

冬には体を温める野菜、夏には、暑さで疲れた体の熱を冷やす野菜など、野菜本来の特性を生かした、〝旬〟の食材を選ぶことも必要です。

黄耆（おうぎ）

人参と並ぶ補気薬

黄花黄耆《きばなおうぎ》はマメ科ゲンゲ属の多年生高山植物で、夏になると、葉腋から長い花軸を伸ばし、蝶形をした黄色の花を総状に多数咲かせます。滋養強壮の要薬「人参」と並び称される薬用植物です。薬用に使われるのは、黄花黄耆の根です。牛蒡のように地中にまっすぐに伸びていき、長くなると1メートル近くにもなるといいます。その根を11月から12月に掘り出し、細根を取り除いて水洗いし、乾燥させた後、淡褐色をした外皮を取り除きます。内側の黄白色をした部分を生薬名で「黄耆《おうぎ》」といいます。

生薬のラテン語名はAstragali Radix（ゲンゲの根）といい、薬用部分は、ゲンゲ（れんげ、紫雲英）の花のような甘い味と香りがします。黄白色をした根の断面は繊維状できめが細かく綿状になる「綿《めん》黄耆」と呼ばれるものが良品とされ、味が苦く、内部が灰色できめが粗いものは使われません。

成分には、マメ科植物に多い数種のイソフラボン類やサポニン、そして血圧降下作用をもつガンマ・アミノ酸（GABA、ギャバ）などがあります。免疫力向上、抗酸化、抗菌、殺菌、血圧降下、止汗、利尿作用があり、補薬として広く使われています。

補薬とは、消化器系や呼吸器系の機能低下によって引き起こされる病気や体調不良を改善して、内臓の働きを強化し、気力・体力を補うために使われる滋養強壮の働きをする薬です。代表的な補薬としては、人参、黄耆があり、この二つが一緒に使われる方剤は数多くあります。

黄耆が配合されているものに、「黄耆健中湯《おうぎけんちゅうとう》」、「十全大補湯《じゅうぜんたいほとう》」、「補中益気湯《ほちゅうえっきとう》」などがあります。その名のとおり、体の中心部にある消化器、呼吸器系の機能不足を補い、活性させる作用があります。また、最近ではガンの化学療法の際に起こる副作用を軽減するために用いられることもあり、強心剤としても応用されています。

免疫力を高めることで、病気の大半は良い方向に進むといわれます。心身の疲労やストレスで低下した体液や血液の循環をスムーズにして、内臓の働きを回復させ体内の毒素を排出する効果が黄耆にはあるとされています。

黄耆をはじめ、有用な医薬品としての大きな可能性と期待を背負っている種々の生薬の研究課題は多種多様で、生薬学の眼前に大きく広がっています。

黄芩（おうごん）

漢方薬も副作用をもつ「薬」の一つ

夏から秋にかけて、青紫色の黄金花《こがねばな》の花が満開となります。茎の上部に穂状花序をなし、唇形花を咲かせるシソ科の多年草です。草丈60センチ程で枝分かれが多く黄金柳《やなぎ》とも呼ばれます。

日本へは、江戸時代中期（享保年間）に伝わり、八代将軍、徳川吉宗が病院をたてた小石川薬園に収められ、薬用植物として栽培されました。薬として使われるのは、黄金花の根です。晩秋に掘り上げられ、水洗いしてコルク質の外皮を取り除いた後に残る内部の黄色い部分を天日で乾燥させたものが生薬「黄芩《おうごん》」です。

通常、生薬は年数を経て大きく成長したものが良いとされますが、黄芩は、細くて重量感のある新しい根で、強い苦味があり、濃い黄色の中心部まで充実した「冬芩」が良品とされます。成分はフラボン類のバイカリン、バイカレイン、オウゴニン、他に数種のステロイド類を含みます。解毒、解熱、鎮咳去痰、健胃、消炎、胆汁分泌促、抗アレルギー、利尿作用があり、胃腸炎、下痢、結膜炎、呼吸器感染症に効果があります。

黄芩は、「乙字湯」、「清肺湯」、「葛根黄連黄芩湯」といった重要漢方方剤をはじめとして、漢方薬の5つに1つは黄芩が配合されています。このように繁用されている生薬ですが、副作用もあります。西洋薬は、シャープで効果が早く現れるのに比べて、漢方薬の効き目は、マイルドで、ゆるやかです。薬剤を構成する原材料が天然素材の植物であるという安心感からか、漢方薬には副作用が無いという誤解が一部にあるようです。

『神農本草経』でも、副作用についての忠告が記述されています。無毒で副作用がなく老化防止、長寿効果のある「上品」、病気を予防し、虚弱体質を改善するが、無毒、有毒のものがあるので要注意のものを「中品」、病気の治療薬であるが、有毒であるので長期使用が禁じられている「下品」と三品に分類されています。

漢方薬も西洋薬と同じ「薬」であるという認識をもち、正しく漢方薬とつきあうことが大切です。

瓦韋（がい）

利尿効果

軒忍《のきしのぶ》は、樹木の幹、枝、民家の瓦葺屋根、軒先に着生する羊歯《しだ》の一種です。ウラボシ科ノキシノブ属の常緑多年草で日陰の場所で湿り気があり苔が生しているような所を足がかりとして出てきます。ひんやりとした神社やお寺の境内にすえられた石灯篭、岩、石垣など土や水がないところにでも生育し、直射日光が強く当たらないところであれば、乾燥にも強く耐え忍ぶ生命力があるので、その名が付きました。

根茎は黒褐色の鱗片を密集して細く横に長く伸びていき、下方に髭根を出し、根茎の上方から葉をだします。10～30センチほどの長さでその形は蘭に似ており、互いに接して群がって生えています。根を樹皮や石の表面にまとわりつかせて青々と繁茂していきます。葉は革質で堅く滑らかで、表面は深い緑色を呈し、淡緑色をした葉裏の中央の脈は隆起しています。秋から冬にかけて葉の上半分に胞《ほう》子嚢群《しのうぐん》が生じます。黄褐色の球形の胞子は中央の隆起した葉脈の両側に整然と並び、その様子は、目玉が並んでいる八つ目鰻を連想させることから、別名で「八つ目蘭」と呼ばれます。

八つ目蘭には、全国に自生する軒忍、四国地方に多く見られる深山軒忍、群馬県に分布する姫軒忍があります。5月から8月頃に、これらの軒忍を採取して、根に着生している苔や土を取り除き天日で乾燥させたものを生薬名で「瓦韋《がい》」といいます。

成分には、トリテルペノイド、ヒドロキシホパン、ドリオクラソール、エクディステロンが含まれ、利尿、止血、解熱、消炎、消腫作用があります。腎臓炎、膀胱炎、泌尿器疾患、下痢、心臓病、浮腫、神経痛、リウマチ、腰痛、子宮内膜炎や月経不順などの婦人病、小児の高熱の症状改善、治療に煎じ液を内服します。また、腫れ物や皮膚疾患には、湿布剤として外用します。

お茶として飲むと、高い利尿作用があるので風邪の予防、治療に効果があるといわれます。丸い胞子が星に例えられて、「七星草」、「金星草」という美しい呼び名もあります。

槐花（かいか）

血管強化薬

槐《えんじゅ》は、樹高15メートルから25メートル、幹の幅が1メートルにもなる落葉高木です。マメ科クララ属の大木で、公園、街路、庭園樹として植えられています。

太い幹が分岐して枝を大きく広げます。その枝ぶりには趣があり、死者の魂が宿る聖なる木とされたのが、その名の由来です。日本へは、何時の頃か分からない古い時代に薬木として伝来し、今日では、日本在来種とされ、学名はSophia japonica（日本のえんじゅ）と命名されています。

樹皮は灰色で白味をおびた細かい切れ目が模様のように入っています。7月から8月頃、幹の途中から分枝した枝先に、円錐花序をつくり、黄白色の蝶形をした花を藤の花房のように咲かせます。花後に結ぶ果実は、一つの種子毎にくびれている豆果で、秋に熟す種子は光沢のある飴色をしています。

この種子を生薬名で「槐角《かいかく》」、枝を「槐枝《かいし》」根を「槐根《かいこん》」、コルク質の外層を除いたものを「槐白皮《かいはくひ》」、幹から出る樹脂を「槐膠《かいこう》」といい、槐全体が薬用に使われます。

開花直前の花蕾を摘み取り、天日で乾燥させたものを生薬名で「槐花《かいか》」といい、涼血、止血、清熱効果があります。成分には、フラボノイド系のポリフェノールであるルチンとケルセチンを豊富に含みます。

ルチンは、毛細血管強化作用に優れ、血管平滑筋収縮作用があるため、槐花は動脈硬化、高血圧、中風予防の製剤に多く配合されています。利尿作用があり、またビタミンCの吸収を助ける効果がありビタミンPと呼ばれる成分です。

ケルセチンは淡黄色色素で、高い抗酸化作用があり活性酸素を除去して、細胞の老化を防ぎ、がん予防にも働きます。槐花が使われている方剤に「清肺湯」、「槐花散《かいかさん》」があり、呼吸器疾患治療薬にも使われています。

槐花（花蕾）、槐角（種子）は、止血作用も強く、痔出血、鼻血、腸出血、吐血、目の充血、脳出血にも使われます。槐の花から抽出したエキスは、医薬品だけではなく食品添加物公定書にも収載され、皮膚を保護するものなど広く活用されています。

夏枯草（かごそう）　抗エストロゲン作用

生薬「夏枯草《かごそう》」はシソ科に属する靫草《うつぼぐさ》の花を乾燥させたものです。日本各地の日当たりの良い山野や草地、道端に自生する草丈が30センチほどになる多年草です。6月から7月、茎の頂に円柱状の花穂を出し紫色の唇形をした小さな花を穂状に密集して咲かせます。この花形が矢を入れる筒「靫《うつぼ》」に似ていることから「靫草」とよばれるようになりました。

この花が結実するために、夏の盛りになると紫色の花色が褐色に変化します。その様子が枯れたように見えることで、初夏に咲いて盛夏に枯れる「夏枯草」という生薬名がつきました。花が褐色に変わる時期に花穂だけを採取して天日で乾燥させたものが、日本薬局方収載の生薬「夏枯草《かごそう》」です。消炎性利尿作用があり『神農本草経』では治療薬の下品に分類されています。

成分に、可溶性無機塩類を含み、その大半を占める塩化カリウムによる顕著な利尿作用があります。他にトリテルペン類のウルソール酸とその配糖体であるブルネリや口内炎治療に効果のあるタンニンが多量に含まれています。

肝臓に停滞する余分な熱を冷まし（清熱作用）、腫物を散じ、血圧降下作用などがあり、高血圧随伴症状のめまい、頭痛を改善する効果が期待されます。また、腫物、乳がん、乳腺炎、浮腫、腎臓炎、肺結核、膀胱炎、結核、扁桃腺など広く応用されています。

夏枯草が配合されているものに、「夏枯草湯」、「夏枯草散」があります。夏枯草には、抗腫瘤作用があることも知られており、頸部リンパ節腫瘤や甲状腺腫の症状改善に使われます。また、強い抗酸化、抗炎症および、がん細胞増殖抑制効果も確認されています。

さらに、抗エストロゲン作用があるとの学会報告もあったとのことです。これにより、子宮内膜症や子宮がんなどエストロゲンによって増殖する疾患治療の有効性が示唆されたことになります。

紫色の花が褐色に変わる頃、茎の基部から走出枝といわれる枝を四方に伸ばして根付き、翌年には見事な群落をつくります。その生命力と繁殖力に背中をおされ、優れた薬効が次々に見つけ出されています。

藿香（かっこう）

暑気あたり

生薬「藿香《かっこう》」には、広藿香と野藿香の二種類があります。広藿香は、シソ科に属し、ヒンズー語でパチュリーと呼ばれる熱帯植物の多年草で日本には生育していません。シソによく似ていますが、葉はやや肉厚で柔毛が密集しており、花が咲かない草本です。

もう一つは同じシソ科でカワミドリ属の多年草で、日本各地の山野、草地に自生しています。草丈が40～100センチになり、四角柱状の直立した茎の上部が枝分かれして、夏から秋にかけて茎頂に花穂を出して、円柱状に紅紫色の唇形の小さな花を多数咲かせます。

花が咲く頃に全草を刈り取って、天日干しで乾燥させたものを生薬名で「藿香《かっこう》」といいます。芳香成分のメチルキャビコール、アニスアルデヒドを含み、『日本薬局方』に収載されている生薬です。健胃、解熱、風邪薬として、健胃、食欲不振、嘔吐、下痢、風邪、頭痛、暑気あたりに使われます。また、セスキテルペン系の柔らかな芳香があり、化粧品用の香料としても使われます。

パチョリーを基原に使う藿香は、カワミドリに比べて精油成分が多くセスキテルペン類のパチョリアルコールをはじめとして19種ほどの精油成分が判明しています。カワミドリと同様に胃液分泌促進作用があり、芳香性健胃薬として食欲不振、消化不良、暑気あたりの治療に用います。処方例には、頭痛、発熱、悪寒を伴う夏風邪、暑気あたりの治療薬の「藿香正気散《かっこうしょうきさん》」があります。「香砂平胃散《こうしゃへいいさん》」、「香砂六君子湯《こうしゃりっくんしとう》」は消化不良、胃のもたれ、食欲不振の改善に使われます。「丁香柿蒂湯《ちょうこうしていとう》」は、胃もたれ、病的なしゃっくりを治療するもので14種の生薬が配合され、その11種までが精油生薬で気剤といえるものが入っています。

気剤とは、主に心肺機能、胃腸機能など臓器の機能を高め自然治癒力を高める薬です。本来、体に供えられている力で、漢方では精神安定を図り、自力で病気に打ち勝つ生命力を引き出す働きがある生薬が使われます。

気が停滞すると、体内の水分、血液も停滞して体調を崩すことが多いので、できるだけ、気持ちを上へ向けることが大切です。

加密爾列（かみつれ）

精神安定効果

カモミールは、春菊に似た白い花を咲かせるキク科カミツレ属の薬草です。原産はヨーロッパで、一年草のジャーマンカモミール（ドイツを中心に分布）と多年草のローマンカモミール（イギリスで多く利用される）の二種類があります。いずれも薬用に利用されています。日本へは、江戸時代後期に、江戸幕府がオランダから多数の薬草を取り寄せた時（1820年）に、その中に、カモミールも含まれていたという記録が残っています。

日本で通常「カモミール」というときには、シカギク属に分類されるジャーマンカモミールを指します。草丈が60センチにもなる野生種で、薬効は、ローマンカモミールより高いとされます。ローマンの草丈は低く、地面に広がって繁るので、芝生のようにグランドカバーに多く利用されています。ヨーロッパでは、古くから薬用に重用されていました。古代エジプトでは、解熱効果が高いことから、「聖なる薬草」として神や太陽に供える宗教的な役割もしていたといわれます。

7月から8月、真夏の太陽が照りつける頃に、枝先や茎頂に咲く花（頭状花）を摘み取り、天日で乾燥させたものを生薬名で「加密爾列《かみつれ》」といいます。明治19年（1886）から昭和46年（1971）までの間、『日本薬局方』に生薬として収載されていました。

成分には、精油のカマツレン、マトリカリン、クマリン類のウンベリフェロン、エスクレチン、フラボノイド配糖体のアピゲニン、ケルセチングルコシド、芳香成分のアンゲリカ酸、アンゲリカ酸エステルが含まれます。

抗炎症、抗痙攣、発汗、駆風、消炎、収斂、鎮痛、鎮静作用があり、感冒、頭痛、下痢、食欲不振、リウマチの症状改善薬に使われます。また、芳香苦味健胃効果があり、胃液分泌亢進、食欲増進の働きをします。

甘い林檎の香りがすることから、「アップルミント」とも呼ばれ、優れた鎮静作用がリラックス効果をもたらせます。イギリスの童話「ピーター・ラビット」（1902年）に、食べすぎで、お腹が痛くなったピーターに、お母さん兎が「カモミールティー」を飲ませている場面があります。

荷葉（かよう）

清熱解暑薬

蓮は、池や沼、水湿地に生育するインド原産のスイレン科ハス属に属する水生多年草です。お盆の頃、水上に長い花柄を出してその先に、早朝に開き昼には閉じる薄紅色や白色の大きな花を咲かせます。花後に、花托が肥大して逆円錐状になり、蜂の巣のような穴に一つずつ種子ができます。泥中から美しい花を咲かせる蓮は、植物の中でも最も古いものの一つで、およそ1億4000万年前にはすでに地球上に存在していたといわれます。仏教では、極楽浄土は「神聖な蓮が咲く池」とされており、お寺の境内に蓮池がつくられているところもあります。

蓮は古くから薬用に用いられてきました。その薬効用途は植物の部分によって細かく区別されていて、それぞれに生薬名が付けられています。泥中を横に伸びる根には、ムチン、タンニンが含まれ、滋養強壮に使われる「蓮肉《れんにく》」という生薬名で漢方処方に配合され、『日本薬局方』に収載されています。

蓮根の節部を生薬名で「藕節《ぐうせつ》」、葉を「荷葉《かよう》」、葉柄を「荷梗《かこう》」、花の雄蕊を「蓮鬚《れんしゅ》」、果実を「石蓮子《せきれんし》」、種子を「蓮子芯《れんししん》」、果托を「蓮房《れんぼう》」といい、成分にアルカロイドを含みます。胃腸、腎臓機能を強化し、神経を和らげます。

蓮の葉を採取して折りたたみ、天日で乾燥させたものを生薬名で「荷葉《かよう》」といいます。成分には、アルカロイドのヌシフェリン、ノルヌシフェリン、フラボノイドのネルポサイドを含みます。体の熱を冷ます「清暑利湿」、「昇陽止血」作用があり、発熱、頭痛、尿が濃くなるなどの熱による症状を改善し、また下痢を止め、血便、血尿による出血を止めます。

荷葉が配合されている方剤に、暑気あたりの治療薬にだされる「清絡飲」、各種出血治療薬の「四生丸」があります。典型的な清熱解暑薬で、熱射病や日射病の脱水症状や下痢止めに効果があります。

美しい花を咲かせる蓮は、堅い殻に包まれた種子が泥中深く沈み、数千年も経った後にも発芽する驚異的な生命力をもっています。

旱蓮草（かんれんそう）

肝臓腎臓の機能活性化

旱蓮草は、キク科に属する高三郎《たかさぶろう》の全草を乾燥させたものです。日本各地の田のあぜや土手など湿った場所に繁茂する雑草のような薬草です。葉には柄がなく茎につき植物全体が繊毛で覆われておりザラザラとした感触で、夏の終わりから初秋に、白色の小さな花を咲かせます。高三郎の近縁種に、やや大型の帰化種、亜米利加《アメリカ》高三郎があり、現在では在来種を凌ぐ繁殖をしています。

6月下旬から7月にかけて薬用部位の地上部（全草）を刈り取り乾燥させたものを生薬名で「旱蓮《かんれん》草《そう》」といいます。この採取時期が二十四節気の10番目にあたる夏至で、一年のうち日照時間が一番長い日で現在では6月21日から7月6日頃とされます。

その反対に、日照時間が最も短いのが冬至で、陽暦の12月22日～23日頃に採取されるのが「鼠もち」の果実で「女貞子《じょていし》」という生薬です。両者には、肝、腎臓機能を活性化させる優れた効果があり、「夏至の旱蓮草、冬至の女貞子」と呼ばれます。

旱蓮草の主成分はウエデロラクトンで、他に苦味成分のエディプチンやタンニンを含みます。収斂、消炎、抗菌、止血、滋養強壮作用があり、吐血、血尿、湿疹、出血性下痢、子宮出血の改善に使われます。

旱蓮草が配合されているものに「二至丸《にしがん》（商品名は二至丹《にしたん》）」があります。これは、旱蓮草と女貞子のみからなる処方で、肝と腎の機能低下を補う作用を持ち血液の循環を改善して、ホルモンのバランスを整える働きがあり、のぼせ、めまい、ほてり、動悸など更年期に多い不快な症状を改善する薬です。

肝臓と腎臓に関係の深い、髪の毛、耳、目、爪、歯、筋肉、骨の組織の機能を活性化させて、潤い、色つや、しなやかさ、堅固さを安定させて回復、維持することにより若々しさを保つ効果が期待されます。

旱蓮草の茎を折ると墨のような汁が出るので、「墨旱蓮《ぼくかんれん》」、「墨斗草《ぼくとそう》」という生薬名でも呼ばれます。心鎮める墨の香りがただよってくるような穏やかさが感じられます。

苦苣苔（くきょくたい）　胃腸薬

岩煙草《いわたばこ》は、温暖な山野の日陰や湿った岩場、渓谷の苔生した斜面などの土が少ない場所に自生するイワタバコ科イワタバコ属の多年草です。根の際から出す艶やかな濃い緑色をした葉は、大きく楕円形で煙草の葉に似ていることが名の由来です。観賞用にも栽培されて花色も白色やピンク色などの品種が開発されています。

冬になると地上部は枯れて、越冬芽《えっとうが》は堅く丸まって褐色の柔毛に覆われた塊になって冬を越し、春になると丸まった塊を開き、根際から大きな根生葉《こんせいよう》を数枚出して成長を始める珍しい植物です。6月の梅雨が明ける頃に、根元から長い花柄を伸ばして茎の先に散形花序（分枝した茎の先に一つずつ花を咲かせる）をつくり、紫色の星型をした涼しげな五裂合弁花を咲かせます。

花後に結ぶ果実は披針形の細長い朔果で、秋に熟すと下部が裂け多数の種子が散布されます。岩煙草が生育する場所は特殊な環境に限られていることに加え繁殖力が弱いため、絶滅が危惧されている植物です。

薬用に利用する葉を採取する場合は、保護のために全草を刈り取らず、必ず数枚の葉と根を残すようにします。採取した葉を乾燥させたものを生薬名で「苦苣苔《くきょくたい》」といい、健胃薬に使います。成分には、苦味配糖体のコナンドロシド、アクテオシドを含み、民間薬として、煎じたものを、食べ過ぎ、飲みすぎ、胃のもたれ、食欲不振、消化不良、胃腸炎、胃痛、腹痛の改善、回復に使います。特に、胃潰瘍の改善には効果があるといわれます。

岩煙草の名の由来となった煙草は、ナス科タバコ属の多年草で、葉に有毒で習慣性の強いニコチンを含みます。そのため、「たばこ事業法」により、煙草の生産は日本たばこ産業（ＪＴ）に義務付けられ、それ以外は禁止とされています。ＪＴと契約関係にある、栽培を委託された農家のために、日本各地に「葉たばこ神社」があります。何によらず、適正な利用、使用が自然の調和と人の健康を守ります。

荊芥（けいがい）

発汗作用

植物の荊芥は中国原産のシソ科イヌハッカ属の一年草です。草丈60～80センチで茎は方形で直立し、全草は柔毛で覆われています。紫蘇に似た強い香りがあり、仮蘇《かそ》という別名があります。

6月から7月にかけて薄紫色や薄紅色の小さな唇形花を密生させて輪状に咲かせ、数段の塊となった花穂をつくります。花穂、花のつく8月頃に花穂を採取して日陰で乾燥させたものを生薬名で「荊《けい》芥《がい》」といいます。

荊芥の茎、葉を黒く炒ったものを「黒荊芥《くろけいがい》」または「荊芥炭《けいがいたん》」といい、止血作用があります。この場合は、単用ではなく、他の止血効果のある生薬と組み合わせることによりその効果を高めます。

主成分は、芳香性精油成分のメントン、プレゴン、リモネンでその他に、モノテルペン配糖体のシゾネペトサイド、フラボン配糖体を含みます。プレゴンには血管透過性抑制作用が報告されています。

薬効には、発汗、解熱、止血、消炎、腫毒の除去、皮膚の血行促進作用があります。感冒初期の悪寒、発熱、頭痛に効果がある「発表散風」作用や麻疹の透発不足、皮膚化膿性の痒み改善の「透疹消瘡」作用があります。

荊芥が配合されている方剤は多く、その処方例には、「十味敗毒湯」、「荊芥連翹湯」、「荊防敗毒散」、

「川芎茶調散」、「当帰飲子《とうきいんし》」などがあります。いずれも荊芥の発汗、解毒、解熱、鎮痛、抗菌、消瘡、抗アレルギー作用が利用されています。

荊芥は香りの良い生薬で、漢方では、紫蘇、生姜とともに「辛温解表《げひょう》」薬に分類されています。辛味、渋味があり、強い芳香成分の刺激による発汗作用で体の表面にある病気の原因（寒さ、炎症）を排除する働きがあります。

この芳香精油成分は、発汗、血行促進効果が高いので、少量、短期期間の使用では、消化機能が向上して体に良い作用がありますが、刺激性なので、多量、長期摂取は体にとって負担となります。摂取には注意が必要です。

牽牛子（けんごし）　激しい下剤

牽牛子は朝顔の種子を薬用に使ったものです。ヒルガオ科サツマイモ属の一年草で、茎を支柱に絡ませて伸びていく蔓性植物です。

6月下旬、夏至（二十四節気の一つ、陽暦の6月22日頃）を過ぎるあたりから、葉腋に花柄を出して青色や濃いピンク色の円錐形をした大きな花を、夏の間咲かせます。短日植物で、早朝に開いた花は夕方にはしぼむ「一日花（Day flower）」であることが朝顔の名称の由来ともなっています。

花が咲き終わる秋、9月から10月に果実を採取し天日干しにした後、果皮を取り除き種子だけを集めて、さらに乾燥させて粉末にしたものを生薬名で「牽牛子《けんごし》」といい、『日本薬局方』には、「牽牛子末」として収載されています。

種皮には、黒色と白色があり、それぞれを「黒牽牛子」、「白牽牛子」と呼び、漢方では黒を、日本では、製薬の仕上がりの色から白を伝統的に使っていましたが、薬効成分に変わりがないので、現在では両方を区別せずに使っています。

有効成分は、樹脂配糖体のファルビチン、コンボルブリンです。強い瀉下効果があり、用量を過ぎると下痢（水便）、腹痛、嘔吐、血圧低下、血便などの危険な毒症状を現します。少量の場合は通便、利尿作用として働きますが、適量を越すと強い副作用が即効で現れます。通常は、単独もしくは主薬に使われることはなく薬剤の一部に少量を配合するにとどめられます。

牽牛子が配合されているものに「牽牛子丸」、「牽牛子散」があり、いずれも強い下剤として使われます。他には、複数の生薬をベースとして牽牛子を少量配合した薬剤が家庭薬として出ています。美しい花姿には似合わない激しい瀉下作用のため、「緩下剤」とはいわず「峻下剤《しゅんげざい》」と呼ばれます。

日本へは奈良時代に薬用として種子がもたらされ、その後江戸時代になって観賞用に栽培され品種改良も進み、花の色、大きさなど数多くの品種が考案されました。英名でJapanese morning glory（日本の朝の栄光）と呼ばれ、朝顔は世界にその美しさが称賛されるようになりました。武家社会においても、茶道とともに、茶室に活ける花として親しまれました。朝顔は、千利休が愛した茶花《ちゃばな》の一つといわれます。

玄草（げんそう）　国内産、民間薬の代表格

ゲンノショウコは、ドクダミ、センブリと並び「日本三大民間薬」と称され、日本で薬効が発見された著名な民間薬の一つです。日当たりの良い草地や山道に自生するフウロソウ科の多年草です。『養生訓』の著者、貝原益軒が１３６２種の薬草を収載、編纂した『大和本草』（１７０８年）の中に、「現の証拠」の記述が見られます。そこには、「煎じても、丸薬にしても下痢や赤痢に大変効果がある」とその薬効を評価し、「一度植えれば繁殖し、除き難い」と生命力の強さにも言及しています。

「現の証拠」という名は、江戸時代中期に活躍した本草博物学者、小野蘭山の言葉に由来します。蘭山が国内を巡り歩いて採集した１８８２種の植物を整理、分類して編纂した植物辞典『本草綱目啓蒙』（１８０３年）のなかで「この植物（ゲンノショウコを指す）を煎じて服飲すれば、たちまち効果が現れる『現に良く効く証拠』である」との記述があり、その言葉をとって「現の証拠（ゲンノショ

ウコン)」と呼ばれるようになりました。

薬用に使われるのは、根を除く地上部です。夏、白やピンク、薄紫色の花が咲く頃に採取して陰干ししたもので生薬名を「玄草《げんそう》」といいます。若葉は、キンポウゲ類やトリカブトといった危険な有毒植物に大変よく似ているので、花でその区別がつく夏の開花期が適切な採取時期とされています。

玄草の主成分は渋味成分のタンニンです。他に、抗酸化作用があるケルセチンや、収斂作用をもつ没食子酸《もっしょくしさん》などの有機酸も含み、下痢を止める一方で、便秘を改善する緩下剤としての効果もあります。

古くから下痢止めの薬草として使われてきた玄草ですが、そのきっかけとなったのは、中国の書物『救荒本草』(1424年)にあるといわれます。飢饉の際、飢えをしのぐのに食べられる植物として挙げられていた中に、よく似たものがあったことから、飢饉に襲われたときに食べてみたところ、空腹をみたすだけではなく、下痢までが治ったことから、下痢止めの薬草として利用するようになったということです。

紅花（こうか）女性に優しい生薬

6月から7月にかけて、鮮やかな黄色の花を咲かせる紅花《べにばな》の花色は華やかで、美しい装いの衣をあでやかに染め上げる染料、唇を健やかに、艶やかにする日本古来の紅《べに》（口紅）そして、健康を守る薬草として、まさに、女性を麗しく輝かせるために〝花開いた〟薬用植物といえます。

キク科ベニバナ属の一年草で、草丈は1メートルほどになり、茎の先に鋭いとげに抱かれた頭状花を咲かせます。観賞用の切り花にも利用される紅花は、あざみに似た管状花で、咲き始めの黄色をした花色が徐々に紅色へと変化していきます。

この花色が変わり始めた頃に、花びらだけを手で摘み取って乾燥させたものを生薬名で「紅花《こうか》」といいます。花びらを摘み取る作業は大変で、周りにある鋭いとげに刺されないように、朝霧や朝露を含んで柔らかくなる朝方に花摘みを行います。

紅花の成分には、紅色色素のカルタミン、黄色色素のサフロールイエロー、フラボノイドのカルタミジン、ネオカルタミンがあります。他に、脂肪油、リグナンを含み、食用色素として利用され、種子はサフラワーオイルとして、べにばな油の主原料に使われます。

血流改善効果があり、漢方では、紅花を、通経薬、駆瘀血薬（体内に停滞した血液の巡りを改善する）として、分類します。紅花が配合されている方剤には、「葛根紅花湯《かっこんこうかとう》」、「桃紅四物湯《とうこうしもつとう》」、「通導散《つうどうさん》」などがあり、月経不順、子宮筋腫、不妊症、不安神経症、更年期障害の各症状緩和、改善に使われます。

日本へは、飛鳥時代に、紅花の染色技術とともに、シルクロードを渡ってきたとされます。聖徳太子の頃で、紅色を女性の「最高の色」に定めたといわれます。安土桃山時代から江戸時代には、主産地の山形県を中心に東北地方一帯で、紅花の栽培が盛んに行われました。

しかし、時代の流れに飲み込まれ、一時は消滅したかと思われた紅花栽培を甦らせたのが、山形県出身の佐藤八兵衛というひとです。佐藤八兵衛は、かつての紅花栽培農家を訪ね歩き、苦労の末、紅花の種を見つけ出し、ついに山形県のブランド商品「紅花」栽培の復活を成功させました。

現在、紅花は山形県の県花として花開いています。女性を優しく守り、輝かせる紅花はこれからも美しく咲き続けることでしょう。

厚朴（こうぼく）　消化器機能の向上

漢方生薬の厚朴は日本、中国に自生している朴木《ほうのき》の樹皮（幹、枝、根）を乾燥させたものです。日本全国の湿潤で冷涼な気候の地域に分布するモクレン科の落葉高木で、樹高が20メートルに達し、幹の直径が1メートルにもなる大型の樹木です。

4月から5月、若枝の先に香りの良い大きな白色の花を咲かせます。梅雨時は、樹木が水分を含んで潤い樹皮が剥がれやすくなる時期なので、梅雨明け後に樹皮を剥ぎ取り天日で乾燥させます。これが生薬「厚朴《こうぼく》」です。

『神農本草経』には保健薬の中品に収載されている厚朴は、『日本薬局方』では、健胃薬、鎮痛鎮痙薬として分類しており、処方箋がいらない胃腸薬に配合されている家庭薬もあります。日本産の（和）厚朴、中国産の唐厚朴および、その変種で葉の先端が窪んでいる凹葉厚朴の三種が指定生薬とされています。

生薬名「厚朴」の名称由来について、中国、明代の李時珍による『本草綱目』には、「この木は、質朴にして、皮厚く、味辛烈で樹皮の色が紫赤なので『厚朴』、烈朴、赤朴と呼ばれる」との記述があります。

成分には、中枢抑制作用をもつ精油のマグノロール、ホオノキオール、ベータオイデスモールや数種のアルカロイド類に含まれるマグノフロリン、マグノクラリンそしてタンニンがあります。このうちのマグノクラリンには筋弛緩作用が確認されています。

体を温めて免疫力を向上させて緊張や痛みを緩和する作用があります。他に、健胃整腸、利尿、吐瀉、鎮咳、去痰、食欲回復、抗菌、収斂、抗潰瘍作用があり、漢方では、腹部の膨満感、腹痛改善の行気薬、痰がからむ咳や呼吸困難治療の燥湿平咳薬、消化器機能の改善回復の消積薬に使います。「平胃散」、「半夏厚朴湯《はんげこうぼくとう》」、「柴胡厚朴湯《さいここうぼくとう》」など、脾臓、胃の機能を高め、〝気〟を巡らせてからだの不調を改善する多くの方剤に配合されています。

大木、大きな花に似合う大型で厚みのある葉は、食べ物を盛る器に使われるほか、味噌を塗って焼いて食べる香ばしい郷土料理があります。奥飛騨の美しい自然とともに、いつまでも残したい日本の素朴な味わいです。

呉茱萸（ごしゅゆ）　体を温める

呉茱萸はミカン科ゴシュユ属の落葉性小高木です。高さは5～6メートルになり、葉の裏や葉柄には黄褐色の毛が密生しています。

中国原産で、日本へは古くに渡来しており、日本最古の薬物辞典『本草和名』（918年）には「唐椒《からはじかみ》」という名で記述されています。椒《はじかみ》は同じミカン科の山椒のことで、呉茱萸の果実が山椒によく似ていることによります。

その後、江戸時代中期、1720年代の享保年間（八代将軍徳川吉宗の時代）に呉茱萸の苗が薬用植物として中国からもたらされ、小石川薬草園で栽培が始まり、現在では各地で栽培が行われています。

7月から8月頃、枝先に散房状の花序をつけ、黄白色の小さな花を多数咲かせます。花後に結ぶ果実は蒴果で全体に特有の強い香りがします。熟すと赤色になりますが、味は辛味、苦味が強く食用にはなりません。

夏から秋、果実が熟す前の未熟果を採取して日陰干しで乾燥させたものを生薬名で「呉茱萸《ごしゅゆ》」といいます。冷えた体を温める「温補」の効果が高い生薬として広い範囲で用いられています。

成分にはインドールアルカロイドのエボジアミン、ハイジェナミン、ヒゲナミン、コリネイン、シネコリンを含みます。ヒゲナミン、コリネインは附子《ぶし》（鳥兜）にも含まれる強心作用物質で、心拍を強めて血流量を増し、四肢の冷えを改善する効果があります。

配合処方には、偏頭痛改善薬として汎用される「呉茱萸湯」があります。体の冷えが原因で起こる偏頭痛、吐き気、脚気、手足の冷え、つわり、各種疼痛の鎮痛、鎮吐薬に使われます。婦人薬として知られる「温経湯《うんけいとう》」は足腰や下腹部の冷えによる月経痛、不妊、更年期障害の治療薬です。体を温める働きと子宮収縮作用により排卵誘発効果が認められるという明るい報告もあります。

いずれの処方にも、体の冷えによって起こる各種疼痛、内蔵機能低下、不妊、体調不良を改善する

〝冷え対策〟生薬として配合されます。最近の研究で、呉茱萸の成分、エボジアミンの抗がん作用が確認され、期待が寄せられています。

山梔子（さんしし）

黄疸に有効

山梔子は梔子《くちなし》の果実を干したものです。温暖な地域の山地に自生するアカネ科の常緑低木です。光沢のある長楕円形の葉や、初夏、小枝の先に咲く香りの良い純白の花が美しく、庭木や生垣に植えられます。

10月から11月の晩秋に赤く熟した果実を採取して、日陰干しで乾燥させたものを生薬名で「山梔子《さんしし》」といいます。果実は二種類あり、小粒で丸く黄色い色素成分が多いものを山梔子、細長い形で色素成分が少ないものを水梔子《すいしし》と区別しています。

両方とも生薬ですが、薬用には山梔子が使われ、水梔子は食用色素として、餅に搗き込んだり、栗きんとん、沢庵漬け、くわいの着色に使われます。果皮の色が鮮やかな橙色で、乾燥させた果実の内部が黒褐色の山梔子を良品とします。

橙黄色の色素成分はカロチノイドの分解生成物質、クロン、クロセチンで胆汁の分泌を促進して、黄疸の原因となる血中ビリルビン濃度を下げる効果があり、動脈硬化予防、抗腫瘍作用があります。

クロセチンには抗発ガン作用があり、がん予防にも効果があります。山梔子は、『日本薬局方』収載の生薬で、多くの漢方方剤に配合されています。山梔子を加えることにより内臓の炎症を和らげ、鎮静、鎮痛、止血効果が向上します。

『神農本草経』には「保健薬」の中品に分類されています。6世紀に活躍した医学者・博物学者の陶弘景による『名医別録』には、諸々の熱症状、のぼせ、不眠、イライラ感を鎮める薬と記されています。

山梔子が使われているものは数多く、使用目的も多岐にわたります。尿路疾患、細菌感染治療の「五淋散」、「竜胆瀉肝湯《りゅうたんしゃかんとう》」や「清肺湯」、「黄連解毒湯」といった抗菌効果を使ったものなど他にもさまざまな用途に利用されています。

梔子《くちなし》色は、古くから高貴な色として大切にされ、山梔子は日本で一番古い染料であるといわれます。カロチノイド系色素のクロシンは、飛鳥、天平時代から、衣服を艶やかな黄色に染め、また「春の沈丁花、夏の梔子、秋の金木犀」と称され香り高い花としても親しまれています。

山豆根（さんずこん）

抗がん漢方生薬

漢方生薬の「山豆根」はマメ科の小低木「広豆根《こうずこん》」の根を乾燥させたものです。マメ科の「萩」は、秋に咲く、「山萩、錦萩、筑紫萩」など数々の萩類をまとめた総称で、広豆根もその萩類に含まれるものです。夏に枝先から総状の花序を出し、「秋の七草」の萩に似た蝶の形をした紅紫色の花を咲かせます。花後に結実する果実（莢）は扁平な楕円形で、その中に1個の種子が入っています。

山豆根に関する記述が、日本本草の集大成といわれる『本草綱目啓蒙《ほんぞうこうもくけいもう》』（1803年）にあります。これは、江戸時代後期に活躍し、シーボルトが「日本のリンネ*」と称賛した、小野蘭山によるものです。蘭山は、山豆根を、日本在来種の「みやまとべら」の根と指定しています。根が大変苦いことから「千振り」、「医者倒し」などの別名も添えられて、山豆根の優れた薬効にもふれているそうです。

＊スウェーデンの植物学者で、分類学の父と称されるカール・フォン・リンネ

中国では古くから、抗炎症の薬に使われ、宋代初期に編纂された薬物書『開宝本草《かいほうほんぞう》』に山豆根の名が記されています。日本では、日本薬局方外医薬品規格に適合したものとして収載されている生薬です。

成分には、マトリンをはじめ数多くのアルカロイド、フラボン誘導体、クロキン誘導体を含みます。清熱利咽、消炎、抗腫瘍作用があり、咽喉の腫、疼痛緩和、肺がん、咽喉がん、膀胱がん、白血病治療の補助薬に使われています。

臨床応用の結果、がん細胞増殖抑制だけではなく、免疫機能向上という二方向の機能が確認されたということです。これは、単に病巣をたたくだけではなく、体の機能を活性化して、体力、免疫力、抵抗力、自己治癒力、回復力を引き出して高めるということになります。

生薬にはさまざまな働きと目的があります。種々の病気と取り組み、治療薬としての研究が進められています。がん征圧もその一つです。

酸棗仁（さんそうにん）

不眠解消

晩春から初夏にかけて若芽を出すので、「夏になって芽を出す木」ということから「夏芽《なつめ》」と呼ばれる「棗《なつめ》」はクロウメモドキ科に属する落葉小高木です。5月から6月頃、葉腋に黄緑色の小さな花を咲かせます。花後になる果実は楕円形で、秋になると暗赤色に熟します。甘酸っぱい味で、生で食べたり乾燥させて料理やお菓子に使われます。

棗は南ヨーロッパ、北アフリカ原産で、アジア地域にもかなり早い時代に広がり、中国では古くから薬用、食用に栽培されていました。ヨーロッパでも、ギリシア人医師のディオスコリデスによる薬物書『マテリア・メディカ』（AD78年頃）にその名が記されています。

薬用には、棗類の中のサネブトナツメの果実およびその種子が使われます。夏、果実が熟し赤く色づいた頃に採取し湯通しして乾燥させたものを生薬名で「大棗《だいそう》」といいます。鮮やかな赤い色で、甘味、酸味が強いものが、生薬として優れているといわれます。風邪、鎮痛、鎮痙、健胃整腸、止瀉、精神神経用の治療薬に使われており、一般用医薬品漢方製剤の約三分の一を占める67方剤に配合されています。

この棗の果実から果肉を取り除き、中の種子を乾燥させたものを生薬名で「酸棗仁《さんそうにん》」といい、大棗とともに『日本薬局方』に収載されています。成分には、トリテルペン類のベツリン、ベツリニック酸やサポニンのジュジュポシド、脂肪酸が含まれています。中枢抑制、抗ストレス、解熱、鎮静、鎮痛、催眠、血圧降下作用が確認されています。神経強壮、精神安定、催眠薬として、心因性神経性の不眠症、健忘症、口渇、多汗症の治療に使われます。

酸棗仁が配合されているものに、「酸棗仁湯」、「温胆湯《うんたんとう》」、「帰脾湯《きひとう》」があります。漢方では、養心安神薬に分類され、肝機能を高め精神を安定させて、質の良い睡眠が得られるように体と心を整えます。

サネブトナツメは、棘を生薬名で「棘針」、葉を「棘葉」、花を「棘刺花」といい薬用（民間薬）に使われており、花も実もある生薬といえます。

ジギタリス 「魔女の秘薬」が心疾患治療薬に

ジギタリスは、地中海沿岸を中心に自生するオオバコ科の多年草で、5月から7月頃、茎の頂に長い花序をつくり、白やピンク、紫色の釣鐘状小花を多数咲かせます。その花姿から「狐の手袋」という別名もあります。

花が美しく、観賞用に家庭でも植えられることもありますが、全草（特に葉の部分）に猛毒を含む有毒植物なので取り扱いは十分な注意が必要です。専門家が扱う医薬品原料となる薬草ですが一般には非常に危険です。

含有成分は心筋に強く激しい作用を及ぼすステロイド配糖体の一種で収縮力増加作用をもつ強心配糖体のジギトキシンです。ヨーロッパでは古くから「魔女の秘薬」と呼ばれ驚異的な効果を発揮する心臓病の民間薬として密かに用いられていたものです。

心臓病治療の特効薬として効果を発揮する薬草、ジギタリスには激しい毒性があり、当時の医療に取り入れることは困難で、かつ生命に関わる大変な危険を伴うことでした。魔女の秘薬としてベールに包まれていた民間薬を世に現したのが、イギリス人医師で植物学者のウィリアム・ウィザリングです。薬剤師であった父の影響もあり、薬用植物の種類、効能、その用途についての彼の知識はかなり豊富であったと思われます。

ウィザリングは、種々の薬草を配合して秘伝の民間薬を分析してその原料に使われているジギタリスを突き止めました。さまざまな方向からジギタリスの薬効、成分、作用を研究して、1776年に強心剤としてのジギタリスの薬効を発表しました。

その後、1875年、ドイツ人のシュミッドベルグが心疾患に有効なジギタリスの活性成分、ジギトキシンを抽出することに成功。さらに、1929年ドイツのゲッティンゲン大学のウィンダウスによって化学構造式が決定されました。

これにより、ジギトキシンが心房細胞治療の特効薬として医学界に認められるようになりました。今日では心疾患全般治療の第一選択薬として確固たる地位を占め、また、『日本薬局方』にも収載されています。

かつて、ウィザリングが手を尽くしても治療できなかった心筋収縮低下により起こる水腫の患者を「魔女の秘薬」がいとも簡単に救ったのを見たことが、彼を大きく動かし、ジギタリスを近代医療に導入するという偉業に導きました。

梓実（しじつ）

強い利尿効果

ノウゼンカズラ科キササゲ属の落葉高木、木大角豆《きささげ》は、古い時代に中国から渡来し、薬用や観賞用に栽培されています。また、日本各地の温暖な湿り気の多い河畔、河川敷付近に野生している帰化植物です。

高さは5〜10メートルほどになり、夏には枝先に大きな円錐形の花序をつけ、淡黄色の唇形花を多数咲かせます。花が咲き終わる頃、大角豆《ささげ》の莢に似た20〜30センチほどの細長い果実が枝先から垂れ下がります。

この果実のなかには、両端に白い糸状の長い毛が生えた種子がびっしりと詰まり、成熟すると莢が縦に割れて中の種が飛び出し風に乗って四方一面に散布されます。その発芽率は非常に高く、着々と分布を広げていく大変頼もしい生命力をもっています。

この莢状の果実がまだ未成熟で緑色をしており、莢が裂けて果実内の種子が外にこぼれないうちに採取して、2〜3センチに刻み乾燥させたものを生薬名で「梓実《しじつ》」といいます。成分に、無機質カリウム塩や利尿作用のある配糖体カタルポシド、カタルパラクトン、グルコシド、パラヒドロキシ安息香酸を含み、ほかにクエン酸、プロトカテキン酸があります。

主成分のイリドイド配糖体のカタルポシドは利尿作用が高く腎臓機能の低下による浮腫、水腫、腎炎、ネフローゼ、蛋白尿を起こした時の利尿剤として使われます。また近年、糖尿病合併症の糖尿病性腎症に効果があるといわれており、今後の研究成果が期待されています。

7月から8月頃に根を掘り上げ、水洗いして皮を剥ぎ天日乾燥させたものを生薬「梓白皮《しはくひ》」といいます。有効成分として、カタルピン、オキシレン酸、プロトカテキン酸があり、解熱、解毒剤として皮膚の炎症、膿症、痔炎症に使います。

木大角豆は『日本薬局方』収載の生薬ですが、伝統的な漢方方剤には使われず、民間薬として身近にある薬です。また、病気からだけではなく、ごろごろと鳴りぴかっとひかる稲妻が恐い雷除けにも使われています。

水を好む大木なので、避雷針の働きも期待され、神社、仏閣や屋敷内の庭木に用いられています。庭に植えておくと、落雷を防ぐという「雷ささげ」という名称の持ち主です。

蛇床子（じゃしょうし）　抗真菌（かび）作用

生薬「蛇床子《じゃしょうし》」は、藪虱《やぶじらみ》の果実を乾燥させたものです。中国では、セリ科の多年草、オカゼリの果実を蛇床子として利用しています。藪虱は、草地、土手、藪などの湿った土地を好んで自生するセリ科の二年草です。草丈は60センチほどになり、枝分かれしながら繁茂します。6月から7月頃、枝先に白色の小さな花を多数咲かせます。

花後に結実する果実は楕円形で薄黄緑色をした、二つの実がくっついている双懸果です。果実には、先が曲がり鉤のようになった棘が密生しており、衣服などに付着すると中々取れません。この果実が成熟して黄色味を帯びてきた時に地上部を刈り取り、日陰干しで乾燥させたものを生薬で「蛇床子」といいます。未熟果やまた熟し過ぎて二個組になった果実が離ればなれになっても薬効が少なくなるので、採取の時期に注意する必要があります。

漢方では、「補虚薬」、「補陽薬」として、『神農本草経』では上品に分類されています。「補虚」は、体に不足している潤いや栄養を補って体調を整える働きをします。「補陽」は、体が冷えて機能が低下している五臓（肝、心、脾、肺、腎）五腑（胆、小腸、胃、大腸、膀胱）を、身体を温めることで回復させせます。

成分には、ピネン、カンフェン、ボルネオールなどの芳香性精油やクマリン類のオストール、脂肪油のペトロセリンを含みます。抗菌、抗ウイルス（インフルエンザに有効）、抗真菌、抗トリコモナス消炎、殺菌、痒み止め、の作用があります。

日本薬局方収載生薬です。悪瘡、関節痛、強壮、痺痛や婦人科の症状改善、治療に用いられ、単独では使われず漢方方剤に配合されます。蛇床子が使われているものに、冷え性を改善して不妊症に使われる「三子丸《さんしがん》」や女性の生殖器官を温めて体調不良を治療する「蛇床子散」があります。蛇床子は古くから、女性の悩みを解消する要薬として使われてきました。

茺蔚子（じゅういし）　血流改善効果

目弾《めはじき》はシソ科メハジキ属で、草原、道端に自生する草丈50～150センチほどの多年草です。茎をまぶたに挟んで遠くに飛ばす目弾き遊びから名付けられたといわれ、古くは、万葉集にも詠われ、また子供たちにも親しまれてきた野草です。7月から9月頃に唇形をした薄紅色の小さな花を咲かせます。

花が咲いている時期に全草を刈り取り、天日で乾燥させたものを生薬名で「益母草《やくもそう》」といいます。また、秋に熟す種子を採取して乾燥させたものを「茺蔚子《じゅういし》」といい、いずれも、血流改善、浄血、利尿作用があります。

血液循環機能が低下する血流障害を「瘀血《おけつ》」といいます。瘀血によって引き起こされる月経困難症や血の道症は女性特有の辛い症状です。これらの原因には、子宮筋腫が原因となる「器質性」と冷えやストレスなどによる「機能性」の二つのタイプがあります。益母草や茺蔚子は、これらの症状に効果的であるとされ、「母に益となる薬草」といわれます。血の道症、月経不順の治療薬、「芎帰調血飲《きゅうきちょうけついん》」や「天麻鉤藤飲《てんまこうとういん》」などの漢方方剤に配合されています。

成分には苦味質アルカロイドのレオヌリン、フラボン配糖体のルチン、リノール酸、リノレン酸、オレイン酸、塩化カリウムが含まれています。利尿、降圧、血液凝固促進、子宮収縮、新陳代謝促進作用があります。

女性は閉経により、性ホルモンに変調をきたし、それが脳下垂体、甲状腺、副腎、自律神経系に影響して、更年期障害、血の道症と呼ばれる〝体と心の不調〟がおこります。内分泌と自律神経の不調和状態で、月経困難、神経症などさまざまな症状としてあらわれます。これらは、月経障害、自律神経失調症、精神症状の三つに分けられますが、実際には、これらが入り組んだ状態で引き起こされることが多く、大変複雑です。

いずれの場合にも、瘀血を改善することで、めまい、月経不順、産後の体力低下、神経症の大半が解決するといわれます。それが、体力、精神力の向上につながります。漢方治療を試してみるのもよいことです。

縮砂（しゅくしゃ）　芳香性健胃

縮砂は、インドシナ半島のタイ、ラオス、ミャンマー、カンボジア、ベトナム地域の林下に自生するショウガ科に属する縮砂です。ショウガ科には、アルピニア（Alpinia）属、アモーマム（Amomum）属があり、漢方方剤に配合される縮砂は、『日本薬局方』で規定しているアモーマム属の縮砂とされています。

熱帯アジア原産の縮砂は、アルピニア属のショウガ科植物で、日本でも薬用、食用に古くから栽培されており、一部は野生化しているものもあります。「花茗荷《はなみょうが》」といい、伊豆で栽培されているものは、アモーマム属の縮砂の代用にも使われます。

草丈は、2～3メートルになり、長さが15～35センチ、草幅が7センチほどの細長い葉の裏には柔らかい柔毛が密生しています。根元から花茎を出してその先に花を咲かせます。花が咲き終わり結実すると、茎が垂れて、果実は地面の上または地中に潜って成熟するという変わった特徴があります。地中で果実同士が癒着して塊根のような塊になります。

この果実の塊の中にある仮種皮に包まれた種子の塊を採取して乾燥させたものが、生薬の「縮砂《しゅくしゃ》」です。モノテルペノイドの樟脳《しょうのう》、ボルネオール、シネオール、ピネン、リナロールなどの芳香精油成分を含みます。

鎮静、鎮痛、胃分泌抑制、胆汁分泌促進、抗アレルギー作用があり消化不良、神経性下痢、悪心、嘔吐、慢性下痢、食欲不振を改善治療する芳香性健胃整腸薬に使います。配合処方には、手、足の冷え、胃痛、貧血、胃炎、気分が沈む症状を改善する「香砂六君子湯《こうしゃりっくんしとう》」、急性、慢性の胃炎、消化不良の改善薬「香砂平胃散《へいいさん》」、体力低下、胃腸炎の治療薬「香砂養胃湯《よういとう》」があります。

漢方では、低下した器官の機能を回復向上させる理気薬、健胃、流産を防ぎ安定させる安胎作用があるとします。呼吸器の機能を高め血流促進の働きがあり、月経不順、生理痛などを改善します。芳しい香りの美しい白色の花を咲かせる「伊豆縮砂」にも同様の優れた薬効があります。全国の温暖な地域に自生している国産の縮砂が今後広く用いられることが願われます。

紫陽花（しようか）

シーボルトと生薬「紫陽花」

梅雨に咲く青や赤紫色の紫陽花は、降り続く雨をも詩情豊かに彩ります。原種は日本に自生しているガクアジサイです。花を支えるガクが花びらのように成長し、中心部にある多数の小花を額縁のように縁取って飾る装飾花です。ガクが大きく球形に集まった西洋紫陽花は、日本ガク紫陽花がヨーロッパで品種改良されたものです。

紫陽花をはじめ日本に自生する多くの植物をヨーロッパに紹介し広めたのは、ドイツ人医師で植物学者のフランツ・フォン・シーボルトです。1796年、ドイツ医学界の名門シーボルト家の長男として生まれ、1820年に医師であった父、ヨハンの跡を継ぎ、その3年後の1823年、長崎出島のオランダ商館医として来日しました。

シーボルトは医療に携わるほか、日本の地理、歴史、文化などの研究に力を注ぎ『日本』という本にまとめました。その著書を通じて、日本は世界に広く知られるようになり、その功績が国内外に高く評価されて、「日本学の祖」と呼ばれるようになりました。

その業績の中に日本の植物についての優れた研究成果があります。1830年、オランダに帰還したシーボルトは、日本から持ち帰った数多くの植物標本を整理分類して、2300種を収載した『日本植物誌』をドイツ人植物学者のツッカリーニと共に編纂しました。その中に、ガクアジサイの新種として記載し、学名を「ハイドランジア・オタクサ」と命名したものがありました。

しかし、これはすでに、植物学者ツンベルグが他の学名をつけていたものと同一であることが判明して無効となりました。この「オタクサ」という名前は、シーボルトが日本人妻の楠本滝をオタクサ（お滝さん）と呼んでいたことから、滝への想いがこめられていたのではないかといわれます。

紫陽花の仲間で、インド、中国に自生する常山紫陽花はマラリアという熱病の特効薬として古くから用いられてきました。近年、この常山紫陽花から、フェブリフジンという薬理活性成分が発見され抽出されました。これは、日本にある紫陽花にも含まれる成分です。

この天然化合物フェブリフジンの研究は、さらに前進し、マラリア以外にも効果を発揮する作用が解明されつつあります。関節リウマチや膠原病で知られている自己免疫疾患、そして他の疾病にも有効な治療薬となる可能性も示唆されています。また、生体内の標的タンパク質が判明するなど、紫陽花から医薬品が開発される近い未来が確実に展開されています。

日本の植物を世界に広めたシーボルトの貢献が、ここに大きく花開き、医薬品探索への明るい道しるべとして確かな手応えが示されています。

食茱萸（しょくしゅゆ）

暑気あたりに有効

食茱萸は烏山椒《からすざんしょう》の果実です。山野、山すそ、また海岸沿いに自生するミカン科サンショウ属の落葉高木です。樹高は大きいもので15メートルにもなります。若木の幹には鋭い棘があり、成木になると、それらの棘が疣状突起に変わります。山椒や犬山椒《いぬざんしょう》に比較してすべてが大形で、山椒と同じ形の葉の表面は光沢があり、裏面は白緑色で葉縁に細かい鋸歯があります。

樹木全体に独特の香りがあり、葉には山椒と同様の油点があるので、葉を揉むと山椒のような強い匂いがします。秋には葉が黄色に色づく烏山椒はアゲハ蝶の食草でもあり、蜜源植物として、清涼感のある爽やかな風味とコクのある蜂蜜の原料になります。

7月から8月の盛夏、鬱蒼と葉を茂らせた枝先に白緑色の小さな五弁花を密生して咲かせ円錐形の花序をつくります。秋に赤く熟した果実の皮が裂けて中から黒い種子がでてきます。この果実を採取して乾燥させたものを生薬名で「食茱萸《しょくしゅゆ》」といいます。成分に、消化を促進するイソピンピネリン、ジオスミン、ベーター・シトステロールを含み、煎じたものを健胃薬として使います。酷暑により体力が低下して食欲がないような症状の〝暑気あたり〟を改善する妙薬といわれます。

樹皮にはアルカロイドのシキミアミン、マグノフロリンが含まれており、煎じたものを利尿剤として使います。また、葉には香り成分のメチルノニールケトンやテルペン類の精油が多量に含まれ、体を温める効果があり、風邪薬に使われます。腰痛、肩こり、神経痛の疼痛を和らげる入浴剤にも利用されています。

烏山椒は、薬用、蜜源植物だけではなく、崩壊地や伐採跡地、山火事の被害に遭った跡地に、鳥に運ばれた種を下ろし大きな樹木として育って、山に生気を取り戻させる「パイオニア植物」です。赤芽柏《めがしわ》（漢方生薬・アカメガシワ）やヌルデ（ウルシ科の落葉高木で、漢方生薬・五倍子《ごばいし》の基原植物）とともに薬用樹として働き、豊かに茂った枝を広げて自然を守っています。

蒔蘿（じら）

芳香性健胃薬

蒔蘿（ディル）は香辛料としてよく使われるセリ科の薬草で、別名「いのんど」または「姫茴香」と呼ばれます。「姫茴香」は、ディルと同じセリ科の薬草のキャラウェイ（生薬名・葛綬子《かつずいし》）の和名でもあります。ディルとキャラウェイは、薬効や葉形、花姿がフェンネル（生薬名・茴香）に似ていることから、フェンネルの代用薬に利用されてきました。

ディル、キャラウェイは香味も似ており、ともにスパイスとして料理、お菓子の風味付けなどさまざまに使われています。特にキャラウェイは、チーズの着香料（キャラウェイチーズ）やスパイスとして独自の用法を開発するなど、今日ではスパイスとしての存在が強く、薬用にはあまり利用されていません。

ディルは紀元前より薬用に栽培され、古代エジプトに書かれた医学書『エーベルス・パピルス』に、鎮痛薬として記載されている生薬です。ディル（dylla）はノルウェー語で「なだめる、和らげる」という意味があります。

南ヨーロッパ原産の芳香性一年草で、草丈は60～120センチほどになります。春に、黄色の傘状をした散形花序をつくり、セリに似た小さな花を多数咲かせ、花後に結実します。開花期に採取した葉を生薬名で「蒔蘿《じら》」といい、夏に熟した種子を採取して天日で乾燥させたものを「蒔蘿子《じらし》」といいます。漢方では、健胃、駆風薬として使います。

成分には、カロチノイド、ミネラル、フラボノイド、クマリン、キサントン、精油、リモネン、ピネン、カルボンを含みます。利尿、駆風（腸内のガスを排出する）、健胃整腸、消化管改善、鎮痛、鎮静、抗痙攣、催乳作用があります。食欲不振、消化管機能不全、小児の腹痛、口臭、胃痛、生理痛、お腹の張り、解毒、疝痛、不眠症、ヘルニア、小児の夜泣き、ヒステリー改善や乳分泌促進に使われます。

茎、葉、花の芳香には清々しい爽やかさがありますが、種子は刺激的な強い香りがします。生の葉、茎、花はビネガーやピクルスの風味付けに使われます。種子の特有の香りは、料理のアクセントとなり、ケーキの香り付けとなります。

鎮静効果が高く、ディルのお茶は疲れたときのリラックス効果が期待できます。

セージ葉　細胞老化防止

セージはサルビアの総称です。サルビアといえば、通常は、英名で Scarlet sage（緋色もしくは深紅のセージ）、和名では、緋衣草《ひごろもそう》という赤い花びらの観賞用品種、スプレンデンスが広く知られています。

生薬「セージ葉《よう》」の基原植物は薬用サルビアで、薬用を目的に栽培され薬用、食用、香辛料に利用される品種です。園芸品種と区別するために、和名で薬用サルビア、英名でCommon sage（コモン・セージ）と名付けられています。

南ヨーロッパ、地中海沿岸に自生する多年草で5月から7月に花穂を出し紫色の唇形花を咲かせます。その花色から、別名を「アメジスト・セージ」と呼ばれ植物全体に特有の香りがします。学名をSalvia officinalisといい、「オフィシナリス」には「薬用に使われる」という意味があります。「薬用に使われるサルビア」という名前で、古代ギリシア、ローマ時代から、薬用、香辛料に使われていた薬草です。

薬用部位に葉を使います。初夏から夏の盛り、開花直前の地上部を刈り取り、陰干しで乾燥させた葉が、生薬「セージ葉」です。乾燥させると、緑色の葉が銀灰色に変化し、香りがいっそう強くなります。

蓬に含まれているツジョンを多量に含むので、乾燥させたセージ葉は蓬のような野草の香りがします。ほかにリナロール、シネオールなどの芳香成分の精油をふくみます。解熱、抗菌、殺菌、抗炎症、利尿、鎮痛、鎮静、消化促進作用があり、健胃、整腸、駆風《くふう》（胃や腸に溜まったガスを体外に排出する作用）薬に使われます。

「ソーセージ」の名前の語源となったセージ葉には、肉料理の匂いを消すとともに、脂肪分解作用があり肉を消化して胃への負担を軽くする働きや、刺激のある香りで食欲増進に効果があります。抗酸化作用に優れ、細胞の老化を防ぎ、血管壁の強化をするので、「若返りのハーブ」といわれます。しかし、早い効果を期待するあまり、多量に連日摂取することは習慣性（依存性）を招き、体に無理をかけることになります。ハーブの香りをゆっくり楽しむことが体にとって良いことです。

石決明（せっけつめい）

眼精疲労に有効

石決明はミミガイ科アワビ属の鮑《あわび》および常節《とこぶし》（床伏）など同属、近似の貝の殻を乾燥させたものを生薬として使います。貝殻にはカルシウムが豊富に含まれており、『神農本草経』には、滋養強壮、精神安定の上品に収載されています。

鮑は日本近海では、北海道南部から九州の水深10～50メートルの岩礁にはりついて生息し、海藻を主食とする巻貝の一種です。日本の市場で見られるのは、黒鮑、まだか鮑、めがい鮑、蝦夷鮑の4種類で、いずれも旬は夏です。

食用としての鮑にはグルタミン酸、タウリン、ベタインなど旨み成分が豊富に含まれています。アミノ酸の一種、タウリンの含有率は魚介類のなかでトップクラスといわれ、生食、煮物、蒸し物とさまざまな料理に使われます。

タウリンには肝臓の解毒作用があり、コレステロールを代謝して体外排出させる働きや眼精疲労の回復改善、動脈硬化や糖尿病予防効果が期待されます。また、皮膚の新陳代謝を活性化させ、免疫力向上、血管強化に働き眼精疲労を緩和させる効果のあるコラーゲンや必須脂肪酸の一つで生体機能を調節するアラキドン酸が含まれています。

漢方では、石決明の薬効を「平肝、鎮静、明目」としています。目と肝臓は密接な関係があることを示し、肝機能の衰えを改善、回復させ、精神を安定させることにより、目をすっきりと健やかにする効果があるとします。

石決明が主薬として配合されているものに、「石決明丸《せっけつめいがん》」があります。これは、石決明に菊花《きっか》（菊の花びら）、決明子《けつめいし》（夷草の種子）を加えたもので、めまい、のぼせ、耳鳴り、かすみ目、視力の減退、目の充血、眼精疲労などを改善、治療するものです。

主成分は、炭酸カルシウム、コンキオリンなどで、解熱、鎮痛、利尿効果もあり、石決明は、眼病治療のほかに「五淋を治す」といわれ、今日でも泌尿器系炎症治療に使われています。このように、さまざまな効能をもつ石決明は、貝殻の内側が真珠の光のような美しい色を呈するので、「真珠母《しんじゅも》」

または「千里光《せんりこう》」という別名があります。綺麗な生薬名ですね。

旋花（せんか）　むくみ解消

奈良時代に薬用として中国からもたらされ、美しい花として観賞用に栽培されているヒルガオ科の朝顔は、今日では夏の代表的な園芸植物です。この朝顔と同じような植物の姿をしているのが昼顔《ひるがお》です。学名をCalystegia japonicaといい、日本在来のヒルガオ科ヒルガオ属の蔓性多年草です。地上部は、冬になると枯れてしまいますが、地下茎で増えるので毎年芽を出して花を咲かせます。

学名のカリステジアはギリシア語のcalyx（萼《がく》）とstege（蓋《ふた》）を組み合わせたもので、花の基部を2枚の苞《ほう》が包んでいる様子を指しています。道端、草地、庭や植え込みの周辺に自生し、春から蔓を伸ばし始め繁茂していきます。晩春から夏、葉腋から長い花柄を伸ばしてピンク色の朝顔のような漏斗状の花を咲かせます。午前に花が開き、夕方までしぼまずに咲いていることから朝顔に対応して昼顔と呼ばれます。

開花期に全草を採取して天日で乾燥させたものを生薬名で「旋花《せんか》」といいます。成分にはフラボノイドの一種で、お茶、ブロッコリー、キャベツ、ケールなどに含まれているケンフェロール配糖体やサポニンがあります。

ケンフェロール配糖体には強い抗酸化作用、抗炎症、鎮痛、抗菌、殺菌効果があります。平安時代に編纂された百科辞典の『本草和名』や『和名類聚抄』、また、江戸時代の書物『本草綱目啓蒙』に「旋花」が記載されています。

利尿、強壮、糖尿病、むくみ、疲労回復の改善薬には煎じたものが使われます。虫刺されには、生葉を揉んで患部に直接貼り付けると痛みや炎症を和らげる効果があります。昼顔に比べてやや小型の小昼顔《こひるがお》も同じ薬用目的に利用されます。

昼顔は万葉集をはじめ多くの文学作品に「容花《かおばな》」として詠まれています。丸い可愛らしい花の容《かお》が優しい女性の顔（花のかんばせ）を思わせるからでしょうか。

高円《たかまど》の　野辺の容花《かおばな》　面影に　見えつつ妹は　忘れかねつも（万葉集・大伴家持）

千屈菜（せんくつさい）　下痢止め

禊萩《みそはぎ》は、田畑の畦、小川の畔、日当たりの良い野山の湿地に自生、群生している多年草です。土仕事の後で手足、体を洗い清める田んぼ周辺の水辺に生育するということで溝萩《みぞはぎ》という名もあります。

草名に〝萩〟という字が付いていますが、マメ科特有の蝶形をした花を咲かせる萩とは全く関係がなく、植物学上では、ミソハギ科ミソハギ属に分類されており、萩の仲間ではありません。しかし、秋に咲く野の花として、「萩（秋の草）」という意味合いでは共通しています。

草丈は1メートルほどに成長し、茎には稜があり狭楕円形で細い披針形の葉は滑らかで艶がありま す。7月から9月頃、枝の上部にある葉腋に紅紫色の六弁花を次々に咲かせ、各節に輪生しているように見えます。

花の時期は長く、お盆からお彼岸の頃まで咲き続けます。開花時期に花を含む地上部を刈り取り天日で乾燥させたものを生薬名で「千屈菜《せんくつさい》」といいます。有効成分に、配糖体のサリカイリン、トリテルペン、タンニン、コリンを含みます。花の色素成分は配糖体のアルビジンです。止血、止瀉、抗炎症、解毒、鎮痛、利尿作用があります。多量のタンニンを含むことから強い止血効果と収斂作用が認められています。

また、コリンは水溶性ビタミンの一種で細胞膜を構成するレシチンをつくる元となる成分で、下痢止め、急性腸炎、膀胱炎、むくみ、湿疹、かぶれの症状改善に利用されます。夏は冷やして、冬は温めて茶剤として服用すると健康増進になり、肥満防止に効果があるといわれます。平安時代の薬物辞典『和名類聚抄』（932年）に記述されている生薬です。

盂蘭盆会《うらぼんえ》に、この花の枝で供え物を清めたことから、「禊萩《みそぎはぎ》」と呼ばれます。ご先祖を迎えるために仏前、お墓に供えられる清い花として「盆花《ぼんか》」、「盆草《ぼんぐさ》」との名もあります。秋の野に咲く桔梗、藤袴、女郎花、紫苑とともに「禊萩」も、お盆、お彼岸に供えられる仏花として、現在もなお各地で大切にされています。

川骨（せんこつ）

鎮痛、抗炎症

漢方生薬の「川骨《せんこつ》」は、スイレン科に属する水生植物の川骨《こうほね》（河骨）の根茎です。北海道、本州、四国、九州、日本各地に分布する大型の水生多年草で、日当たりの良い池や沼地、河川の岸辺に見られます。春から秋にかけて水面に長い花茎を伸ばし、その頂きに直径5センチほどの黄色い大きな花を咲かせます。ごっつい植物名からは思い浮かべることができないような美しい花で、開花期も長くその優しい花姿がみられます。

薬用に使う根茎は太く、水中の泥の中を横に這って伸びていきます。内部は白色でスポンジ状ですが、固く折れやすいもろさがあります。花が咲き終わる初冬から翌年の3月頃までの寒い時期に根茎を掘り上げ、髭根を取り除いて水洗いした後に縦切りにして乾燥させたものが生薬の「川骨《せんこつ》」です。

成分には、アルカロイドのヌファリジン、デオキシヌファリジン、ヌファラミン、オレイン酸、ベーター・シトステロールがあります。デオキシヌファリジンには、鎮痛、鎮静、抗炎症、中枢抑制作用が確認されています。薬効としては、利尿、利水、浄血、止血、強壮、解熱、鎮痛作用があり、生理不順、不正出血、打撲傷、水腫に効果があります。

川骨が配合されているものに、打撲傷の特効治療薬の「治打撲一方《じだぼくいっぽう》」という日本独自の漢方薬があります。これは、江戸時代中期に活躍した「古方派の漢方医」香川修庵《かがわしゅうあん》が考案したもので、川骨、桂枝、甘草、川芎などが配合され、いずれも鎮痛、止血、に優れた生薬です。打撲、捻挫、筋肉、骨の疼痛緩和に効果があります。

川骨は、体力向上、発汗、健胃薬として、疲労回復、風邪、胃腸病の救急家庭薬に用いられています。また浄血剤として月経不順、更年期症、産前産後に使われる「命の母」、「実母散」など日本の伝統薬に配合されています。

　河骨の　二もと咲くや　雨の中（与謝野蕪村）

しっとりと咲く川骨は、女性を優しく守ります。

センナ葉

強い緩下剤

センナは、大黄、アロエと並ぶ効果的な緩下剤の一つです。マメ科センナ属の多年草で、アフリカからインドに分布する常緑低木です。草丈は1メートルほどで、葉は偶数羽状複葉《ぐうすううじょうふくよう》で互生しており、細葉センナともいいます。

夏、茎の頂に穂状花序《すいじょうかじょ》の濃い黄色の五弁花を咲かせます。この花が咲く前、もしくは花の盛り以降の8月から9月頃に、地上部を刈り取り薬用に使う小葉を摘み取ります。小葉に含まれる有効成分のセンノシドの含有量は開花前が一番多いとされ、その後は、次第に有効成分が減少していきます。

採取した小葉を陰干しで乾燥させたものを、生薬名で「センナ葉《よう》」といい、ヨーロッパでは古くから、健胃薬や下剤として使われていた薬草です。『日本薬局方』には、初版から現在に至るまで収載されてきた西洋生薬の一つです。

『日本薬局方』では、センナ葉の基原植物を、アラビアからインドに分布するチンネベリー・センナとアフリカに自生するアレクサンドリア・センナの二種類に規定しています。現在、日本の生薬市場に出ている「センナ」と呼ばれるものは、大部分がチンネベリー・センナです。

チンネベリーおよびアレクサンドリアという名称はセンナの小葉を船積みする港の名前から、その名前で呼ばれるようになりました。センナは、紀元前（BC1552年）に書かれた医学書『エーベルス・パピルス』にヒマシ（下剤のヒマシ油）やアロエなどの緩下剤とともに、その名が記されています。

成分には、ジアントロン類のセンノシドA・Bやアントラキノン類のアロエエモジン、レインなどが含まれています。センノシド類に腸管蠕動運動促進作用があり、少量で消化促進効果のある苦味健胃薬となります。また、適量を用いると緩下効果が働き便秘を解消させます。ただし、作用が強いので、要注意です。

多用や連用により、大腸の筋肉が衰える場合もあり、また子宮収縮作用も強いので、女性の服用や連用は控えた方がよいでしょう。日本では、食薬区分上、センナを医薬品と定めており、食品として利用することを禁じています。センナを利用する場合には、必ず、専門家に相談することが必要です。

蘇葉（そよう）　ペリルアルデヒドが食中毒に有効

ヒマラヤ山麓からミャンマー、中国に広く分布する紫蘇はシソ科の一年草で、夏の盛りから初秋にかけて、葉腋に総状花序をつくり薄紫色の小さな唇形花を多数咲かせます。

生薬「蘇葉《そよう》」のラテン名 Perillae Herba（ペリラのハーブ）のペリラは紫蘇の唇形の花「唇形花」を意味します。紫蘇の種類は数多く、総称して「紫蘇」と呼び、赤い色素成分アントシアニンの有無によって、赤紫蘇と青紫蘇の二つに大きく分けています。

両者の含有成分や期待される効能は、ほぼ同じですが、薬用植物的観点から、その名の通り紫色を帯びた赤紫蘇を原種とし、青紫蘇は赤紫蘇の変種とします。『日本薬局方』では、蘇葉の基原植物に赤紫蘇系だけを適用し、青紫蘇系は食用とみなし、薬用では適用外としています。

夏の開花直前に摘み取った赤紫蘇または葉がちぢれているチリメン紫蘇の葉および枝先を乾燥させたものを生薬名で「蘇葉」または「紫蘇葉」といいます。発汗、健胃整腸、鎮静などに効果がありす。

含有成分には、紫蘇独特の香り、精油成分のペリルアルデヒド、リモネン、ピネンなどの揮発性テルペン類、アントシアニン配糖体のシソニン、ペリルケトンを含み、強い抗菌、殺菌効果があります。赤紫蘇と漬け込んだ梅干しや刺身に添えられた青紫蘇は食品の鮮度を保つ大きな働きをします。

漢方では蘇葉を「理気薬」に分類します。理気薬とは〝気〟が停滞している状態で、憂鬱、気がめいる、やる気が起きないといった鬱や精神不安定を改善する薬です。気持ちを明るく前向きにして、睡眠障害を解消する中枢抑制作用や鎮静効果があります。

蘇葉が含まれている方剤に、感冒、頭痛、更年期障害緩和の「香蘇散」、胃腸の働きを助け風邪の諸症状を改善する「参蘇飲《じんそいん》」、神経症や不安を鎮める「半夏厚朴湯《はんげこうぼくとう》」があります。

清々しい香りは気持ちを爽やかにし、嗅覚を刺激して消化吸収を助け胃腸の働きを整え、体を元気にします。強い殺菌、防腐作用があり、恐い食中毒予防にも効果がある紫蘇は、夏の有難い薬草です。

竹（たけ）――その1　生薬はインフルエンザ、気管支炎に有効

旧暦の7月7日は五節句の一つ、七夕（たなばた、しちせき）です。満天にゆったりと横たわる銀河を渡って、彦星と織姫が一年に一度だけ会うことを許された日です。この七夕物語は、奈良時代に中国から伝えられたといわれます。この美しい星にまつわる話に、日本古来の豊作を祖霊に祈願するお盆やさまざまな仏教行事が習合されて、今日では、日本独自の情緒豊かな夏の風物詩の一つとなっています。

願い事を書いた五色の短冊で飾られる竹は、古くから食用、薬用、工芸品など、さまざまに利用されてきました。地下茎を広げて繁殖するイネ科の常緑多年生植物で、中国を原産地とします。日本の「三大竹」と称される淡竹《はちく》（別名呉竹）、真竹《まだけ》（苦竹）、孟宗竹《もうそうちく》は、15メートルから高いものでは20メートル近くにもなる大型で、存在感があり、勇壮な趣を備えています。これらには、身体の内部に溜まった余分な水分や熱を取り除く作用、不安感やイライラを鎮める効果があり、漢方の主要な生薬として使われています。

淡竹または真竹の葉を刻んだものを、生薬「竹葉《ちくよう》」といい、解熱、鎮咳、鎮静作用や喉の渇きを止める効果があります。竹葉が配合されている方剤に、「竹葉石膏湯《ちくようせっこうとう》」や「麦門冬飲子《ばくもんどういんし》」があり、高熱、

咳を伴うインフルエンザや気管支炎の治療に使われます。

また、淡竹または真竹の稈《かん》の緑色の外皮を薄く削り取り、内側の芳香を持つ淡黄色の層を削って帯状にしたものを、生薬「竹茹《ちくじょ》」といいます。清涼、解熱、鎮咳、鎮静、利尿効果があり、「竹茹温胆湯《ちくじょうんたんとう》」や「清肺湯《せいはいとう》」に配合されて、気管支喘息、不眠症、心臓神経症の治療薬に使われます。

春先にでる筍には利尿効果の高いカリウムや腸内をきれいにする食物繊維も多く、便秘を改善して老廃物やコレステロールを体外に排出させ、動脈硬化や糖尿病の予防が期待されます。

ゆでた筍を切ると中に白い粉の塊が見られます。これは、チロシンという旨み成分で細胞を再生させたり、脳の働きを活性させるアミノ酸の一種です。脳や体の老化防止に役立つ筍は、うっとうしい梅雨を元気に過ごすために活用させたい食材です。

竹（たけ）——その2　含有化合物タケキノンは抗菌、殺菌、消臭

青竹で作った樋に素麺を流して食べる素麺流しは、香りがよく、優れた薬効をもつ竹を利用した涼と健康を一挙に楽しむ生活の知恵といえます。竹はすだれやござ、物を収納する行李《こうり》、ざる、日用雑貨をはじめ、笛、笙などの楽器や茶道具、文具にとさまざまに用いられています。

おにぎりや団子を竹の葉に包んだり、竹筒に水を入れて長旅に備え、また鮮魚には緑鮮やかな竹の葉を添えて食物の鮮度保持に使い、水虫にならないように竹で編んだ草履をはくなど、竹の抗菌、殺菌、消臭効果が日常生活の隅々に活かされてきました。

近年、先人たちが見つけた竹の効果を科学的に裏づける研究によって、竹には卓越した抗菌作用をもつタンニン類化合物の「タケキノン」という有効成分が含まれていることが証明されました。生薬「竹茹《ちくじょ》」を採取するときに削り取った緑色の外皮に多く含まれており、分離精製したものを「タケキノンパウダー」といいます。ほかに、ゴマにも多く含まれるポリフェノールの一種で、強い抗酸化、抗炎症、抗アレルギー作用を持つリグナンや、果物、花の香気成分で、優れた抗菌、消臭効果を示すラクトンなどがあります。

農薬や化学肥料が一切使用されることなく生育する竹は、人体、環境に対して、安全性が高く、また強い抗菌、除菌効果を持ちます。自然の竹から抽出したタケキノンエキスは厚生労働省の認可を受け、青果物鮮度保持剤や除菌・抗菌剤として広く用いられています。

一般に、樹木であれば成木となるのに50年近くかかるところ、竹は3か月ほどで15メートル近くに成長し、その後、3年以上たてば有効資材として活用できるそうです。しかし、その旺盛な繁殖力に手入れが追いつかず放置された竹林が急増し、大きな環境問題にもなっています。

一方では、森林乱伐による地球温暖化は、深刻な状況に直面しています。この恐ろしい自然破壊を食い止める代替素材の大役を担うことができるのは、まっすぐに伸びる緑美しい竹にほかなりません。今日、人体や環境にやさしい、衣料品、寝具、生活用品、農業、園芸、シックハウスを起こさない健康建材など、竹の優れた薬効や特質を活かしたものが、続々と開発されています。竹の有効活用にむけて、さらなる研究・技術の向上発展が期待されます。

冬瓜子（とうがし）　むくみ解消の特効薬

冬瓜は、ウリ科トウガン属の一年草で細かい毛に覆われた細い茎は横に伸びていき6～8メートルにもなる蔓性の野菜です。5月から6月頃、葉腋に雌雄同株の黄色い単性花を咲かせます。真夏に実る果実は30～60センチほどで楕円形をした大型です。若い果実の表面には繊毛が密生していますが、成熟に伴い繊毛は離脱して代わりに表面は蝋質で覆われ、皮がかたくなります。

そのため、内部の果肉が保護されて、夏に収穫したものが常温でも貯蔵でき冬越しして翌年の春近くまで保存できる珍しい野菜です。夏に収穫して冬にも食べられることから、夏野菜でありながら、寒瓜とも呼ばれる冬瓜の名前の由縁です。

果実の90％を水分が占めており、高い利尿効果があります。古くから「太りたいならば、冬瓜を食べないように！」といわれているそうで、むくみ解消には抜群の効果があり、痩せたい場合にピッタリの食材です。

夏に収穫した果実から取り出した成熟種子を天日乾燥させたものが生薬の「冬瓜子《とうがし》」です。生薬の別名に「白瓜子《はくがし》」、「冬瓜仁《とうがんにん》」があります。『日本薬局方』に収載されている生薬で、『神農本草経』には、滋養強壮効果のある不老長生薬の上品に分類されています。成分には、トリゴネリン、アデニン、オレアノール酸、リノール酸などの脂肪酸やサポニンを含みます。

利尿、解熱、排膿作用があり循環器障害による浮腫、排尿困難、便秘改善や高血圧、動脈硬化、糖尿病予防に使われます。外皮も生薬名で「冬瓜皮《とうがひ》」といい利尿薬になります。食用には、果肉と一緒に煮込むと薬食同源になります。

冬瓜子が配合されている処方に、「大黄牡丹皮湯《だいおうぼたんひとう》」があります。これは、体の血液循環を改善し、熱や炎症を和らげる働きがあり、腫れ物、膀胱カタル、痔疾患、動脈硬化、蕁麻疹の治療に使います。種子、果皮だけではなく、果実にも利尿、解熱、解毒効果があり、下痢、風邪、咳を鎮める効果があります。体に溜まった熱を取り除き、体を冷やして暑さによる疲労、めまい、のぼせなどの暑気あたり解消に役立ちます。

桃仁（とうにん）活血去瘀

寒さの残る早春に開く凛とした梅の香りと入り混じり、桃が咲き始めると春の訪れの暖かさがいっそう身近に感じられます。梅は平安時代の学者、政治家、漢詩人で「学問の神様」と称された菅原道真公にまつわる厳粛な雰囲気が漂っています。その一方で、3月3日、「上巳《じょうみ》の節句」に飾られる桃は花姿、色も明るく可愛らしさが感じられます。

重ね壇の緋毛氈に内裏雛、三人官女、左右の大臣、五人囃子、右近の桜、左近の橘が飾られると、そこはあでやかな世界となり、雅やかな楽の音が聞こえてくるようです。桃の花を供えて祝うひな祭りは女の子の幸せと健やかな成長を祈る日本独自の伝統行事です。

この桃も、『日本薬局方』に収載されている漢方では欠かせない生薬です。日本でも古くは弥生時代の頃から果樹や観賞用に栽培されていたといわれるバラ科サクラ属の落葉小高木です。初夏に熟す果実を採取して種子を取り出して天日で乾燥させたものを生薬名で「桃仁《とうにん》」といいます。桃、梅、李《すもも》、杏《あんず》は植物的に類似した果樹で、女性に関係のある生薬であるといわれます。

成分には、「杏仁《きょうにん》」と同様の青酸配糖体のアミグダリン、プルナシン、数種の植物ステロイド類および多量の脂肪油が含まれます。血液凝固抑制作用、止血、抗炎症、鎮痛、消炎、鎮咳、去痰、緩下作用があります。

桃仁が配合される漢方方剤は、婦人科領域に関する瘀血に対応するものを主として、ほかに鎮痛、瀉下薬に使われるものがあります。「桃核承気湯《とうかくじょうきとう》」、「大黄牡丹皮湯」は典型的な瘀血の治療薬です。「桂枝茯苓丸」は男女にかかわらず、下肢血栓症、眼底出血、腎炎、肝炎、リウマチなど瘀血が原因となる種々の疾患治療に使います。痛みの治療薬には、打撲傷の「千金鶏鳴散」、関節痛、腰痛改善、治療の「疎経活血湯」があります。

桃の花蕾は、生薬「白桃花《はくとうか》」といい、便秘、脚気、むくみ改善薬に、根および根皮は「桃根《とうこん》」といって、黄疸、吐血治療薬に使われます。

中国では、不老長寿の果実として、桃があるところを「桃源郷」と呼んでいたそうです。

杜仲（とちゅう）

高血圧、腰痛に有効

杜仲は中国原産でトチュウ科トチュウ属の落葉高木です。およそ6000万年前に生息していたであろうと推定される杜仲の化石が、中央ヨーロッパ、北米の地層から発見されました。氷河期が到来する前には、広くさまざまな地域に繁殖していたものと考えられています。「森のシーラカンス」と呼ばれ、植物学上では、ほかに類を見ない大変珍しい種類です。

現在では同属とされる杜仲の仲間は存在せず、残っているものは中国に現存する一科一属一種のみとなりました。過酷な氷河期を乗り越えた生命力の強い杜仲です。樹高は20メートルに達し、灰白色の樹皮は病虫害に強く、その樹皮は、中国で5000年も昔から滋養強壮、不老長寿の「仙薬」として珍重されてきた薬物であるといわれます。

葉は、楡や欅に似た楕円形で、降圧効果を持つ健康食品として使われています。植樹後、3年経過した葉を夏に採取して天日乾燥させたものには、βカロテン、各種ミネラルが含まれ、お茶や飲料の原料に使われます。

4月から6月頃に、樹齢15年以上経った成木の樹皮を樹木が枯れない程度の適量を丁寧に剝ぎ、外側のコルク層を取り除いて天日で乾燥させたものを生薬名で「杜仲《とちゅう》」といいます。『日本薬局方』に収載されている生薬です。『神農本草経』には不老長生薬の上品に分類されており、そこには「長く服用すると、腰、膝痛が治り、滋養強壮、筋骨を強める」と記されています。

成分には、ゲニポシド酸、クロロゲン酸、グッタペルカやペクチン等を含みます。最近、ゲニポシド酸には、抗肥満、血管若返り効果があることも報告されました。またグッタペルカは、樹皮、枝、葉からでる粘液性の乳汁で、この物質に筋骨を強め、腰痛に効果があるといわれ、「安胎《あんたい》」と呼ばれる流産防止作用が報告されています。

とちゅう

血圧降下作用も確認されているグッタペルカは、医療の領域だけではなく、化学、物理の分野でも、酸、アルカリ、塩類に強いことから、化学薬品、医療機器の部品材料、水中機器、宇宙機器の部材に汎用される優れものです。

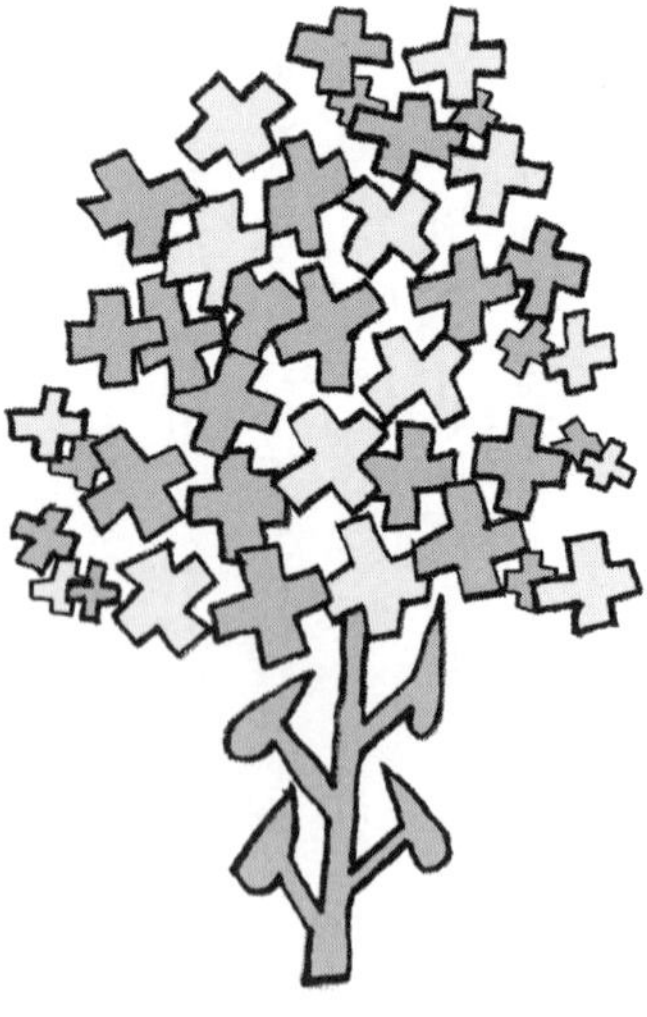

南蛮毛（なんばんもう）デトックス効果

イネ科の米、小麦、トウモロコシは世界三大穀物といわれ、食料、飼料として広く栽培されています。

トウモロコシは、古代インカ、マヤ文明遺跡からも出土する古い穀物で、南北アメリカでは紀元前から食用、飼料に利用され大規模に栽培されていました。ヨーロッパへは、16世紀、コロンブスの新大陸発見の時にもたらされました。ヨーロッパでは、食用のほかにトウモロコシの花柱（ひげ）に利尿作用が発見されて「コーンシルク」という生薬名でいち早く薬用に用いられ、オランダ医学に取り入れられました。

6月から9月、茎頂に雄花が多数咲き、続いて茎の中ほどの葉腋に雌花が咲き長い絹糸のようなひげを伸ばし、やがて結実します。夏に旬をむかえるトウモロコシを収穫する時に、雌花の花柱、花頭を採取して天日乾燥させたものを生薬名で「南蛮毛《なんばんもう》」といいます。

有効成分は、利尿効果の高い無機質の硝酸カリウムで、そのほかに各種ビタミン類、タンパク質、脂肪、デンプンを含みます。利尿、解毒、溶石、腎機能改善、血圧降下、抹消血管拡張、血糖降下作用があります。

腎臓の働きを助け、浮腫、水腫、黄疸、肝炎、胆囊炎、胆結石、排尿困難の改善、治療に使われます。血液浄化作用もみられ、肝臓の解毒効果を促進します。また、穏やかな緩下効果があり、健胃整腸、便秘解消にも働きます

日本へは、安土桃山時代（１５７９年）にポルトガルの宣教師により、長崎に「西瓜、南瓜、トウモロコシ」の種子がもたらされました。その後、江戸時代後期にシーボルトらによってオランダ医学が広められ、南蛮毛が薬用に使われるようになりました。

トウモロコシの黄色の色素はカロテノイドの一種で抗酸化作用があるゼアキサンチンです。脂質の酸化を防ぎ動脈硬化、糖尿病、がんの予防、改善に役立ちます。高温には弱いので、収穫後、生の保存は避けます。

美味しいトウモロコシを楽しんだ後、新鮮なひげの部分を捨てないで十分に乾燥させると自家製の南蛮毛ができます。

苦木（にがき）　苦味健胃薬

苦木は、低地の林や山野に自生するニガキ科ニガキ属の落葉高木です。樹高は10メートル以上にな

り、枝や葉など木全体に強い苦味があることがその名前の由来となりました。ヨーロッパでは、古くから民間療法で苦味健胃薬として利用されてきた薬用樹木です。

樹形や薬効が、同じく苦味健胃薬として使われるミカン科で漢方生薬の黄柏（生薬名・黄柏《おうばく》、きはだ）と大変よく似ています。江戸時代の医学者、本草学者で『養生訓』の著者として知られている貝原益軒による本草書『大和本草』（1709年）に苦木に関する記述があります。そこにも、「黄柏、秦皮（生薬名・しんぴ、モクセイ科のとねりこの樹皮）、苦木……この三物はよく似ているので見分けがつきにくい」と記されています。

4月から6月、初夏の時期に枝先の葉腋から長い花柄を出し集散花序をつくり、沢山の小さな黄緑色の花を総状に咲かせます。花柄は多数枝分かれして横に広い円錐形の花序をなします。夏に、採取した材から樹皮を剝ぎ取り内部の木部を天日で乾燥させたものを生薬名で「苦木（にがき、くぼく）」といいます。苦味健胃薬として『日本薬局方』に収載されている生薬です。

成分には、苦味質のカッシン、ニガキラクトン類、ニガキヘミアセタール、アルカロイドのニガキノン、メチルニガキノンが含まれています。この成分は、樹皮、葉、根皮にも同様に含まれています。主成分のカッシンには、利尿、唾液分泌促進、胆汁分泌作用があり、苦味健胃薬として消化不良、食欲不振、胃炎、胃腸炎、腹痛、細菌性下痢の治療、また、回虫、ぎょうちゅう駆除の虫下しとしても使われています。

漢方方剤には使われず、処方箋が要らないＯＴＣ（over the counter）薬の漢方胃腸薬として身近に使える家庭薬に配合されています。苦木に関する研究も進められており、さらなる研究成果が待たれます。

日々草（にちにちそう）可憐な花が抗悪性腫瘍薬に

梅雨が明け、夏らしくなる頃から晩秋までの長い期間、赤や白、ピンク、赤紫色の可憐な花を次々に咲かせる日々草は、マダガスカル島に自生するキョウチクトウ科の薬用植物です。日本へは江戸時代にもたらされました。

日々草には、ビンカと総称される多種類のアルカロイドが含まれ、その成分に血糖値を下げる効果があることが世界各地で知られており、古くから、血糖値降下薬として使われていました。医薬品化学分野では、この物質に着眼して、糖尿病の治療薬開発に向けて、研究を開始しました。

その中で、著しい血糖値降下作用を確認できましたが、毒性が非常に強いために、糖尿病治療薬としては適切ではないと判断されました。しかし、正常な細胞に対して激しく攻撃するその毒性の強さを他の効果として使うことができるのではないかとの見方も考慮され、新たな方向に視点が変えられました。

同じ細胞でも、がんという病巣に取り込まれてしまい、異細胞になってしまったものをたたくのに、十分な細胞毒性を発揮する可能性があるのではないかとの推測が得られました。その時点で、フォーカスを悪性腫瘍の治療薬実現にあてた試みが始まりました。

その結果、1958年に、インドールアルカロイドのビンブラスチン、1961年には、類似成分のビンクリスチンという物質が発見されました。これらには、細胞分裂を阻む強力な作用があり、がん化した細胞の増殖を抑える優れた抗腫瘍としての効果が認められました。

日々草が属するキョウチクトウ科の植物群には、有毒性の強い各種アルカロイドや心臓に大きく影響を及ぼす強心配糖体など激しい生物活性成分を含むものが数多くあります。この特性（毒性）に優れた薬効が秘められていることは、広く認識されており、また、実質的かつ有用な薬品に結び付いた実績もふまえています。

植物が持つ成分を創薬実現に向けて応用する時、医薬品としての資質と実用性を十分に見込み得る物質を植物中に探索します。植物が含有する成分で、治療効果の高い可能性が期待される主要な物質をシード物質または先導化合物といいます。その行程で、まず考えられるのがキョウチクトウ科の植物群です。

このように、自然から得られる貴重な医薬資源植物の探索や発掘がさまざまな方面で進められています。優しく美しい植物の多くにその可能性が秘められています。

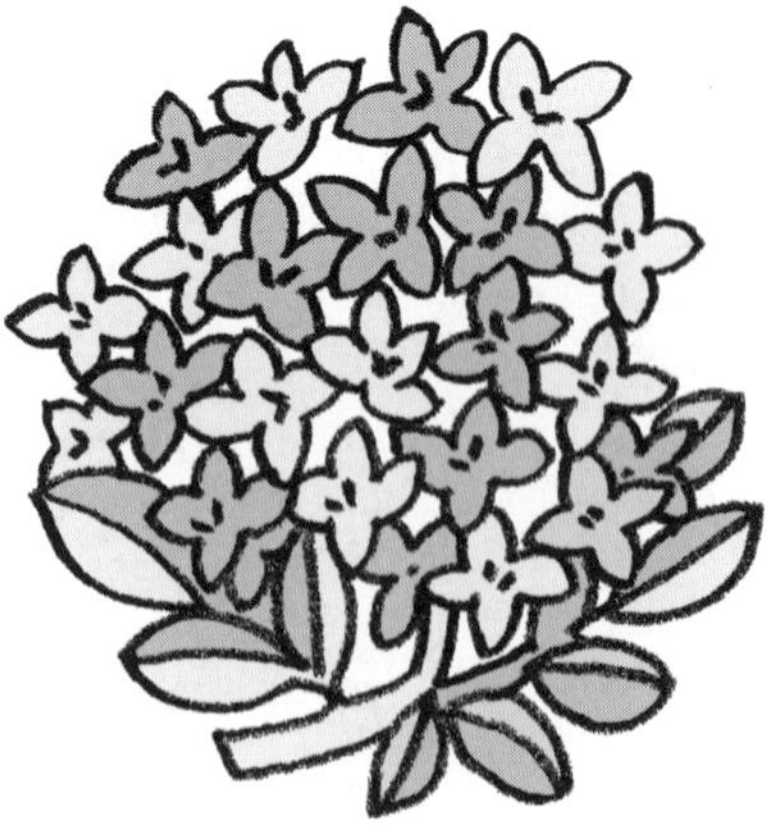

麦門冬（ばくもんどう）

天門冬と併せ、鎮咳の要薬「二冬」

麦門冬は、日本各地、何処にでも見かけることのできる蛇《じゃ》の髭《ひげ》を基原とします。竜の髭とも呼ばれ、日陰でもよく育ち、山野に自生するほか、樹木の下草や植え込み、花壇の縁取りなど庭に植えられていることが多い植物です。

クサスギカズラ科ジャノヒゲ属の常緑多年草で、草丈は10センチほどで低く、細い深緑色の葉が根際から多数叢生《そうせい》します。冬の間も枯れることなく緑色を保ち、刈り込む必要のない手のかからない品種で、園芸では広く地面を覆う地被（グランドカバー）植物としてよく使われます。

6月から8月頃、葉の間から葉よりも短い花茎を出し、淡緑色または白色の小花を咲かせます。開花後にできる種子は緑色をしたビー玉のようですが、成熟すると光沢のある美しい青紫色になります。

多数の根が四方に広がり、根の所々に栄養分や水分を蓄える紡錘状の肥大した塊の貯蔵根ができます。植物の休眠期になる晩秋から翌年の春にかけて、この塊根《かいこん》を採取し、乾燥させたものを生薬名で「麦門冬《ばくもんどう》」といいます。

成分として、グルコース、フルクトースなどの糖質、サポニン、粘液を含み、塊根の味は甘く粘りがあります。解熱、鎮咳、去痰、強壮薬として、肺炎、肺結核、百日咳、口渇、便秘治療薬に使われます。

漢方の薬効としては、養陰潤肺、益胃生津、清心除煩があります。呼吸器を潤し、胃部にある熱をさまして、乾咳、血痰、粘質の痰を取り除き、口の渇きや喉の痛みを緩和する働きや、腸管の乾燥からくる便秘や皮膚の乾燥を改善します。また、鎮静作用により神経症や精神不安を鎮め、不眠症を改善します。

滋養強壮、鎮咳、鎮静、利尿効果のある麦門冬は、滋養薬、鎮咳薬として「麦門冬湯」、「麦門冬飲子」、「補肺湯」、「清心蓮子飲」や〝二冬〟と称される天門冬と併せて使い鎮咳効果を高める処方の「清肺湯」、「滋陰降火湯」など数多くの方剤に配合されています。

夏に咲く花も秋につける美しい藍色の種子も、深い葉に覆われて観賞されることはあまりないかも知れません。照る日、曇る日にも深緑色の葉を豊かに茂らせ、踏まれても耐える蛇の髭、竜の髭は、『日本薬局方』に収載されている漢方の要薬、麦門冬をその根にしっかり育んでいます。

馬歯莧（ばしかん）

陰陽五行色を備える薬草

滑莧《すべりひゆ》は、白色の根を四方に張り、赤味をおびた茎を細かく分枝させながら、青々とした肉厚な葉を繁らせて地面を覆うように広がっていきます。繁殖力の強い雑草のような薬用植物です。夏に、黄色い小さな花を枝先に咲かせます。花は朝早く開き午前中に閉じてしまいます。花後に結実する果実は蓋果《がいか》で、秋になると熟し、蓋のような上部がはずれて中の黒色をした多数の小さな種子がこぼれ落ちます。

白色（根）、赤（茎）、青（葉）、黄（花）、黒（種子）……この一連の色彩が漢方医学理論の根幹となる「陰陽、五行論」に当てはまるものとされます。漢方では、滑莧を「五行草」といいます。漢方の理論は、広大な自然を観察する中から編み出された自然哲学に立脚します。この中国哲学の特徴は、森羅万象全てを陰陽の二元論でとらえ、それに添って分類していきます。

人間も自然の一部で、人体の形態、機能面が細かく陰陽に分けられます。陽は積極的、活発で、温、熱を意味し、陰は消極的、寒、冷を表します。形態面では体表部、上半身、背部、右半身は「陽」に属し、身体の中心部、下部、腹部、左半身は「陰」に属します。

内臓（五臓六腑）では、腑、すなわち中空の臓器（胃、胆、大腸、小腸、膀胱）は陽に属し、臓すなわち実質の詰まった臓器（肝、心、脾、肺、腎）は陰に属します。陰陽五行色体表では、青は筋、赤は血液、黄は筋肉、白は皮膚、黒は骨を指し示します。

開花期の夏に、滑莧の地上部を刈取り、天日で乾燥させたものを生薬名で「馬歯莧《ばしかん》」といいます。成分にはタンニン、サポニン、硝酸カリウム、硫酸カリウムを含みます。解熱、解毒、殺菌、利尿、排膿、消炎、抗菌、抗炎症作用があり、細菌性感染症、腎盂炎、尿道炎、膀胱炎、腸炎、下痢、浮腫、脚気の治療薬に使われます。抗アレルギー、コレステロール降下作用もあり、アトピー性皮膚炎、湿疹、帯状疱疹、糖尿病治療に内服、外用として用います。

近年、滑莧や同属のポーチュラカに、オメガ3脂肪酸が含まれることが確認され、新たな医学的効果が期待されています。

半夏（はんげ）

吐き気止めに有効

烏柄杓《からすびしゃく》は、田や畑のあぜ道、道端に自生するサトイモ科の多年草です。夏に緑色の花茎をだし、その先にサトイモ科特有の変わった形の花を咲かせます。花序は、サトイモの仲間によく見られる仏《ぶつ》炎苞《えんほう》と呼ばれる緑色または紫色の総苞で包まれ、柄杓の形をしています。仏縁苞とは、仏像の光背にある炎を形どったものに似ていることから名付けられました。尾瀬沼に群生する水芭蕉がその形をした花です。

夏の半ば頃に、烏柄杓の球茎を掘り出して髭根と外側のコルク層を取り除き水洗い後に天日または熱乾燥させたものを生薬名で「半夏《はんげ》」といいます。アミノ酸、デンプン、アルカロイドのコリン、シトステロールを含みます。

夏至の日から数えて、11日目で、現在では7月2日頃に半夏生《はんげしょう》という日があります。二十四節気をさらに5日ずつの3つに分けた七十二候《しちじゅうにこう》の雑節の一つです。この半夏生のあたりに「半夏」が成長することが生薬名の由来といわれます。

『日本薬局方』収載の生薬で、数多くの漢方方剤に配合される生薬です。しかし、えぐみが強く毒性もあるので、『神農本草経』や『名医別録』では、治療薬で長期の使用ができない下品に分類されています。

一般には、生薬「生姜《しょうきょう》（生姜の生の根茎）」と併用することにより、半夏の毒性を弱め薬効を高める使い方をします。鎮嘔・鎮吐剤として「小半夏加茯苓湯」、「半夏厚朴湯《はんげこうぼくとう》」があります。また、生姜を蒸して乾燥させた生薬「乾姜《かんきょう》」と組み合わせた「小青竜湯」は気管支炎、喘息、鼻炎、感冒の治療薬として、「半夏瀉心湯《はんげしゃしんとう》」は急性・慢性の胃腸炎、胃・十二指腸潰瘍に使われます。

半夏は、吐き気を止めるほか、抗ストレス、抗アレルギー、抗ウイルス、血圧降下、唾液分泌亢進、免疫向上、鎮静効果が確認されており、精神不安による不眠、神経性胃炎、イライラ改善にも効果が期待されています。

半辺蓮（はんぺんれん）　抗がん生薬

溝隠《みぞかくし》は、田の畦、溝（水路）などの湿った場所に生育するキキョウ科ミゾカクシ属の多年草です。草丈は20センチほどの小さな植物で、細い茎が地面を這い、土に接した節から根を下ろして繁殖し群落をなします。水田のほとりに生えて溝を覆うほどに広がり群生することから「溝隠」と名付けられました。また田の畦に筵を敷き詰めたように繁る様子から「畦筵《あぜむしろ》」とも呼ばれます。

水田の畦、水路の脇に繁茂し、四季折々に花を咲かせる「水田雑草」と呼ばれる植物です。繁殖力が強く、農作業の手間を煩わせるので敬遠される雑草ですが、いずれにも優れた薬効があります。水田雑草には、利尿薬の「沢瀉《おもだか》（生薬名・沢瀉《たくしゃ》）」、消腫薬の「溝隠《みぞかくし》」「半辺蓮《はんぺんれん》」、止血薬の「高三郎《たかさぶろう》」「墨旱蓮《ぼくかんれん》」、止血薬の「禊萩《みそはぎ》」「千屈菜《せんくつさい》」などの漢方生薬があります。

春、葉腋から短い花柄を出して薄紅紫色の花を咲かせます。花姿に特徴があり、観賞用品種も栽培されています。溝隠より大形のロベリア（紅花沢桔梗）は人気のある品種で、溝隠の含有成分「ロベリン」に因みます。

7月から8月頃に全草を採取して天日乾燥させたものを生薬名で「半辺蓮《はんぺんれん》」といいます。アルカロイドのロベリン、ロベラニン、ロベラニジンが含まれます。漢方では、利水、消腫、解毒効果があるとして、下痢、浮腫、肝炎による腹水、皮膚化膿症の治療薬に使います。ロベリンには、ニコチン類似作用があり、節煙、禁煙に効果があるといわれます。

近年、中国において肝硬変による腹水改善に対する半辺蓮の有効性が報告されました。これを受けて基礎および臨床でのさまざまな研究、応用が展開されています。他の生薬と組み合わせた喉頭がんなどの抗がん剤としての治療、予防の効果や半辺蓮を単独で用いて慢性腎炎、肝炎の有効性の手ごたえも得られました。今後の研究、臨床成果が注目されています。

百合（びゃくごう）　シーボルトと医療、経済に香り高く咲く百合の花

夏に咲く白百合《しらゆり》の清楚な美しさは、西欧では「マドンナ・リリー」といい、聖母マリアの花と呼ばれます。日本、中国に自生する百合は、その美しさが万葉集で、大伴家持らによって詠まれ、また、遠く紀元前2000年に栄え、見事な宮殿や世界で初めての大衆大浴場で有名なミノア（クレタ島）

文明の遺跡、宮殿の壁に百合の花が描かれていたという夢と歴史を纏った植物です。

学名を「リリウム・ヤポニカ（日本の百合）」という笹百合は日本の原生種です。6月から8月頃に咲く花は可愛らしいピンク色で、葉の形が笹に似ていることから笹百合と呼ばれ、食用種の鬼百合などと共にその鱗茎（球根・百合根）が薬用に使われます。秋から冬に掘り出した鱗茎を茹でて乾燥させたものを生薬「百合《びゃくごう》」といいます。

『神農本草経』には、精神安定、鎮咳の効果があると記述されています。百合が配合されている方剤に、鼻炎、蓄膿症を改善する「辛夷清肺湯《しんいせいはいとう》」や血痰がからむ激しい咳、気管支炎治療に使われる「百合固金湯《びゃくごうこきんとう》」があります。

薬膳や懐石料理の食材によく使われる百合根の主成分は、デンプン（炭水化物）で、ほくほくとした温かみのある食感です。利尿効果の高いカリウムの含有量が豊富で血圧や血糖値を安定させる働きがあり、糖質やコレステロールの吸収を抑える水溶性食物繊維のグルコマンナンや強い抗酸化作用で細胞の老化を防ぐサポニンが生活習慣病を予防します。

日本の野山に咲く百合を世界的な存在にしたのは、江戸時代後期に来日したドイツ人医学者で植物学者のフランツ・フォン・シーボルトです。「日本学の祖」と呼ばれ、医療を通して、人材育成に尽力して、高野長英ら著名な医師や学者を世に輩出し、また、日本開国に大きく貢献し、経済発展にも多大な影響をもたらしました。

日本植物への造詣が深いシーボルトは、大型で純白のてっぽう百合の球根をヨーロッパに持ち帰り、キリストの復活を象徴する花として、欧米の教会に広めました。今日では、チャーチ・リリー（マドンナ・リリー）と呼び、キリスト復活祭（イースター）に祭壇を飾る花として定着しています。

1859年、開港した横浜からいち早く、絹に次いで百合の球根が主要品目として輸出され、大きく外貨を獲得しました。シーボルト効果は、医学、学問、歴史、経済に至るまで豊かに花開いています。

ヒヨス　アトロピン硫酸塩注射液の原料

ヒヨスは、ヨーロッパ、シベリア、ヒマラヤ、中国に分布しているナス科の二年草です。日本には自生せず、薬用栽培として特別に指定された場所での栽培に限られています。ヨーロッパには広く自生する薬用植物で、草丈は1メートルほどになり全体が繊毛に覆われています。光沢のある大型の葉はビロード状で特異臭気があります。

初夏、5月から6月頃にクリーム色で内部が紫褐色をした短い鐘状の丸みのある星型花を咲かせます。植物体には猛毒が含まれ、植物に触れた手で目をこすると瞳孔が開いて異常な眩しさが起こり、回復するのに数時間かかるので、この植物に触れた場合は〝即〟手を十分に洗って毒素を流す必要があります。

夏に採取した葉、茎、種子を生薬名で「ヒヨス」または「ヒヨスヨウ」といいます。成分にはヒヨスチアミン、スコポラミン、アトロピン、アポアトロピン、スキミアニンを含みます。

学名をHyoscyamus（ヒヨスチアムス）といい、これから植物名、成分名がつけられました。ヒヨスは、古代エジプト時代の医薬学書『エーベルス・パピルス』（BC1552年）に収載されている生薬です。

また、古代ローマ時代（1世紀）のギリシア人医師で「薬学の開祖」と称されるディオスコリデスが編纂したギリシア本草『マテリア・メディカ』にヒヨスの名が記されています。そこには、ヒヨスについて「眠りや狂気を招く作用があり、新鮮な葉を外用薬として患部に塗れば痛みを和らげる」と、鎮静・鎮痛効果とともに、有毒植物としての有害作用についても記述されています。

副交感神経を麻痺させ平滑筋を弛緩させる作用があり、微量で、鎮痛・鎮痙・鎮静薬として、胃痙攣・胃痛・心臓病治療に使われます。毒性が強いので〝劇薬〟として扱われます。『日本薬局方』では、アトロピン硫酸塩注射液の原料生薬として収載されています。医療現場では、手術前に投与される薬剤として繁用されています。毒性の強い劇薬なので、漢方薬には使われません。

檳榔子（びんろうじ）

緑内障の点眼薬に

熱帯植物の檳榔樹《びんろうじゅ》は、マレー半島原産、ヤシ科の高木です。白色の幹は真っ直ぐに伸び根元から先端までほぼ同じ太さで、すっきりとした樹形は清々しく、灼熱の熱帯地域を美しい景観で彩ります。樹高は10～20メートルとなり、雌雄同株で緑色の箒のような葉の最下部についた葉腋または鞘から太い大型の花柄を出します。花序の先に黄色の雄花を咲かせ、根元のほうに雌花がつきます。四季のない常夏にできる果実は長さが6～8センチほどの楕円球形で、日本での秋頃に赤く熟します。中には、大きな種子が一つ入っており、これを乾燥させたものが生薬「檳榔子《びんろうじ》」で、果皮を生薬「大腹皮《だいふくひ》」といいます。

檳榔子の断面には褐色の入り組んだ大理石調のきれいな網目模様があります。これは、種皮が胚乳に深くもぐり込んだためにできた自然の文様です。成分には、タバコに含まれるニコチンと同様の興奮、刺激、食欲抑制作用をもつアルカロイドのアレコリンを含みます。

ほかに、アレカイン、色素成分のアレカレッド、多量のタンニン、駆虫作用のある脂肪酸、精油があります。収斂、解熱、駆虫、抗菌、健胃整腸、利尿作用があり、脚気、頭痛、腹痛、水腫、便秘、下痢、風邪の治療薬に使われます。

日本には奈良時代に舶来品としてもたらされたことが、日本書紀に記述されています。また、正倉院薬物の献物帳である『種々薬帳』に「檳榔子、七百枚」との記録が残されているそうです。

檳榔子は、更年期障害、のぼせ、めまい、月経困難、神経症、血の道症治療薬の「女神散」、むくみ、関節痛、胃腸炎治療薬の「九味檳榔湯」、肩こり、慢性胃炎、手、足の冷え改善薬の「延年半夏湯」などさまざまな方剤に配合されています。

また、檳榔子含有成分のアレコリンには、中枢興奮作用のほか、副交感神経興奮作用があり、瞳孔縮小、眼圧低下作用を有し、臭化水素塩として緑内障治療点眼薬に配合されています。

防已（ぼうい）

有効成分シノニンの鎮痛作用

つる性植物、大葛藤《おおつづらふじ》の茎、または根茎を乾燥させたものを、生薬名で「防已《ぼうい》」といいます。大葛藤は、日本の関東以西から四国、九州、南西諸島に自生するツヅラフジ科で、樹木依存の落葉植物です。温暖な地域の山地、林道の樹木につるを巻きつけて生育します。初夏、つるの先や葉腋から長い花柄を伸ばして円錐花穂をつくり、淡黄色の細い花を多数咲かせます。つる（茎）は堅く木質化しており、その断面は灰褐色で、褐色の細い筋が放射線状に入っているのが特徴です。

防已の主成分は、アルカロイドのシノメニンで、芥子《けし》に含まれている、劇的な鎮痛効果をもつモルヒネに類似した物質です。しかし、アヘンとして世界的に問題となったモルヒネのような麻薬的な作用はなく、有用で強い鎮痛作用だけをもつアルカロイドとして知られています。

この物質には、抗炎症、免疫抑制作用も確認されています。他に、ジシノメニン、イソシノメニン、シナクチン、ツヅラニンがあります。抗炎症、抗アレルギー、鎮痛、血圧降下作用があり、利尿、鎮痛薬として、体内に溜まった余分な水分の排出を促す働きが応用され、神経痛、リウマチ、関節炎、水腫の改善、治療に使われています。

防已が配合されている方剤に、「防已黄耆湯」があります。これは、色白で、疲れやすく汗かきの傾向にある人の肥満症（いわゆる水太り）や関節痛、浮腫、リウマチ、多汗症、自律神経失調症の治療薬です。他に、関節リウマチ、痛風、関節痛、神経痛に出される「疎経活血湯」などがあります。

漢方では、防已を、湿気や風にあたると悪化する痛風、関節痛、むくみを改善する薬「去風湿止痛薬」、そして体内の水分、体液の代謝不良によって起こる浮腫、関節水腫の治療に使う「利水消腫薬」として分類しています。

防已は日本と中国で基原植物が異なるため、中国産生薬は使われていません。日本では、オオツヅラフジ科の大葛藤の根と根茎を防已の〝正条品〟としており、国内の野生品が採取されています。しかし、資源の枯渇も懸念されます。

日本の野生種の保護だけでなく、国内栽培の必要性が急務となりました。今日の医療現場では、西洋薬とともに漢方薬の活躍も目覚ましいものです。国内での漢方薬基原植物が豊かに栽培されることが願われます。

蒲黄（ほおう）

日本の歴史に残る薬の始まり

蒲黄は、日本各地の池や沼地の浅い岸辺など水湿地に群生するガマ科の姫蒲《ひめがま》の花粉を集めたものです。日本在来種の多年草で、草丈は1メートル以上になり水辺に鬱蒼と茂ります。

葉は細い線型でその下部は莢状になり茎を包み込んでいます。豊富なデンプンを含み、食用にも使われる根茎は水中の泥を横に伸びて繁殖していきます。6月から8月頃、茎の先に円柱形の花序を出し30センチほどの花穂をつけます。

雄花序と雌花序が一本の花穂につき黄色の雄花が上部に密生して咲き5センチほどの間隔をあけて下方に、いわゆる蒲《がま》らしい褐色をした雌花が密生して咲きます。その花姿は串にさしたフランクフルトソーセージを思わせます。

上部の雄花が先に散ってしまうので黄色の雄花が開いている夏の間に採取します。この雄花を天日で乾燥させて花粉を取り出したものを、生薬で「蒲黄《ほおう》」といいます（雌花には効果、効能がありません）。イソラムネチン、アルファー・ティファステローム、ベーター・シトステロールやブドウ糖を含み、血管収縮作用があり、吐血、子宮出血、血尿などの出血を止める薬に使います。

また、乾燥させた茎や葉も生薬名を「香蒲《こうほ》」といい薬用に使います。『神農本草経』には、「心臓、消化器、泌尿器の熱による病を治し、出血を止め体に停滞する血液の巡りを良くして体に活力を与え元気に長生きさせる薬」として上品に分類しています。

日本には、蒲《がま》、姫蒲、小蒲の3種類があり、これらの花粉を総称して生薬「蒲黄」として使います。記録に残る日本の薬の歴史は、この植物で始まるといわれます。日本最古の歴史書『古事記』に伝わる「因幡の白兎」の話に登場する「蒲」は今日の姫蒲を指しているとされ、すでに当時から、その優れた止血作用と傷口の修復効果が知られていたものと思われます。

「古事記」に記された「薬の曙」はやがて子供たちに送る心優しい童謡に託されて津々浦々に広がっていきました。

樸樕（ぼくそく）

打撲傷の薬

橡《くぬぎ》は、樹高15～20メートルになるブナ科コナラ属の落葉高木で、里山の雑木林に多く自生する団栗《どんぐり》の木と呼ばれます。団栗を実らせるのは、コナラ属、シイ属、マテバシイ属です。縦に刻まれた割れ目がある暗灰褐色の太い幹には、表情があるようで不思議な樹木の世界が感じられます。幹から、樹液が滲みだして、カブトムシ、クワガタ、蝶、蜂が沢山集まってきます。

縄文時代の遺跡から橡の果実（どんぐり）が、土器と一緒に出土したことから、橡が古くから人々の生活のなかにあったことが分かります。今でも、暑い夏の太陽が照りつける中、虫取り網とカゴをかかえた子供たちが、元気にやってきます。

花は風媒花で、4月から5月頃に雄花が10センチほどの房状の花序をつくり、黄色の小さな花を咲かせ、赤みをおびた小さな雌花が葉脇につきます。雌花は受粉するとその後に果実を実らせ、秋には果実が熟して団栗となります。

夏に樹皮を採取して水洗い後、天日で乾燥させたものを生薬名で「樸樕《ぼくそく》」といいます。桜の樹皮を使った生薬「桜皮《おうひ》」とともに『日本薬局方』に収載されている生薬です。成分には、タンニン、フラボノイドのクエルチトリン、デンプン、脂肪油を含みます。駆瘀血、止瀉、解熱、鎮痛、鎮静、消炎、排膿作用や血の巡りを改善する働きがあります。下痢、痔、下血、外傷による出血、内出血を除きます。

樸樕が配合されているものに、江戸時代の外科医、華岡青洲が考案した「十味敗毒湯」と同時代の漢方医、香川修庵による「治打撲一方」があります。十味敗毒湯は、桜皮が使われているものと、樸樕が使われているものがあります。

江戸時代後期から明治時代に活躍した漢方医の浅田《あさだ》宗伯《そうはく》は、治打撲一方の配合生薬を桜皮から樸樕に変更して、骨が疼くような痛みの改善に効果を顕著にさせました。幕末に来日したフランス公使、レオン・ロッシュの重篤な腰痛を漢方療法で治療した功績でフランス、ヨーロッパ全域で有名になり、『漢方医列伝』にその名を残す名医です。

麻子仁（ましにん）

緩下剤

麻《あさ》はクワ科あるいはアサ科に属する一年草です。中央アジア原産で、日本には弥生時代にもたらされ、布の材料に使う繊維をとる植物として栽培されてきました。平安時代に深江輔仁《ふかえすけひと》が編纂した薬物辞典『本草和名』（918年）、源順による『和名類聚抄』（932年）や江戸時代に小野蘭山が著した『本草綱目啓蒙』（1803年）に麻の記述があります。

現在の日本では、麻（大麻）の個人的な栽培は違法となっており、栽培には、免許が必要です。成熟した雌株の花序と上部の葉に含まれる樹脂に、テトラヒドロカンナビノール（THC）という幻覚を起こす物質があることから、大麻またはマリファナと呼ばれる「麻薬」に指定されているからです。

秋に果実が成熟した頃に全株を刈り取り、天日で乾燥させた後に果実を集めて果皮を取り除き、中の種子（仁）だけを取り出したものを生薬名で「麻子仁《ましにん》」といいます。日本薬局方収載の生薬です。成分には、脂肪油、タンパク質、トリゴネリン、コリン、レシチン、ビタミンEを含みます。潤腸通便、滋陰補血作用があり、習慣性の慢性便秘解消に効果があります。

麻子仁が配合されている漢方処方に、「炙甘草湯《しゃかんぞうとう》」があります。これは、気管支喘息、動悸、不整脈、肺気腫、慢性気管支炎、狭心症の補助療法として処方されるものです。ほかに健胃整腸、緩下剤に「麻子仁丸」や「潤腸湯」があります。利尿、鎮痛、鎮咳などの効果もあり、風邪の症状緩和や衰えた大腸や胃、脾臓の働きを活性化して消化機能や呼吸器系機能を回復させる働きもあります。ただし、多量の摂取は、下痢、嘔吐などの症状を引き起こすので注意が必要です。

茎から取れる丈夫な繊維は、環境保護の観点から再認識されています。神事にも用いられる麻は、古くから薬用に使われてきました。今日では、花や葉から抽出した成分から難治性疾患の治療薬を開発する研究が進められています。今後のさらなる研究発展が期待されています。

無花果（むかか）

多種類の消化酵素を含む

いちじくは、春から夏にかけて、大きな葉の腋に卵形をした緑色の実をつけるクワ科の落葉高木です。隠頭花序をなし、肥大した花軸の中に花が咲くので、花は外から見えません。花が咲かないのに実がなるように見えるので「無花果《むかか》」と呼ばれます。原産地のメソポタミア地方では、6000年以上前から栽培されており、小麦よりも古く、人類最古の栽培食物といわれています。

ふっくらと柔らかな果実の中に詰まっている無数の小果《しょうか》といわれる小花とそれを包んでいる花托が食用部分です。果実の切り口や枝、茎を傷つけると出てくる白い乳汁には、タンパク質を分解する酵素フィシンが含まれています。他に、脂肪分解酵素のリパーゼ、デンプン分解酵素のアミラーゼ、発がん性過酸化脂質を分解するパーオキシダーゼなど多種類の有用な消化酵素があります。

いちじくの葉や果実は、薬用にもさまざまに使われてきました。天日で乾燥させたものを、生薬「無花果葉《むかかよう》」、「無花果《むかか》」といいます。無花果には、抗炎症、抗菌、鎮静、解毒作用があり、風邪による喉の痛みや声枯れ、吐血、鼻血止め、精神安定に効果があります。また、食物の消化を助け、胃腸の働きを活発にする酵素や食物繊維が多いので、健胃整腸薬、便秘緩和、緩下剤としても使われます。

いちじくは、乾燥させたものでも、生のものでも同様に優れた効能があり、身近にある美味しい「薬食同源」の生薬として、古今東西で古くから「不老長寿の果物」といわれてきました。古代エジプトの壁画に、いちじくの栽培の様子が残っているそうです。新約聖書のルカによる福音書には、実を結ばないいちじくの木を切り倒すことをせず、キリストが愛を注いで育て、ついには立派な実がなるようにしたというたとえ話があり、また、旧約聖書のアダムとイブの寓話など聖書の中には、いちじくが数多く登場します。

今も昔も変わることなく、人々の生活にそっと寄り添い、心や体の健康を育み守る大きな自然の恵みに心を向け、大切にしていきたいものです。

木香（もっこう）

気の巡りを改善する理気薬

漢方生薬「木香《もっこう》」は、キク科に属する木香の根を乾燥させたものです。標高2000メートル以上の山麓に自生する高山植物で、草丈が1メートルを超す大型の多年草、薬用植物です。5月から8月頃にかけて、暗紫色の薊《あざみ》に良く似た頭花を咲かせます。

原産地はインドで、日本へは飛鳥時代から奈良時代初期に薬用として中国からもたらされました。東大寺、正倉院の宝物として納められている薬物リストの中に、香附子《こうぶし》、白檀《びゃくだん》、丁子《ちょうじ》、カルダモンと共に香草類に分類された木香が含まれています。

薬用となる根を晩秋の霜が降りる前に掘り上げ、髭根を除いて水洗いした後陰干しで乾燥させたものを使います。黄色を帯びた太い根は強い香りがあり豊富な芳香精油成分を含みます。精油成分として、サウスレアラクトン、アラクトン、コスタスラクトンなど多数のセスキテルペン類の化合物が発見され次々と構造式が決定されて、天然物化学の脚光を集めた生薬です。また、アルカロイドのサウスリンを含みます。

精油成分は、中枢神経に対して抑制的に働く作用があり、サウスリンには平滑筋弛緩作用があります。他に、芳香性健胃、抗炎症、抗消化性潰瘍、抗コレステロール、止血、鎮痛作用があり、健胃薬として嘔吐、下痢、腹痛など消化器系疾患に使います。気の巡りをスムーズにする、理気薬、行気薬として知られた生薬で、気が停滞することにより起こる肩こり、高血圧、神経性胃炎、腸炎、婦人科領域の各種疾患の改善に効果があります。

木香は、脾臓、胃の機能が衰えているのを改善し活性化させる効果があり、「帰脾湯《きひとう》」「加味《かみ》帰脾湯」など胃腸虚弱の症状治療薬があります。また、更年期症、自律神経失調症、のぼせ、めまい、月経不順など婦人薬の「女神散《にょしんさん》」「牛膝散」や、発熱、頭痛、咳、痰を伴う風邪薬の「参蘇飲《さんそいん》」などがあります。

体に活力を吹き込んで元気にする働きとともに、心を落ち着かせるその香りが女性ホルモンに働きかけ、さまざまな不調を改善すると考えられています。

没食子（もっしょくし）　タンニン酸の原料

「没食子」はアラビア半島、トルコ、中東地域に自生するブナ科の落葉高木にできる虫癭《ちゅうえい》です。虫癭とは、虫瘤《むしこぶ》のことです。昆虫やダニが樹木に寄生して産卵する時に針を刺すことによりできる瘤状のもので、形は球状または耳朶状の空洞でその中に昆虫、ダニが入り込みます。

春先に、タマ蜂の一種でインクフシ蜂という「没食子蜂」がブナ科の樹木に寄生して、新芽や若枝の付け根、葉上に卵を産み付けます。産卵の時に差し込む針や孵化した幼虫が分泌する物質によって植物組織が刺激されて異常成長することでできる虫癭を薬用に利用します。

8月から9月頃、多数に増えた幼虫が成虫となって飛び出す前に虫癭を切り取って、熱湯に浸し殺虫した後に乾燥させたものを生薬名で「没食子《もっしょくし》」といいます。含有成分の約70％以上を占めるのがタンニンで、これを抽出したものをタンニン酸（没食子酸）といい、インク、革なめし、染料の原料に利用します。

タンニンとは、緑茶、紅茶、コーヒーに含まれる渋味成分で強い収斂効果を示すフラボノイド系ポリフェノールの総称です。野菜、果物に含まれる生理活性機能成分で、体の機能を向上させる働きがあります。タンニン酸として市販されている没食子酸は、『日本薬局方』では「通例、五倍子《ごばいし》、または没食子から得られたタンニンである。」と規定されています。

五倍子とは没食子に類似したもので、ウルシ科ヌルデ属の落葉高木、白膠木《ぬるで》の若葉に、白膠木白《ぬるでしろ》油虫《あぶらむし》が寄生して産卵することによりできる虫癭を乾燥させたものです。没食子と同様に多量のタンニンを含み、煎じたものが、かぶれ、とびひなどの皮膚疾患の外用薬に利用され、扁桃腺、口内炎の炎症にうがい薬として使われています。

虫癭には、クリタマ蜂が寄生して産卵し、そのために樹木が病気に罹り枯れるなどの害を及ぼすものや、没食子、五倍子のように有益なものもあります。そこには、それを見分けた先人の鋭い眼力があります。

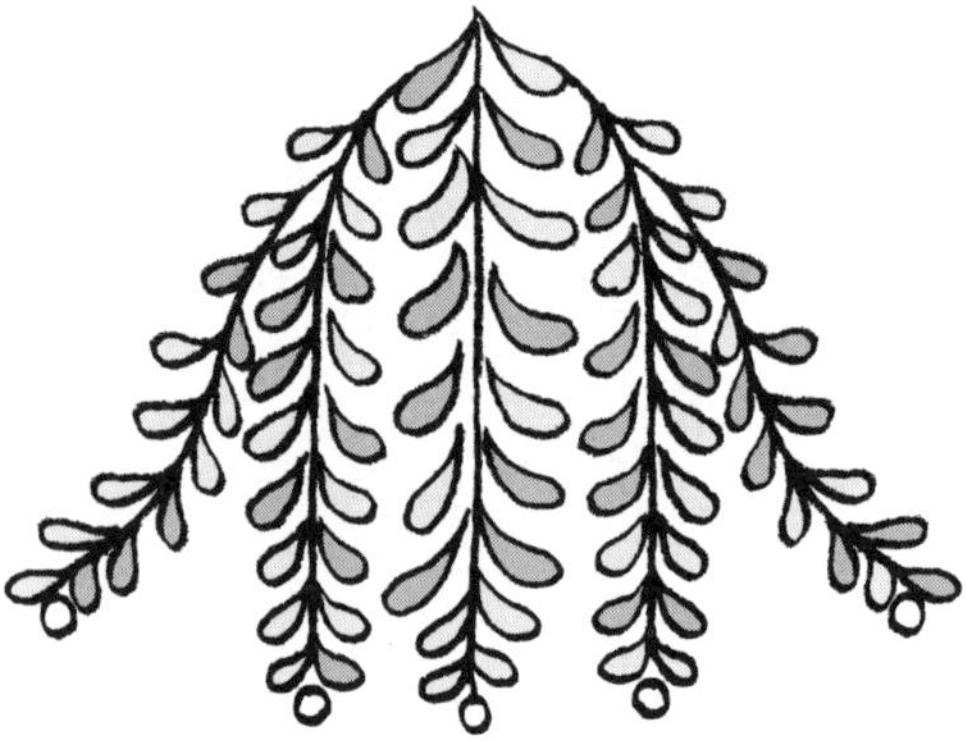

楊梅皮（ようばいひ）

腎臓病のむくみ改善

山桃《やまもも》は、四国、九州などの温暖な地域の沿岸部にある山地に多く自生しています。樹高が10～20メートルにもなる常緑高木で、枝を大きく張り、整った樹形が美しいことと、大気汚染に比較的強いことから、庭木、防風樹、街路樹として植えられています。

3月から4月、早春に葉腋から細長い花序を出して黄褐色の小さな花を数珠のように連なって咲かせます。花が咲き終わると結実する球形の果実は、夏に暗赤色に熟します。果実の表面には艶やかな赤い粒々があり、綺麗なビーズ細工を思わせます。

果実は甘酸っぱく、かすかに松脂《まつやに》のような匂いがします。野生の他に、大粒で酸味の強い栽培品種も出ています。果実は傷みが速いので、摘み取ったらすぐに、ジャム、咳止め、食中毒の解毒や疲労回復に役立つ果実酒に加工します。成分にリンゴ酸、クエン酸、シュウ酸、アントシアニンが含まれる果実は生薬名で「楊梅《ようばい》」といいます。体を温め、胃腸の機能を整える働きや収斂作用があり、去痰、鎮吐、止瀉薬として下痢止め、吐き気止めに使われます。

7月から8月頃に、成木になった灰白色の樹皮を剥ぎ取り、風通しの良いところで天日乾燥させたものを「楊梅皮《ようばいひ》」といいます。日本薬局方外生薬規定に収載されており、漢方製剤に配合されています。成分には、ミリシトリン、ミリセチン、タンニンが含まれ、利尿、去痰、収斂、止瀉、解毒、健胃整腸、消炎、血管収縮作用があります。

楊梅皮が配合されているものに「楊柏散《ようはくさん》」があります。楊梅皮に、解熱、利尿、消炎効果のある漢方生薬の黄柏、犬山椒が組み合わされ、打撲、捻挫、むくみ、筋肉痛、腰痛改善に使われます。含有成分のミリシトリンには高い利尿作用があり、煎じたものを、腎臓病のむくみ、高血圧症の予防に用います。

山桃には、強い生命力があり、低山の乾燥した尾根など生育条件が劣った土地に森林を構成する樹木として重用されています。

ラウオルフィア根

降圧薬レセルピン

印度蛇木《いんどじゃぼく》は、インド、タイ、マレー半島など熱帯地域の森林地帯、ジャングルに自生するキョウチクトウ科ラウオルフィア属の常緑低木です。温帯地域の日本では生育できないので、研究用のものが、熱帯植物用の高温多湿に調節された温室で栽培されています。高さは1メートルほどで、葉腋に短い花柄をだしてその先に淡紅色の小さな花を多数咲かせます。生育環境が保たれていれば、花は通年開きます。

葉は披針形で、表面は緑色で光沢があり、裏面は白味をおびて3～5枚ずつ輪生します。花後にできる果実は黒色で、鮮やかな赤色の果柄との美しいコントラストを見せます。植えられて3～4年経った頃が最も成分含有量が高いといわれ、四年生の樹木の根茎、および根を掘り出して、水洗い後天日で乾燥させたものを生薬名で「ラウオルフィア根」といいます。

根には、アルカロイドの一種で、血圧降下、鎮静作用のある「レセルピン」や抗不整脈作用をもつ物質「アジマリン」などの有効成分が含まれています。これらは、医薬品製剤の有力な原料として利用されています。

『日本薬局方』には、降圧薬（高血圧の治療薬）と規定された、「レセルピン錠剤」レセルピン散が収載されています。レセルピンは、血管を収縮させる交感神経の作用を弛緩させ、血管を拡張して血流を促進することで血圧降下に働き高血圧症を改善します。また、脳の神経を鎮める鎮静効果も高く、精神安定剤としても使われています。

高血圧症治療のほかに、統合失調症治療にも適用され、1954年に精神科の治療薬として実用化されることになりました。抗うつ薬としての有効性が認められ、精神科病棟の扉を開いたといわれます。

また、皮膚科の領域ではこの薬の強力な作用を活かして、抗ヒスタミン薬やステロイド剤でも改善できない重篤な皮膚疾患、蕁麻疹治療に、レセルピンを組み合わせることで良好な効果が得られたことが報告されています。

印度蛇木は、1952年、スイス人植物学者のシュリットラーらによって発見され、世界に広く紹介された薬用植物です。

凌霄花（りょうしょうか）

通経薬

「紫葳」と書いて「のうぜんかずら」と読みます。中国原産のノウゼンカズラ科ノウゼンカズラ属の蔓性落葉樹で、日本には古い時代にもたらされ、平安時代には薬用樹木として栽培されていました。蔓は、気根《きこん》（地上茎から出る根。呼吸や水分の吸排出の働きを担う器官。）を出して、周辺にある樹木や壁、フェンスなどに付着しながら上へと蔓を伸ばしていきます。

夏から秋にかけて、茎の先に房状の花序をつけ赤味をおびた鮮やかな橙色をした漏斗状の大きな花を咲かせます。花の形がラッパに似ていることと、原産地が中国であることを合わせて、英名ではChinese trumpet flowerといいます。この花が咲いている時期に、花を採取して乾燥させたものを生薬名で「凌霄花《りょうしょうか》」といいます。煎じたものに利尿、消炎、鎮痛作用があり、利尿、月経困難改善薬として使います。

また、茎、葉、樹皮にも、鎮痛、消炎、鎮静効果があり、薬用に使われます。痒みのある湿疹、蕁麻疹や疼痛を伴う関節炎、リウマチ、痛風の症状緩和に煎じたものを服用すると改善効果があるといわれます。

学名をCampsis grand floraといいます。カンプシスはギリシア語で〝湾曲〟を意味します。大きな花を咲かせる蔓性植物ということです。夏の暑い盛りに新しい枝に房となり目にも鮮やかな花を次々に咲かせます。

生命力にみち樹勢が強く寿命が長い花木です。春から夏に、地下茎を伸ばし周囲に「孫生え《ひこばえ》」を芽生えさせて繁殖していきます。孫生えとは、樹木の切り株や根元から生えてくる生命力の強い若芽のことで、太い幹に対して子孫、孫に例えた呼び名です。

生薬名の凌霄花は、天をも凌駕する勢いがあるという意味が含まれた壮大な名前です。凌霄花の研究がさらに深まり、広く活用される可能性が秘められています。

鹿蹄草（ろくていそう）

膝のむくみ改善

鹿蹄草は、山林内部の日陰で湿った樹木の根元に自生する常緑多年草の一薬草《いちやくそう》の全草を乾燥させたものです。地下の浅い所にストロン（匍匐茎《ほふくけい》）を伸ばして繁殖していき、群生します。

一薬草は、根に共生している菌類が落ち葉や虫の死骸を分解してその栄養分を根から吸い上げている半腐生植物です。円形または幅広い楕円形をした分厚い艶やかな葉が根際から3〜5枚ほど集まって出てきます。葉の表面は深い緑色ですが葉脈の部分が淡緑色となり模様のようになります。

6月から7月頃に葉の間から20センチほどの花茎をすっと伸ばしてその先に総状花序（柄のある花が花茎に均等に咲く）をなし、淡いピンク色の、梅に似た花を下向きに咲かせます。花色が薄紅色をしているので、「紅花一薬草」という別名もあります。この花が咲いている時期に全草を刈り取り、日陰で乾燥させたものを生薬名で「鹿蹄草《ろくていそう》」といいます。鹿が踏み荒らしてしまいそうな林のなかにひっそりと咲いていることから、生薬名がつけられました。

薬用部位には主として葉が使われます。有効成分に利尿効果をもつケルセチンやウルソール酸があり、他にアルブチン、ピロランチン、システロール、オレアノール酸が含まれ、薬効として、強心、降圧、抗菌などの作用が知られています。降圧は血管を拡張させることで血圧を効果させる働きで、その作用物質は葉に一番多く含まれていると考えられています。

効果、効能として、強壮、強心、解毒、消炎、鎮痛、鎮静、止血作用があり、リウマチ、脚気、関節炎、膀胱炎の症状改善に使われます。白朮《びゃくじゅつ》（おけらの根茎）や沢瀉《たくしゃ》（さじおもだか草の塊根）を組み合わせて配合することもあります。

学名をPyrola japonica（日本の梨）といいます。一薬草の葉が梨の葉に似ていることから命名されたといわれます。一薬草花は「松、竹、梅」とめでたさを象徴する生薬である「梅」に似て、葉は「百果の宋」と称される生薬の「梨」に似ている一薬草は、深い林の中で、夏になると静かに美しい葉を広げ、花を咲かせます。

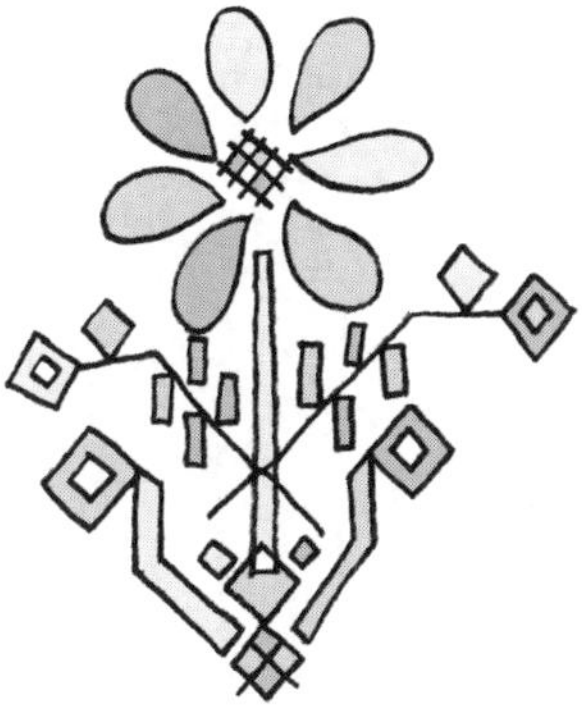

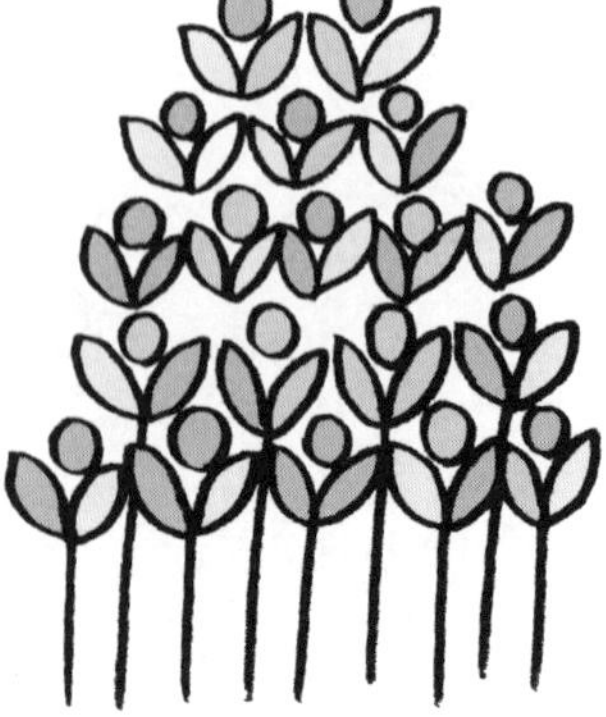

秋

一枝黄花（いっしこうか）

抗菌作用

麒麟草《きりんそう》（黄輪草）は、日当たりの良い山裾や草地、広く開けた野原に自生するキク科キリンソウ属の多年草です。草丈は30～60センチほどで、花がベンケイソウ科の麒麟草に似ていて、秋に咲くので「秋の麒麟草」と呼ばれます。

10月頃、細長い茎の先に筒状花と舌状花からなる鮮やかな黄色の小さな花を穂状に多数咲かせます。花が咲き終わると、種子のついた冠毛が花のように開き、秋風に乗ってふわふわと飛んでいき、分布を広げます。類似種に、秋の麒麟草に比べて花が大きな「深山《みやま》秋の麒麟草」があります。本州の亜高山、高山地帯に自生する本草で、生薬名、薬効も変わらず同様の生薬として使われています。

秋の開花期に全草を刈り取り、天日で乾燥させたものを生薬名で「一枝黄花《いっしこうか》」といいます。健胃、利尿、消炎、解毒、鎮静、鎮痛効果があり、健胃、利尿薬として、消化機能の回復、促進に効果があります。

成分には、サポニンやケルシトリン、フラボノイド、タンニンが含まれ、また、精油中にはアセチレン系化合物のマトリカリア・エステルが含まれています。全草の抽出液には強い抗菌作用がありま す。腎臓、泌尿器系の感染、腎臓や尿路、胆嚢結石の溶解、血液浄化、排膿作用、カタル性呼吸器疾患の改善効果があります。煎じ液は、下痢止め、風邪に伴う頭痛、咽の腫れや痛み、腫れ物、腎臓病のむくみ、ネフローゼ、膀胱炎、尿道炎、浮腫、水腫、腎臓炎、排尿困難の症状改善薬に用いられます。

花色が、輝くような明るい黄色をしているので、「秋の黄金菊《こがねぎく》」と呼ばれます。また、優しい花姿で、爽やかな秋風にふんわりと揺れる様子から「泡立草《あわだちそう》」という別名もあります。

茵蔯蒿（いんちんこう）　肝炎、胆のう炎の要薬

茵蔯蒿の基原植物、河原蓬《かわらよもぎ》は本州以南の河川敷や海岸沿いの砂地に自生するキク科ヨモギ属の多年草です。草丈は1メートルほどで、茎の下部が木質化し低木状になるので亜低木に分類されることもあります。

葉の付き方に特徴があり、冬から春にかけてビロード状の細かい白毛が密に生えた葉が根元にびっしりとつきます。この葉は花の時期になると枯れてしまい、代わって春から秋にかけては、細かく裂けたコスモスの葉に似た葉が茎から伸びて繁茂して、夏と冬では別種と思われるほど葉形が変わります。

晩夏から秋にかけて、茎の上部が枝分かれして大きな円錐形の花序となり、黄色の小花を多数咲かせます。この花期に全草を刈り取って乾燥させ、花穂（かすい）だけを集めたものを生薬名で「茵蔯《いんちん》蒿《こう》」といいます。

有効成分に精油成分のカピレン、ベータ－ピネン、ジメチルエスクレチンを含みます。このジメチルエスクレチンには胆汁分泌および排泄を促進させる作用があり、消炎性の利胆薬（胆嚢《のう》、肝臓の機能を活性させる薬）や体内に停滞している毒素を排出させる利尿剤として蕁麻疹や黄疸の治療に使います。

『神農本草経』では上品に分類され、「一般に久しく服用しても副作用が少なく、黄疸を治す強壮薬」と記されています。茵蔯蒿は、古来より黄疸の治療薬として用いられており、『日本薬局方』にも収載されています。

血管拡張、脂質代謝改善、血圧降下、肝障害改善、抗菌、抗ウイルス、抗炎症、解熱、利胆作用などさまざまな効果があります。漢方方剤の「茵蔯蒿湯《いんちんこうとう》」の主薬で、黄疸治療には必ず使われる要薬とされます。これには、茵蔯蒿5、山梔子3、大黄2という割合で配合され、発熱があり尿量が少なく便秘を伴う急性肝炎、胆嚢炎、胆石症のある黄疸、皮膚のかゆみ、消炎治療薬に処方されますが、黄疸がでていない場合にも使われます。

茵蔯蒿には「蔯（古い）株が、茵（もと）になって蒿（蓬）になる」という意味があるそうです。

今日、豊かに繁り、健康を守る有益な薬として花を咲かせる蓬（子孫）は、その生命の源として古い株（先祖）がしっかりと根をはっていたことの実りであるという深い味わいのある名称の由来です。

茴香（ういきょう）西洋渡来の薬草フェンネル

漢方生薬として使われる茴香は南ヨーロッパから西アジアの地中海沿岸地域に自生するセリ科ウイキョウ属の多年草です。ヨーロッパからシルクロードを通って中国に伝えられた茴香は、さらに中国を経て平安時代初期の頃に薬用として日本にもたらされました。

高さが2メートルに達する大型の薬用植物です。5月から6月にかけて、細かく枝分かれした枝先に、芹の花に似た小さな黄色の花を多数咲かせます。植物全体に芳香があり、甘い香りと苦みのある若葉や茎はサラダに使われ、小さな種子は香辛料（フェンネルというハーブです。）に利用します。

漢方生薬「茴香」にはその種子が使われます。成分の大半が精油で、その半分以上を占めるのが有効成分のアネトールで、他にフェンコン、ピネン、カンフェン、メチルシャビコールといった数多くのテルペン化合物が含まれます。薬能は、理気止痛、温腎暖肝で、腎臓や肝臓などの内臓を温めて、胃、腸の機能を活性化させ体に活力を与え、また、痰を切り、咳を鎮め、体にある各種疼痛を緩和します。

茴香には、甘茴香（スイートフェンネル）、苦茴香（ビターフェンネル）、イタリアフェンネルがあり、『日本薬局方』では、苦茴香を医薬品として指定しています。また、香辛料に使われる八角（スターアニス）の生薬名が「大茴香《だいういきょう》」であることから、本種を「小茴香」と呼ぶことがあります。

茴香が配合されているものには、胃痛、胃酸過多、食欲不振、胃アトニー治療薬の「安中散」と胃腸の冷えが原因で起こるシャックリを止める「丁香柿蔕湯《じんこうしていとう》」の二方剤があります。

茴香には芳香性健胃、鎮咳、去痰、鎮痛、鎮静、利尿、抗炎症、など数多くの薬効があり、「フェンネルを見て、摘まないのは馬鹿者」という昔からの諺があります。その数々の働きの中に、「空腹感の緩和」という効果があります。

ストレスから食べ過ぎて肥満になることがあり、肥満が現代病の一つとして考えられる昨今にとって、この作用は心と体の健康、体型維持のダイエットに役立つ大切な働きをします。

ウワウルシ　泌尿器系の殺菌効果

ウワウルシは生薬英名でBearberry leaf（熊の葡萄の葉）といいます。ウワウルシは、果物の苺やクランベリーなど、「科」を超えてベリー（berry）と総称される小果実類の一つです。ツツジ科に属し、同じ科のブルーベリーの近縁種です。〝漆《うるし》〟の名が付いていますが、植物学分類上では無関係です。ツツジ科の常緑低木で、高さは50センチほどの小型です。茎は匍匐しながら伸びていき、地面いっぱいに広がっていきます。ヨーロッパ原産で、日本には野生はしていますが、自生種はなく、栽培も困難な種です。

ヨーロッパでは、秋に赤く熟す果実がジャムなどの食用に利用されていましたが、19世紀になり、ウワウルシの葉に抗菌作用が発見されて以来、アメリカ、ヨーロッパで薬用に使われるようになり、日本にももたらされるようになりました。

春から夏にかけて、薄いピンク色の釣鐘形の小さな花を咲かせます。秋に、野生のウワウルシの葉を枝付きのまま採取して、天日で乾燥させたものを生薬「ウワウルシ」といいます。『日本薬局方』では、第一版から今日の第十六版まで継続して収載されている生薬です。

成分には、ウルソール酸、エラグ酸、タンニン、ケルセチン、アルブチン、メチルアルブチンを含みます。強い殺菌、抗菌作用があり、尿路殺菌剤に使われます。利尿効果もあり、排尿作用を促進することにより、尿路結石の溶解、排尿困難、残尿感、排尿痛を緩和、改善します。

近年、含有成分のアルブチンにメラニン色素生成抑制効果があることが認められたことから、ウワウルシが注目されています。収斂（ひきしめ）作用もあり、美肌、美白、たるみ、シミ、ソバカスの改善効果を目的としてウワウルシが配合された化粧品が数多く作られています。

腎盂炎、腎炎、尿道炎など女性が罹りがちな泌尿器系疾患症状の改善にも効果があります。肌の保護、むくみ解消など女性の悩みに力強く応えてくれる、役に立つ働きをもちます。

営実（えいじつ）　緩下剤

営実は野茨《のいばら》（野薔薇《のばら》）の果実を乾燥させたものです。棘が多い野薔薇で野茨と呼ばれ、川端、荒地、林縁に自生するバラ科のツル性落葉低木です。茎は多く枝分かれして長く伸びて蔓になって繁茂していきます。4月から5月、若葉の頃、枝先に円錐形の花序をつくり白色の香りのよい花を多数密集して咲かせます。病虫害に強く丈夫な野生の薔薇なので、栽培品種の観賞用薔薇の台木として使われます。

果実が赤く熟す前の夏の終わりから秋にかけて、少し青みがかった未成熟果実を採取して乾燥させたものを生薬名で「営実《えいじつ》」といいます。成分にフラボノイド配糖体のムルチフロリン、ケルセチン、ケンフェロールや主成分のムルチノシドを含みます。

『神農本草経（365種の生薬を収載）』では上品に分類され、また『神農本草経集注（730種の生薬を収載）』を編纂した陶弘景《とうこうけい》は、営実について、「薔薇の子で、白色の花を咲かせるものを良品とする」としています。『日本薬局方』には、「エイジツ末」として収載されています。利尿、瀉下作用があり、脚気、腎臓病、浮腫、緩下、便秘、できもの、にきび、腫れ物の改善に使われます。大黄、センナなどとともに、大腸に直接働きかけて腸の蠕動運動を活性化させて便通を促す効果があります。

伝統的な処方には使われず、生薬および漢方処方に基づく医療用医薬品に配合されており、「エイジツ末」または「エイジツ」の生薬名の入った薬品名もあります。便秘薬として家庭用に備えられる身近な漢方薬です。

薔薇は、種々に品種改良されて、花の色も姿もその種類も多く、その美しさは世界で愛されています。贈り物やパーティーを華やかに演出する薔薇は、花陰にある棘さえも神秘的な魅力とされ、まさに「花の女王」として花の世界に君臨しています。

野に咲く可憐な白色の薔薇は、素朴な優しさで薬用、観賞用の見事な薔薇の台木として活躍しています。

延命草（えんめいそう）

苦味健胃薬

生薬「延命草」は、シソ科の多年草、引起《ひきおこし》を乾燥させたものです。日本各地の山地や草原に自生し、草丈は人の背丈ほどになる大型の植物で、同属に黒花《くろばな》引起や亀葉《かめは》引起があり生薬として同様の働きがあります。

9月から10月頃、枝先や葉腋から花柄を伸ばして円錐形の花序をつくり小さな薄紫色の唇形花を多数咲かせます。この開花期に地上部を刈り取って茎や葉を刻み陰干しで乾燥させたものが生薬の「延《えん》命草《めいそう》」です。

『日本薬局方』には、「延命草粉末」が健胃薬として収載されています。学名をPlectranthus japonicus（日本の延命草）といい、苦味質のプレクトランチンは延命草の有効成分です。他に、抗潰瘍、抗菌作用のある、オリドニン、エンメイン、ラシオカウリンを含みます。

古くから、竜胆《りゅうたん》（りんどうの根）や千振《せんぶり》の代用にも使われる苦味健胃の民間薬として胃痛、腹痛、食当たりの治療に利用されてきました。胃痙攣には羊蹄《ようてい》（ぎしぎしの根）を加えて煎じたものが効くといわれます。

抗菌作用は、胃内部細菌のピロリ菌を除菌する効果があることが報告されています。また、胃腸粘膜保護、抗腫瘍作用もあり、胃腸カタル、胃酸過多、消化不良などの胃腸病関係や、食欲不振、膵臓の疼痛、尿路結石の疼痛にも効果があります。

生薬名「延命草」とその基原植物、引起《ひきおこし》の名称にまつわる話が伝えられています。その昔、弘法大師が山道を歩いていた時、腹痛で苦しみ倒れていた旅人を見つけて引き起こし、「引起」の葉の汁を絞って飲ませたところ、その人はたちまち元気になり、その草のお陰で命が長らえたということです。

また、戦時中（太平洋戦争）医薬品不足を憂慮した国が、全国の都道府県に薬用植物の調査を施行したところ、あるお寺で引起が数十年もの間、民間療法に使われているとの香川県からの報告を受け、１９４３年に引起は「延命草」の生薬名で『日本薬局方』に追加収載されました。

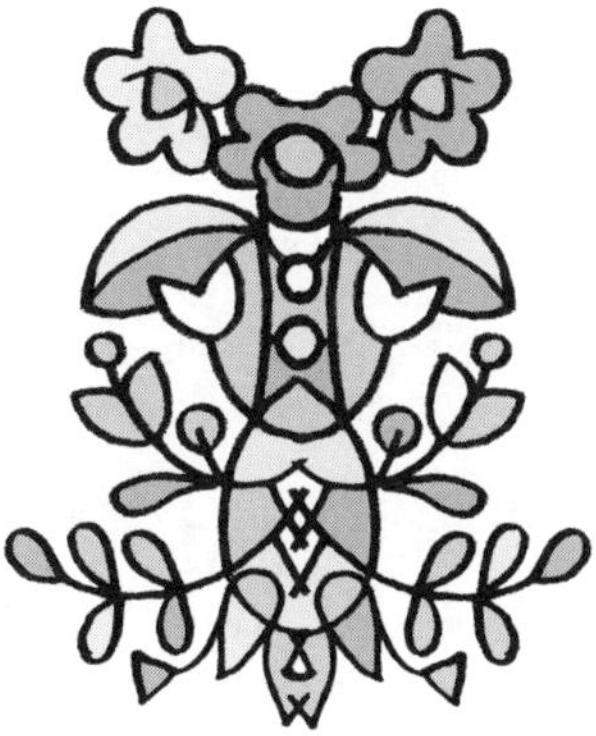

薤白（がいはく）

健胃整腸

大韮《おおにら》、里韮《さとにら》とも呼ばれる薤《らっきょう》は、ユリ科ネギ属の球根植物、多年草です。大蒜《にんにく》（生薬・大蒜《だいさん》）、韮《にら》、葱《ねぎ》（生薬・葱白《がいはく》）、玉葱の仲間で、「葷《くん》」と呼ばれる特有の香りをもち薬用に用いられる野菜類です。原産地は中国で、紀元前から食用、薬用に栽培されていたといわれます。日本へは平安時代頃に、大蒜とともに伝来して、健胃整腸の薬として使われ、江戸時代になってから、漬物にして食用に利用されるようになりました。

草丈は30～60センチほどになり、細長い線形の葉は中空で柔らかく秋から冬に青々と育ちます。9月から11月に40センチほどの茎を出し、その先端に赤紫色の花を散形に咲かせます。白色または紫色をおびた鱗茎が食用部分です。この鱗茎を、春または秋に掘り出して茹でるか蒸して乾燥させたものを生薬名で「薤白《がいはく》」といいます。胃腸を丈夫にして、気分を明るくさせ、胸痛を鎮め、痰を取り除く作用があり、漢方薬に配合されます。

成分には、グルコース、ガラクトースなどの糖質も多く、滋養強壮、疲労回復に効果があります。独特の匂いのもとは、ネギ類に含まれるイオウ化合物の一種「硫化アリル」です。有効成分の硫化アリルには、血液浄化、血流促進の働きがあり動脈硬化、血栓、糖尿病、心筋梗塞、脳梗塞、冷え性、便秘改善、予防、がん抑制に効果が期待されます。健胃、整腸、利尿、鎮咳、去痰、鎮痛、抗菌、殺菌作用や気分を明るくして、元気にする「通陽」「理気」の効能があります。

薤白が配合されている方剤に、胸の痛み、咳、喘息、消化不良改善薬の「栝楼薤白白酒湯《かろがいはくはくしゅとう》」、「栝楼薤白半夏湯《はんげとう》」、「枳実薤白桂枝湯《きじつがいはくけいしとう》」などがあります。

古くから薬用に使われてきた薤は、平安時代に編纂された書物『延喜式』（９２７年）の「典薬寮、元日御薬《がんじつおくすり》」の部に、生薬「薤白」として記述されています。

カレーに添えられた、甘酸っぱい薤。カレーには体を冷やす作用のある香辛料（生薬）が多く使われています。薤は体を温める生薬です。カレーは、このコンビネーションが絶妙に生かされた四季の料理です。

何首烏（かしゅう）

皮膚掻痒症に有効

何首烏はタデ科に属する蔓《つる》どくだみの塊根《かいこん》を乾燥させたものです。蔓どくだみは蔓性の多年草で、ハート形の葉がどくだみに似ていることからその名がつきました。中国原産で、日本へは享保年間、八代将軍徳川吉宗が薬用植物として取り入れたものです。当初は、各国の大名がその栽培に携わりましたが、繁殖力が旺盛で栽培敷地から飛び出して全国に分布するようになり、今日では、山野や道端、どこにでも自生し、見かけられるようになった帰化植物の一つです。

蔓状に伸びる細い茎は堅く数メートルにもなり、非常に多く枝分かれして根元が見えないほどに繁茂します。茎の先端や葉腋から円錐花序を出し、白色の小さな花を多数咲かせます。薬用部位の根茎は長く地中を横に伸びていき、薩摩芋のような固い大きな塊根を形成します。晩秋から冬、地上部が枯れる頃に肥大した塊根を掘り上げ輪切りにして水洗い後天日で乾燥させたものが、生薬の「何首《かしゅ》烏《う》」です。

主成分はアントラキノン類のクリソファノール、エモジンやレシチンです。アントラキノン類には、大黄（タデ科の植物、大黄の根茎）、アロエ（ススキノキ科、アロエの葉）、センナ（マメ科、センナの小葉）同様の緩下作用があり、便秘改善に穏やかな効果があります。

体に不足する水分を補給する「補陰《ほいん》」、血液を補う「補血《ほけつ》」、体に活力を補う「強壮」などの薬効作用があります。これらの効能を備えた何首烏が使われている方剤に「当帰飲子《とうきいんし》」があり、これは、当帰を主薬として、ほかに何首烏など10種類の生薬が配合されたものです。

比較的に体力が低下して、血行が悪く手足が冷たい冷え症による諸症状で分泌の少ない慢性蕁麻疹やかゆみ、アトピー性皮膚炎、その他の皮膚炎症の治療薬に使われます。年を重ねると体全体の潤いが少なくなり肌がかさつき乾燥性の皮膚疾患、老人性皮膚掻痒症や腸の乾燥によっておこる便秘に悩むことが多くなります。何首烏には、この症状を改善する効果が期待されます。

昔、中国で「何首《かしゅ》」という名前のご老人が、蔓どくだみの根を食べたところ、白髪が烏《からす》のような黒髪になり、かさかさだった肌はつやつやと若々しくなり子孫が栄えたという何首烏にまつわる話があります。生薬名「何首烏」の楽しい名称由来です。

甘草（かんぞう）　グリチルリチン酸の原料

甘草は、他の生薬と良く調和して薬の効果を高める働きがあり、漢方処方の大半、約70％に配合され広い範囲で重用されています。アジア、ヨーロッパに広く分布するマメ科カンゾウ属の多年草です。草丈は50～100センチほどで、全体に細毛が密生しています。6月から7月頃に葉腋から総状花序を出して薄紫色の小さな蝶形花を多数咲かせます。

根は暗褐色で地下1～2メートルにも伸びる太く長い主根からストロンを出して四方に広がります。秋の落葉時期に根および根茎を掘り出して、細根を取り除き天日で乾燥させたものを生薬名で「甘草《かんぞう》」といいます。

甘草には、外皮を付けた「皮付き甘草」、外皮を取り除いて乾燥させた「皮去り甘草」があります。

また、甘草を蜂蜜とともに炒りつけたものを生薬「炙甘草《しゃかんぞう》」といい、虚弱体質の食欲不振、腹痛、発熱、咳、風邪、下痢の治療に使います。

甘草、炙甘草は漢方処方に配合されるほか、去痰薬の「甘草湯」のように単味で用いることもあります。薬用以外にも食品、調味料、医療用医薬品に使われ、お菓子、醤油、味噌、漬物、にきびケア用の化粧品などさまざまな形で利用されています。

成分には、サポニンの甘味物質、グリチルリチンが含有成分の約60%を占め、ほかにアスパラギン、イソフラボン系のリコリンが含まれます。薬効としては、「急を和し、百毒を解す」とあります。急性気管支炎、喘息、痙攣、腹痛、胃痛、神経痛など急に起こった激しい痛み、症状を緩和し、食中毒や細菌性の腫れ物、炎症、インフルエンザなど広い範囲での解毒作用を示す効果が認められています。

『神農本草経』では、「他の薬物ともよく調和し、諸毒を解すあらゆる薬の中心である」との記述があり、古代エジプト、ギリシア、ローマでも薬用に使われ、洋の東西を問わず古くから評価の高い薬として用いられてきました。

抗アレルギー、抗ウイルス、抗ストレス、抗潰瘍、免疫力向上、副作用の軽減などの作用があり、穏やかな効果をもつ抗がん剤開発への期待が寄せられています。

桔梗根（ききょうこん）

化膿性、呼吸器疾患に有効

萩の花、尾花、葛花、撫子が花、女郎花、また藤袴、朝貌が花

万葉歌人、山上憶良が選んだ「秋の七草」に数えられた朝貌《あさがお》は、今日、日当たりのよい秋の野に咲く桔梗を指しています。

キキョウ科の多年草で、草丈は50〜100センチほどになり、夏から秋にかけて、茎頂に紫色の五裂した鐘形の合弁花を咲かせます。園芸植物栽培が盛んに行われていた江戸時代には、観賞用に多くの品種が作り出されました。

開花期の秋に、肥大した根を掘り採り、髭根を取り除いて、皮付きのまま乾燥させた「生干桔梗根《しょうぼし》」とコルク皮を取り除いた「晒桔梗根《さらし》」の二種類があり、いずれも生薬名で「桔梗根《ききょうこん》」といいます。『日本薬局方』収載の生薬です。『神農本草経』、『名医別録』には、治療薬の下品に分類されています。長期、連用、多量の服用は、吐き気、血圧低下などの副作用が出るので注意が必要です。

桔梗に含まれるサポニンは、植物に含まれる、苦味、渋味、えぐみで、ラテン語の「サポ（石鹸）」が語源です。石鹸のように泡立つ（発泡）性質があり、その泡状の物質が咽に張り付いた痰を浮かして取り除く効果があります。

桔梗根に含まれるサポニンの一種、プラチコジンにコレステロール低下作用が報告され、糖尿病予防、治療の効果が期待されています。また、腸内環境を整える水溶性食物繊維のイヌリンも含まれています。

桔梗根が配合されている方剤には、咽喉痛、扁桃腺治療に出される「杏蘇散《きょうそさん》」、「竹茹温胆湯《ちくじょうんたんとう》」があります。化膿性疾患に使われているものは多く、「排膿湯」、「十味敗毒湯」、「柴胡清肝湯」など主な排膿薬のほとんどに桔梗が配合されています。

桔梗の花は、漢字の木へんをはずすと、〝更に吉〟と読むことができ、佳いことを表すこととして武将たちに好まれ、家紋に使われました。明智光秀、柴田勝家、加藤清正など勇猛な武将が「桔梗紋」を家紋に用いていたということです。

菊花（きくか）　眼病改善

深まる秋に咲く菊は、11月の旬花とされます。旧暦の9月9日（陽暦の10月9日）は重陽の節句です。陽の数とされる〝九〟が月日に並ぶおめでたい日とされ、この時期に菊が咲き始めることから「菊の節句」ともいわれます。この日に、延命長寿を願い、酒盃に菊の花びらを浮かべて飲む「菊酒」や香りを楽しむ「菊茶」、花びらを詰め込んだ「安眠菊枕」、菊花を使った料理など、日本の菊文化が浸透しています。

日本へは、奈良、平安時代頃に「長寿の薬草」として中国からもたらされました。以来、静粛な花姿とその香りが好まれて、薬用、観賞用、さらに食用としても栽培され品種改良が進み、花色、花びらの数などさまざまな品種がつくられています。

キク科の多年草で、秋になると茎の先が枝分かれして、それぞれの先に頭状花を咲かせます。頭状花は周辺部の舌状花と中央にある黄色の筒状花が多数集まって、一つの花のようになります。秋に満開になった頭状花を摘み取り、日陰干しで乾燥させたものを生薬名で「菊花《きくか》」といいます。成分には、精油成分でテルペノイドのボルネオール、クリサンテノン、カンフェオール、フラボノイドのケルセチン、アデニン、ベタイン色素を含みます。

解熱、鎮痛、解毒、消炎、抗炎症、視力改善作用や頭痛、高血圧、イライラを改善する向精神作用があります。『日本薬局方』収載生薬で、『神農本草経』には、目の働き、視力向上、眼病改善効果がある「明目《めいもく》」の働きのある薬として上品に分類されています。

菊花が配合されている方剤に、頭痛、動脈硬化、神経痛、脳血管症改善の「釣藤散《ちょうとうさん》」や頭痛のあるインフルエンザや目の充血、口渇を伴う感冒に「菊花茶調散《きっかちゃちょうさん》」があります。また、肝臓、腎臓機能低下により起こる慢性肝炎や視神経の炎症によるめまい、かすみ目、眼精疲労の治療薬に「杞菊地黄丸」

があります。菊花には、肝臓、腎臓の機能を改善する効果があります。肝臓と目は密接に関わっています。目の健康状態は、肝臓の働きを健全に保つことにあります。

枳椇子（きぐし）　シーボルトと日本植物誌

玄圃梨《けんぽなし》は、クロウメモドキ科ケンポナシ属の落葉高木です。樹高20メートルにもなる巨木に成長し、夏、大きく枝を広げて涼しい木陰をつくる姿には泰然自若とした風貌があります。

玄圃梨は、ドイツ人医師、植物学者のシーボルトによる『日本植物誌』に収載されている薬用植物です。日本植物誌は、原著名を「フローラ・ヤポニカ」といい、日本で採集した植物を整理、編纂して、一つひとつの植物を美しい彩色画でまとめた植物の解説書です。日本の植物をヨーロッパに紹介したもので、その充実した内容は欧米で高く評価され称賛されました。

玄圃梨は、6月から7月、枝先や上部の葉腋に、集散花序をつくり、白色の小さな花を多数咲かせます。花後に結実する果実の下にある花柄（花序の枝）が膨らみ始め肉厚になります。秋になると、この果実と多肉になった花柄（果柄）が黒褐色に熟し甘くなります。

この果実が、長崎や佐賀県で「けんぽこなし」と呼ばれることから、シーボルトは、この植物名を

「計無保乃梨《けんぽのなし》」と命名しました。江戸時代後期の植物学者、小野蘭山による『本草綱目啓蒙』（1803年）には「計無保梨」との名で記されています。

秋に採取した種子および果実（果実に付いている肥大した果柄も含む）を天日で乾燥させたものを生薬名で「枳椇子《きぐし》」といいます。また、樹皮を「枳椇木皮《きぐぼくひ》」、葉を「枳椇葉《きぐよう》」、根を「枳椇根《きぐこん》」、抽出液を「枳椇木汁《きぐぼくじゅう》」といい、内服、外用に使います。

成分には、酵素のペルオキシダーゼ、トリペルペノイドのホベン酸、サポニン、硝酸カリウム、リンゴ酸を含みます。解熱、鎮痛、利尿、降圧、降血糖作用があり、高血圧、糖尿病、浮腫、二日酔いの予防、改善に使われます。

出島には、玄圃梨や藤、伊呂波紅葉など、シーボルトゆかりの植物が植えられています。2000年にオランダとの交流400年を記念して、ライデン大学植物園から譲り受けたもので「シーボルト里帰り植物」と呼ばれます。

枳殻（きこく）　芳香性健胃薬

唐橘《からたち》は、ミカン科カラタチ属の落葉低木です。中国原産で日本へは8世紀頃にもたらされました。

唐から伝来した橘《たちばな》ということで、唐橘《からたちばな》と呼ばれ、「枳殻」と書いて「からたち」とも読みます。

唐橘の花が咲いたよ。白い白い花が咲いたよ。
唐橘の棘は痛いよ。青い青い針の棘だよ。
唐橘は畑の垣根よ。いつもいつも通る道だよ。
唐橘も秋は実るよ。まろいまろい金の玉だよ。

北原白秋作詞、山田耕筰作曲の童謡です。春、葉が出るまえに白色の香りの良い花を咲かせ、花後の結ぶ緑色の果実は、秋になると明るい黄色に熟します。果肉は硬く、種子が多いので食用には適さないのですが、結実が早いことから、柑橘類の接木台に利用されます。

果実が黄色く熟す前（成熟直前）の未熟果実を丸ごと、または半横切りにして乾燥させたものを生薬名で「枳殻《きこく》」といい、別名で「緑衣枳殻《りょくいきこく》」とも呼ばれます。柑橘類を基原とする同類生薬に、温州蜜柑の皮を乾燥させた「陳皮《ちんぴ》」、橙の未熟果実を乾燥させた「枳実《きじつ》」があります。柑橘類に共通する香りの成分、テルペン系精油のリモネンが主成分です。ほかに、フラボノイド配糖体で苦味成分のヘスペリジン、ナリンギンを含みます。中枢抑制、腸管蠕動運動、胆汁分泌作用があり、利尿、健胃整腸、鎮咳、去痰、緩下作用があります。

枳実は、果実の直径が1～2センチほどの小型、枳殻は2～4センチとやや大きい果実でいずれも未熟果を用いているだけで、本質的には、同じ柑橘類から生製されたもので、成分、効能に大きな相違はありません。

近年、唐橘の果皮に含まれる「オーラプテン」という物質に、高い発がん抑制作用があることが報告されました。ほかに、抗炎症、脂質代謝改善効果、メタボリックシンドロームの症状緩和、改善効果もあり、高血糖、高血圧、高脂血症の予防、治療薬の開発に期待が寄せられています。唐橘に、このオーラプテンが高濃度で含まれています。

苦参（くじん）　ストレス性潰瘍抑制

生薬「苦参」の基原植物はクララといい、「アルプスの少女ハイジ」に登場する病弱で優しい少女、クララと同名です。人参の根に形が似ていて、同様の優れた薬効を持つ苦参には苦味があり、その苦味の強さは、頭がクラクラして眩暈を起こすほどであることから「眩草《くらみぐさ》」と呼ばれていました。それが、次第に転訛して「クララ」という可愛らしい名前になったというのがその由来だとされます。

クララは、本州、四国、九州の日当たりの良い山野、道端、川原に自生するマメ科クララ属の多年草です。草丈は1・5メートルほどになり、初夏、6月から7月頃に総状花序をつくり薄紅色や淡いクリーム色の蝶の形をした小さな花を多数咲かせます。花後に木豇豆《きささげ》（日本薬局方収載生薬）に似た細長い豆果を結びます。根は直根で、肥大し塊根《かいこん》を形成します。全草に強い有毒成分のアルカロイドを含み、有毒植物に指定されています。

地上部が枯れる晩秋に、塊根を掘り出し、天日で乾燥させたものを「苦参《くじん》」といいます。『日本薬局方』に収載されている生薬で、『神農本草経』では保健薬の中品に分類されています。解熱、鎮痛、消炎、鎮痒、止瀉、強壮、苦味健胃効果があり、下血、肺炎、慢性消化不良、口内炎、腸炎、細菌性の下痢、扁桃腺、頭痛、発熱、種々の皮膚疾患、疼痛緩和の治療薬に使われます。

苦参が使われている方剤には、あせも、皮膚のただれ、痒み治療薬の「苦参湯」、蕁麻疹、水虫、湿疹、かゆみ改善に使われる「消風散」、排尿困難など泌尿器系疾患薬の「当帰貝母苦参丸料」があります。

主成分のマトリン、オキシマトリンには、ストレス性潰瘍抑制、血管運動中枢抑制、抗真菌、抗白癬菌があります。アルカロイドのマトリンは、マメ科植物のクララ、ルピナス、エニシダに含まれているもので、毒性が強く取り扱いには厳重な注意が必要です。

瑠璃色の羽が美しい蝶として知られているオオルリシジミは、このとびきり苦いクララを好んで、花の蕾を食べて育ちます。クララは、その苦さにかかわらず、薬用、そして大瑠璃シジミの食草として活躍しています。

瞿麦子（くばくし）

抗炎症効果

陽が良くあたる広々とした川原や草地に自生する川原撫子《かわらなでしこ》はナデシコ科の多年草です。万葉の時代から秋の七草に数えられ、多くの歌に詠まれてきました、海岸沿いに自生するものもあり、草丈は30~50センチで全体は、柔らかな黄緑色をしています。一般に撫子といえば、在来種の川原撫子と本州中部以北の野生種、蝦夷撫子を指します。

ほかに、中国原産で葉の形が竹に似ていることから石竹《せきちく》と呼ばれる唐撫子もあり、区別するために在来種を大和撫子ということもあります。初夏から晩秋までの長い間、茎頂にピンク色の五弁花を咲かせるので、常夏《とこなつ》の名前があります。

学名をDianthus superbusといい、ギリシア語のDios（神聖な）+antus（花）、superbus（最高の）という意味があります。また、英名ではSuperb pink（最高のピンク色）という素晴らしい名前が付けられています。

撫子は、江戸時代に観賞用植物として盛んに栽培され、「古典園芸植物」の一つとして日本を代表する花となりました。１８６０年にヨーロッパに輸出され、今日では、「ピンク色の花」といえば大和撫子を指すほどに広く知られるようになりました。

この花が咲き終わり果実が実る晩秋に、地上部を刈り取って乾燥させ、果実の中に沢山入っている小さな黒い種子を取り出します。これを生薬「瞿麦子《くばくし》」といいます。成分には、アントラキノン類、フラボノイドを含み、利尿、消炎、血糖降下、鎮静、鎮痛、通経作用があります。

瞿麦子が配合されている処方に「栝楼瞿麦丸《かろくばくがん》」があります。これは、抗腫瘍作用のある栝楼《かろ》（からすうりの実）を瞿麦子に加えたもので、ストレス性胃潰瘍の症状緩和に使われます。他に、膀胱炎、血尿を伴う急性尿道炎の改善、治療薬の「瞿麦散」があります。

可憐な花に、幼子のような可愛らしさがあり、そっと頭を撫でたくなるような優しい思いを抱かせるので「撫子」と名づけられたといわれます。また、美しく優しげな風情が日本女性を表すとして「大和撫子」という美称があります。

鶏血藤（けいけっとう）　抗がん漢方薬

生薬の「鶏血藤」は、マメ科ナツフジ属で、和名を紫夏藤《むらさきなつふじ》という植物の蔓（茎）を薬用に使ったものです。紫夏藤は高さ2～4メートルほどになる蔓性常緑低木です。中国原産で、日本へは江戸時代に薬用植物として取り入れられ、生理不順、関節痛、四肢の麻痺、打撲疼痛の改善薬として民間療法に利用されていました。夏から秋、美しい藤に似た薄紫色の花を咲かせるので、薬用のほかに観賞用の園芸品種としても栽培されています。

秋になり花が咲き終わる頃、蔓（茎）を採取して、枝、葉を取り除いて天日で乾燥させたものを生薬名で「鶏血藤《けいけっとう》」といいます。また、鶏血藤を煎じ詰めて濃縮させ膠状《にかわ》にしたものを生薬「鶏血藤膠《けいけっとうきょう》」といいます。ともに造血作用があります。

鶏血藤の基原となる植物は、地域によりそれぞれに異なります。紫夏藤（昆明鶏血藤）、蜜花豆、白花油麻藤など複数の植物が素材に使われています。成分、効能に大きな違いはなく、これらには共通して、赤い色素（樹脂）が含まれており、どれをとってもその茎を切ると血を思わせるような赤い汁が出てきます。これが、生薬名の由来となっています。

成分には、ポリフェノールの一種で強い抗酸化、抗炎症作用のあるリグナンが豊富に含まれ、血中コレステロールの低下、抗アレルギー、アルコール分解促進、肝機能回復、向上、がん細胞の増殖抑制に効果があります。また、造血作用のある鉄分も含んでいます。

優れた造血作用や血液の循環をスムーズにする働き、鎮痛、抗がん作用に注目されて、近年では、がんの漢方治療に繁用されるようになっています。抗がん剤投与や放射線治療による、がん治療の副作用として白血球の減少、貧血、血小板の減少があります。この副作用を食い止め、改善する働きに鶏血藤が用いられ、大きな効果を上げていることが報告されています。

がん治療にむけた研究が漢方の世界で力強く進められています。

決明子（けつめいし）　視力改善効果

決明子はマメ科に属する夷草《えびすぐさ》および波布草《はぶそう》の種子を乾燥させたものです。アメリカ原産で広く熱帯アジアにまで伝わって行き、日本へは江戸時代に中国からもたらされました。現在では薬用植物として東北以南で栽培されています。また、日本各地の田のあぜや土手にも生育する一年草で、草丈は1・5メートルほどになり6月から8月頃、茎頂の葉腋から花柄を伸ばし蝶形の黄色い五弁花を数個咲かせます。

秋に鞘状の豆果をつけ、その豆果の中には30個ほどの種子が並んでいます。果実が熟し、葉が枯れて茶褐色の鞘だけが残る頃に全草を抜き取り天日で乾燥させ、鞘の中にある種を採取してさらに乾燥させます。この完熟種子が生薬の「決明子《けつめいし》」です。

成分には、アントラキノン誘導体のクリソファノール、エモジン、オブツシフォリン、およびナフタレン誘導体のトラクリソンが有効成分として含まれます。夷草の学名はCassia obtusifoliaといい、主要成分のオブツシフオリンから命名されました。

日本薬局方収載の生薬で、中国明代の李時珍による『本草綱目』には「清肝明目に働き、滑腸便通にも働く生薬」とされています。これは、五臓の肝熱を冷まし、目を明らかにして目にある充血を取り除き、腸にこもった熱を冷まして潤すことで便秘が改善されるという決明子の効能を記述したものです。

決明子には多岐にわたる薬効があり、便秘、胃腸病、黄疸、蕁麻疹、腎臓病、脚気、神経痛、膀胱炎、眼病などに効果があるといわれます。なかでも、漢方では「明」の字をもつ生薬「決明子や石決《せっけつ》明《めい》（あわびの殻）」には眼病に効果があるとされています。

決明子が配合されているものに、「洗肝明目湯《せんかんめいもくとう》」があります。これは「四物湯《しもつとう》」をベースに抗炎症作用のある決明子、菊花、山梔子（くちなし）を加えた処方で、眼球外部の治療に使われます。

長期に飲用すると眼病予防に効くといわれる「はぶ茶」は同属の波布草が原料の飲み物ですが、波布草の生産が少ないので、今は、効能が変わらず生産高が豊富な夷草が香ばしい「はぶ茶」となっています。

芡実（けんじつ）

滋養強壮

鬼蓮《おにばす》はスイレン科オニバス属の一年生水生植物です。浮水性の水草で沼地、池、湖に生育し、水面に浮かぶ円形の浮葉は大きくなると直径が3メートルにもなります。葉には、水中で種子から発芽する細長い鏃形をした「沈水葉」と、水面に浮かぶ円形で葉の全面の脈上に鋭い棘がありぽこぽことした突起が多数ある「浮葉」の二種類があります。

8月から9月頃に咲く花にも二種類があり、水中で開かないままに自家受粉する「閉鎖花」と水上に出て赤紫色の花を咲かせる「開放花」があります。大きな葉の下に芽吹いた蕾は、葉を突き破って開花します。

濃い紅紫色の花は、朝10時頃に開き、夕方には閉じてこれを3日ほど繰り返して後水中に沈み、果実を結びます。果実には鋭い棘で覆われた萼があり、果実が成熟すると、萼が鳥のくちばしのような形となるので「鶏頭《けいとう》」とも呼ばれます。秋に、成熟果実を採取して天日で乾燥させ、中にある種子の殻を取り除いた種仁を生薬名で「芡実《けんじつ》」といいます。種仁の肉が厚く、上質のでん粉質が多いものを良品とします。

種仁に含まれる多量のでん粉を藕粉《ぐうふん》（蓮の粉）といい、お菓子や料理の食材に利用されます。優れた滋養強壮効果があり、脾臓の機能を高めて消化機能を向上させる働きがあるので消化不良性の下痢止めの薬に使われます。また、「補脾止渋」「益腎固精」の効能があり、漢方では、固渋薬《こじゅうやく》として使い、腎機能を回復させることで、頻尿、尿漏れなどを改善します。

葉は「芡実葉」といい、「気血《きけつ》」の循環、止血に使われ、茎は「芡実茎」として、体内の栄養や水分を補う薬として利用されます。根、根茎は「芡実根」といって、「散結止痛」として疝痛、白帯下の治療薬に使われ、近年では、ステロイド配糖体の一種が確認されました。

蓮と同じく、鬼蓮も植物全体が薬用、食用に活用されています。鬼蓮は、環境の影響で絶滅寸前となり、日本では天然記念物に指定されている貴重な植物となりました。

ゲンチアナ 日本最初の西洋生薬

ヨーロッパ、アルプス山麓に自生するリンドウ科の多年草で、アルプスの澄んだ風と純白の雪に育まれるゲンチアナは草丈が2メートル近くになる大型の薬草です。爽やかな夏になると、すくすくと伸びた茎に明るい黄色の花を多数咲かせます。

ゲンチアナは、ヨーロッパで古くから使われていた薬草で、古代ギリシャの医師ディオスコリデスことです。

（紀元1世紀）が著わした『薬物誌』にゲンチアナの記述があります。BC2世紀頃のイリリア国の王ゲンティウスが薬効を発見したとの言い伝えから、生薬名が「ゲンチアナ」と名付けられたということです。

秋になり、地上部が枯れる頃に、根および根茎を掘り上げて天日乾燥させたものを生薬名で「ゲンチアナ」といいます。苦味健胃効果をもつ生薬として、『日本薬局方』に収載されています。

含有成分には、苦味配糖体のゲンチオピクリン、アマロゲンチンや数種のキサントン類を含み、健胃、鎮静作用があります。伝統的な漢方方剤では使われず、西洋薬と生薬を組み合わせた処方の胃腸薬に配合されています。これらは、処方箋なしで購入でき、日頃から家庭薬として常備される身近な薬です。時代に添って工夫され研究を重ねられるもので、ストレスの多い現代社会に対応する信頼のおける薬品としての役割を担っています。

ゲンチアナには、胃機能を活性させる働きがあり、胃部不快感、吐気、胸やけ、胃痛、消化不良、胃酸過多を改善します。また、貧血改善、病中病後の体力回復にも応用されます。

ゲンチアナを日本に初めて紹介したのが、ドイツ人医師のシーボルトです。１８２３年（江戸時代）にオランダ商館医師として長崎出島に着任し、西洋医学をもって、日本の医学、薬学、植物学界に多大な功績を残し、また、西洋生薬の種類とその使用法を説明した『薬品応手録』を著わしています。『薬品応手録』には、数多くの西洋生薬が紹介され、ゲンチアナもその中に収載されています。また、シーボルトは、日本での診療で健胃薬として実際にゲンチアナを使っていたといわれます。シーボルトが近江路製薬所で、俵に貯蔵されていた生薬「センブリ」をゲンチアナと間違えたという有名なエピソードがあります。ヨーロッパで、生薬としての古い歴史をもつゲンチアナと日本古来の伝統薬センブリの記念すべき出会いがここにありました。

合歓花（ごうかんか）

精神安定効果

合歓木《ねむのき》は、里山、野原、川原に自生するマメ科ネムノキ属の落葉高木です。薄紅色の花とオジギソウに似た葉根状の葉が美しく、また公害にも強いので街路樹、公園樹に利用されています。樹高は5～10メートルほどで、夏、枝先に薄紅色の花を咲かせます。ピンク色に見えるのは、花びらではなく雄蕊の花糸です。絹糸のように細く光沢があるので、英名でsilk flower（絹の花）と呼ばれます。

秋のお彼岸の頃に、採取して天日で乾燥させた花を生薬名で「合歓花《ごうかんか》」、樹皮を「合歓皮《ごうかんひ》」といいます。成分には、サポニンのアルビトシン、アミノ酸（ギャバ、グルタミン酸、トリプトファン）、タンニンを含みます。抗鬱、抗不安、入睡（催眠）、抗菌、抗痴呆、創傷治癒促進、利尿、強壮、鎮痛作用があり、精神安定、不眠症、腫れ物、健胃整腸、関節痛、打ち身、捻挫、水虫などの皮膚疾患など広い範囲に用いられています。

漢方では、「養心安神」「活血止痛」の効能があるとして、「安神薬（精神安定薬）」に分類しています。血液の質改善や血行促進、頭痛、鎮痛、神経痛などの疼痛緩和にも効果があります。

有効成分のギャバ、グルタミン酸はともに脳の神経伝達物質で精神を安定させて、沈んだ気持ちや考え方を前向きに変えて元気にする働きがあります。また、トリプトファンは、セロトニンという神経伝達物質の原料になるので、脳の神経が活性化され、ＱＯＬ（quality of life、生活の質）向上になります。これは、精神的な鬱症状だけではなく、認知症の予防改善にもつながる大切なことです。鬱には、早朝覚醒や不眠などの睡眠障害があります。その治療に抗鬱作用をもつ生薬として、合歓木は重要な役割を担っています。

合歓木は、太陽の光を浴びて葉を開き光合成をして木を育て、夜は静かに葉を閉じて、その代わりに薄紅色の花が月の光に照らされて開き、昆虫たちに甘い蜜を提供します。そこには、素敵な自然の営みがみられます。

香鼓（こうし）　風邪

生薬「香鼓《こうし》」はマメ科ダイズ属の大豆の成熟種子を蒸して発酵させ加工して製成したもので、いわば納豆のようなものです。別名として「淡豆鼓《たんずし》」とも呼ばれます。大豆の原産地は中国で、今から4000年も前から栽培が行われていたといわれます。日本でも、縄文時代の遺跡から炭化した大豆が出土しており、古くから、食用に利用されていたことが分かります。

大豆は古くから薬用にも使われていました。6世紀の中国の薬物学者、陶弘景によって編集された『名医別録』には、「鼓《し》」という名前での記述があり、また明代の医師、李時珍による『本草綱目』には「大豆鼓《だいずし》」という名で収載されています。

成分には、ソヤサポニン（ダイズサポニン）、フラボン体のゲヌスチン、脂肪、タンパク質、ビタミンE、グルタミン酸、ナフトキノンが含まれています。解毒、発汗、健胃、除煩（精神不安を取り除く）、消化促進薬として使われます。軽度の発熱、感冒、熱病後の精神不安、不眠を改善する薬のほかに、止血作用があることから血尿の治療薬にも配合されます。

香鼓が配合されている方剤に、「葱鼓湯《そうしとう》」があります。これは、風邪の民間薬としてよく使われる生薬「葱白《そうはく》（葱の根の白い部分）」と香鼓を組み合わせたもので、発熱、悪寒、頭痛を伴う風邪の治療薬としてつかわれます。

また、発熱や疼痛で新陳代謝機能が乱れることにより起こる、不眠症や精神不安を改善する薬として、「梔子鼓湯《しししとう》」があります。イライラ感や不眠症解消に効果の高い山梔子をベースとして香鼓を加えることで、鎮静作用をさらに高くします。

日本の伝統食の納豆は、各種栄養成分をバランスよく備えた完全栄養食品といわれる大豆を発酵させることにより、「酵素」という新たな健康効果をさらに引き出すことになりました。

香附子（こうぶし）　ストレス解消に有効

日当たりの良い草地や道路際に、秋の七草に紛れて青々と繁り、茎の先から花茎を伸ばして褐色の花穂をつけるのが、カヤツリグサ科の多年草で草丈40センチほどの浜菅《はますげ》です。地面近くに根をおろし水平にストロンを張って繁殖していきます。ストロンの先端に黒っぽい塊茎をつくり、そこから、また新しい地茎や根を出すので、「根の先に付いた子」という意味で「附子《ぶし》」となり、その根茎に芳香があることから「香附子《こうぶし》」という名がつきました。

ストロンは、「匍匐茎《ほふくけい》」といい、地下の浅いところに出た枝が地面と水平に伸び、途中の節から根をだして成長することで広がっていきます。一度張った根は絡み合い抜き取ることが大変困難であるために、薬用植物でありながら、雑草扱いを受けて評価の低い薬草です。

しかし、香附子の薬草としての歴史は古く、日本でも、正倉院に納められている『薬物目録』の中にその名が記されています。知名度も高く、優れた薬効を備えた生薬として、『日本薬局方』に収載されている存在感もあります。

秋から翌春にかけて、肥大した根茎を掘り上げ乾燥させたものを生薬名で「香附子《こうぶし》」といいます。芳香性健胃、消化、発汗、浄血、鎮痛効果があり、通経、浄血、鎮痛薬に使われます。芳香のもとになる精油のキペロン、キペロール、インキペロールなどのセスキテルペン類が数多く含まれています。かすかに甘い香りがするこのセスキテルペン類は比較的、揮発しにくく品質が保たれます。

香附子が配合されている方剤には、神経痛、ストレス性慢性胃炎に処方される「香蘇散」、更年期に起こりやすい諸症状、神経性頭痛の治療薬「五積散《ごしゃくさん》」や婦人科領域の神経症、自律神経失調症や「血の道」といわれる症状、のぼせ、めまいに繁用される「女神散《にょしんさん》」などがあります。

公園や町なかにまでその根を広げ、雑草として敬遠されてしまう香附子ですが、高い鎮静作用がありストレス解消にも役立ちます。有用な生薬としての役割を担い、雑草のようにたくましく我が道を進み、世のため、人の為に働く香附子はけなげで愛すべき薬草です。

胡麻仁（ごまにん）

細胞老化防止

胡麻は、各地で栽培されるゴマ科ゴマ属の一年草です。草丈は、1～2メートルほどで、茎には四稜があり直立しており、5月から9月頃、葉腋に白色や薄紫色の花が咲かせます。朝開き、夕方には閉じる一日花です。

花後に結ぶ果実は円柱状で、その中に多数の種子が入っています。種子の色は種皮の色によって異なり、黒胡麻、白胡麻、金（黄）胡麻などの種類があり、用途によって使い分けられます。いずれの含有成分にも大きな違いはないのですが、薬用には通常、黒胡麻が使われます。

胡麻油は日本で最も古くから使われてきた油で、飛鳥時代に遣隋使によって、その搾油技術が伝えられたといわれます。胡麻の持つ特有の香ばしさを引き出すために、焙煎した後に搾油されます。

胡麻の種子が熟す秋に、地上部を刈り取り、天日で乾燥させて種子を採取します。生薬名で「胡麻《ご ま》仁《にん》」といい、胡麻仁から搾った、色が薄く無臭に近い油が「胡麻油」として『日本薬局方』に収載されています。

漢方では、種子（胡麻仁）および種子の脂肪油（胡麻油）が生薬として利用されます。胡麻は油糧作物の中で最も油の含有量が多く、脂肪油が40～55％と半分近くを占めており、「脂質補給薬」として扱われます。

成分には、LDLコレステロール低下作用のある、脂肪油のリノール酸、オレイン酸、パルミチン酸、ステアリン酸があります。ほかに強い抗酸化作用がある数種のゴマリグナン類（セサミン、セサモリン）、カルシウム、ビタミンEを含みます。胡麻仁が配合されているものに、「消風散」があり、慢性の湿疹、蕁麻疹、アトピー性皮膚炎など皮膚疾患の治療薬に使われます。また、「紫雲膏」や「中黄膏」などの外用薬もあります。

胡麻の有効成分、ゴマリグナンには優れた抗酸化作用が確認されています。肝臓、腎臓の機能低下を改善し、筋骨を強化し、視力低下や聴力改善、胃腸機能の活性化など、さまざまな効能が挙げられています。

ゴマリグナンの機能性に関する研究が盛んに行われています。今日では、がん細胞の発症、増殖を抑制する効果も認められ、さらなる研究成果に期待が寄せられています。

五味子（ごみし）　滋養強壮薬

朝鮮五味子《ちょうせんごみし》は本州北部、北海道の林縁、山地に自生するマツブサ科の蔓性落葉低木です。蔓は木質化して付近の樹木に絡まって伸びていきます。長楕円形の葉は艶やかな黄緑色で、秋に実る赤い実が美しく映えます。

6月から7月、葉腋に細い花柄をだして、良い香りのする黄白色の小さな花を多数咲かせます。花後に結実する果実は小球形で、葡萄のような果皮が柔らかな漿果《しょうか》を密に付け穂状に垂れ下がります。秋に果実は熟して、赤い色が暗赤色または紫黒色に変わり艶々として潤いがあります。十分に熟して粉を吹いたようになった頃、果実を採取して果柄、葉を取り除き天日で乾燥させたものを生薬名で「五味子《ごみし》」といいます。

五味子は、漢方「五行説」の五色体表に於ける〝木、火、土、金、水〟に対応する五つの味（五味）「酸っぱい『酸《さん》』、苦い『苦《く》』、甘い『甘《かん》』、ぴりっと辛い『辛《しん》』、塩からい『鹹《かん》』」の全てを兼ね備えているということからその名が付きました。その「五味」の中でも、五味子の味の主体は「酸っぱい『酸』」です。一般的に「酸味」の生薬には、収斂（ひきしめ）作用があり、中国医学上での分類では五味子は山茱萸《さんしゅゆ》とともに固渋薬に分類されています。

固渋薬とは、括約筋の機能低下、無力により、汗、便、尿、精液、鼻水、涙が漏れ出る脱肛、子宮脱による症状を改善し機能を回復させる薬です。体を元気にして機能を強化させる滋養強壮的な働きがあります。

五味子が使われているものには、疲労回復、貧血や冷え症改善薬の「人参養栄湯」、気管支喘息、呼吸器疾患治療薬の「清肺湯」や花粉症、咳止め、鼻炎のようなアレルギー症状に効果的な「小青竜湯」、「杏蘇散」などさまざまな方剤に配合されています。

成分のゴミシンAには中枢抑制、ストレス性潰瘍予防、抗炎症、抗アレルギー、利尿作用、トランキザイラーに似た効果が認められています。現在も、五味子の研究が深められ、次々に優れた薬用効果が発見されています。

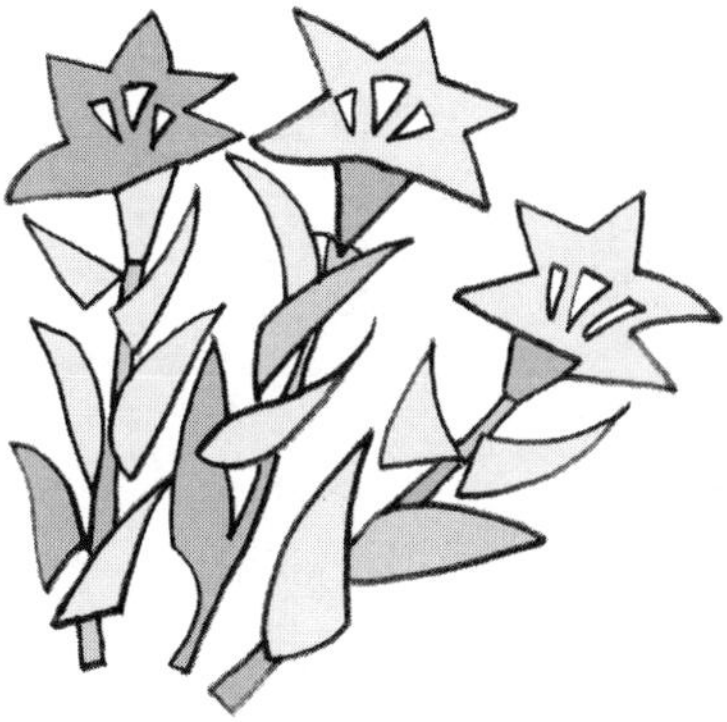

柴胡（さいこ）

発汗解熱作用

三島柴胡《みしまさいこ》は、本州、四国、九州など温暖な地域の日当たりの良い山野、草地に自生するセリ科ミシマサイコ属の多年草です。草丈は40~70センチ大で、葉形は10センチ幅の線形をなして互生し、根は肥大して黄褐色を呈しています。細い茎は上部で細かく分枝してその先に、晩夏から初秋にかけて複散形花序をつくり黄色の小さな花を多数咲かせます。

柴胡は江戸時代に全国で栽培されるようになり、神奈川県産の鎌倉柴胡、静岡県産の伊豆柴胡、三島柴胡など良質の国産柴胡が生産されていました。中でも、三島で産出されるものは、生薬の形状、含有成分の量、質ともに優れていたことから三島柴胡と呼ばれるようになりました。秋に採取される柴胡の根を乾燥させたものを生薬名で「柴胡《さいこ》」といいます。

近年では、野生の三島柴胡はなく、宮崎県、熊本県産の「和柴胡」と呼ばれる野生種が使われるだけで、需要の大半は栽培品で賄われるようになりました。日本国産の柴胡の品質は特に優れており多くの漢方方剤に配合されています。成分には、数種のサイコサポニン、植物ステロール、脂肪酸が含まれ、解熱、鎮痛、鎮咳、鎮静、消炎、抗アレルギー、血圧降下、肝機能障害改善作用が確認されています。

柴胡の主な働きは、熱を冷ましながら発汗を促して体の表層にある病因（寒気）を取り除くことにあります。「寒熱往来」といい、特にインフルエンザの症状の一つで、40度を超える高熱でありながらゾクゾクする寒気が断続的に起こる状態を指します。この症状に効くのが柴胡です。「小柴胡湯」は急性熱病、肺炎、インフルエンザ、肺結核などの結核性諸疾患の補助療法、慢性胃腸障害、慢性肝炎の肝機能改善薬に使われます。

配合処方例には、便秘、肥満症の改善薬「大柴胡湯」、インフルエンザ、胃腸炎治療薬の「柴胡桂枝湯」、更年期障害、貧血、不眠症、神経症、血の道症改善薬の「柴胡桂枝乾姜湯」があります。

澄んだ秋空の下に広がる生薬畑。一面に広がる明るい黄色の柴胡の花がゆれています。生薬の生産に携わる汗と苦労が光っています。

紫苑（しおん）

シオンサポニンが慢性気管支炎に有効

秋風にゆれる薄紫色のひとむらに、源氏物語の世界が広がります。紫苑は草丈が2メートル近くにもなり、ほっそりと長い茎の頭頂に、小菊を思わせる可憐な花がかたまりになってたくさん咲きます。キク科の多年草で、日本、中国に分布する、やや大型の野草です。ラテン語で星を意味するアスターという学名がつけられたのは、茎の上部が細かく枝分かれして、多数の花が一斉に開く様子が、夜空にまたたく無数の星を思わせることに由来するといわれます。

春または秋に掘り出した根茎を水洗いして、天日で乾燥させたものを生薬「紫苑《しおん》」といいます。直径3センチほどの球形で長い髭根が多数ついています。成分はシオノンなど数種のトリテルペン類やアスター（シオン）サポニン類など多数のサポニンです。

薬理作用としては、煎じたものに、持続性のある去痰、鎮咳作用や強い抗菌効果が確認されています。漢方では、咳止めの妙薬として重用される杏仁きょうにん（杏の種子）とともに、止咳平喘薬とされ、症状によって使い分けられます。また、双方がともに配合されている処方もあります。

杏仁や蘇葉《そよう》（紫蘇の葉）、烏梅《うばい》（梅の実）と共に紫苑が配合されるものに「杏蘇散《きょうそさん》」があり、感冒や急性、慢性の気管支炎で痰をともなう激しい咳を止める治療薬として処方されます。この方剤には、単独でも鎮咳薬として十分有効である桔梗、桑白皮、甘草、陳皮、麻黄などがふんだんに使われています。

紫苑は平安文学の珠玉、宮中を舞台とした「源氏物語」や「宇津保物語」に度々登場します。女性たちの装いが紫苑色の織物や綾の細長《ほそなが》（女性の衣服）などと紫苑が染め色として描かれています。青みがかった薄紫色の紫苑には、高貴な風情と華やかさが綾織りにされているようです。

中秋の名月の頃、満開になり美しいことから「十五夜草」ともよばれます。平安時代以前にもたらされた薬草で、1025種の薬草が収載されている日本最古の薬物書『本草和名《ほんぞうわみょう》』（918年）に、鎮咳薬として記載されています。平安時代の宮中を詩情豊かに彩ったこの可憐な野の花が、いつまでも咲き続けることができるように自然環境が守られることが願われます。

蒺藜子（しつりつし）　眼科常用薬

浜菱《はまびし》は、温暖な海岸の砂浜に自生する海浜植物です。ハマビシ科ハマビシ属の多年草で植物全体が棘で覆われています。茎は根元で分岐し、ストロン（匍匐茎）を四方に広げて生育します。夏から秋にかけて、葉腋から花柄をだし黄色の小さな五弁花を咲かせます。花後に結ぶ果実は固い果皮で包まれ鋭い突起があります。この果実の形が水辺に自生する菱《ひし》に似ていることから、浜の菱「浜菱」と呼ばれるようになりました。

9月から10月頃に、未成熟の果実を採取して天日で乾燥させたものを生薬名で「蒺藜子《しつりし》」といいます。欧米では、体内のテストステロン（アンドロゲンに属する男性ホルモンの一種、ステロイドホルモン）の量を維持する効果をもつハーブとして、健康食品に配合されています。アルカロイドのハルミン、ハルマン、フラボノイドのケンフェロール、アストラガリン、タンニン、サポニン、脂肪油を含み、利尿、消炎、浄血、解毒、血圧降下、鎮静、止掻痒作用があります。

日本薬局方収載の生薬で、『神農本草経』『名医別録』には、養命薬の上品に分類されています。漢方では、肝臓の機能を助け、身体に停滞している血液の巡りをよくする活血去瘀の効能があるとして、現在では冠不全による狭心痛の改善に利用されています。

蒺藜子が使われているものに、「当帰飲子《とうきいんし》」があります。これは、皮膚の乾燥により起こる痒み、アトピー性皮膚炎、慢性蕁麻疹、湿疹、皮膚炎、めまい、冷え性を改善する薬です。

蒺藜子は、平安時代に活躍した医師、深根輔仁《ふかねすけひと》による日本最古の薬物辞典『本草和名』（918年）に記されており、広い範囲で使われている生薬です。目の充血、涙目（流涙）、視力低下、目の疼痛、痒み、角膜混濁などの症状の改善に使われる眼科の常用薬でもあります。

小豆蔻（しょうずく）　芳香健胃薬

小豆蔻は、コリアンダー、アニス、クミン、胡椒などと並び植物の果実が薬用部位に使われる果実生薬のカルダモンです。ショウガ科の多年草で草丈が2～3メートルにもなり、夏には、ピンク色の模様が入った白い美しい花を咲かせます。

いずれも、果実を乾燥させたものが香辛料として食用ハーブに利用される香辛料生薬です。食用にするのは果実（莢）と種子で、卵形の果実は2センチほどの大きさで淡黄色もしくは緑色をしており筋の入った薄い果皮の中に暗褐色をした胡麻粒大の種子が十数個入っています。

秋になり、完熟した果実が開裂する前に果実を採取して乾燥させたものを生薬名で「小豆蔻《しょうずく》」といい、『日本薬局方』には芳香健胃薬として収載されています。これを水蒸気蒸留することで有効成分の精油を精製します。

果実と種子には、ゲラニオール、シネオール、アルファー・ピネン、ミルセン、リモネン、リナロール、テルピネオールなど多種の精油成分が多量に含まれており、他にモノテルペン類のサピネンがあります。

胃液分泌促進、腸の蠕動運動亢進、鎮吐作用があり駆風、胃腸薬に配合されており、処方例として、「香砂養胃湯」があります。小豆蔻は、6世紀の中国南斉時代に「薬物の大家」と呼ばれた、陶弘景《とうこうけい》が編纂した『名医別録』に、その名が記されています。

陶弘景は、「本草学の礎となる三書」と称される、『神農本草経』（漢時代）、『神農本草経集注』（6世紀・南斉時代・陶弘景編纂）、『本草綱目』（1593年・明時代・李時珍編纂）の秀逸書物を世に出して、後世の薬学会に高く評価をされ大きく貢献をしました。

小豆蔻の主成分のシネオール、リナロールには抗菌、抗感染、鎮静作用があり、消化器系の機能低下を活性させる働きがあります。香辛料としてのカルダモンは古代ギリシア、ローマ時代からスパイスとして親しまれ、原産地のインドでは薬用香辛料として紀元前4世紀頃の医学書に紹介されているそうです。

カルダモンの香りには、樟脳、ユーカリ油、檸檬油の香りが入れ混じったような森林を思わせる樹脂系の爽やかさがあり、その芳香を生かして、薬剤の特有な匂いを消すために医薬品にも配合されています。

青蒿（せいこう）　抗がん生薬

生薬「青蒿《せいこう》」には、二種類の基原植物が該当します。いずれもキク科ヨモギ属の糞人参と川原人参です。いずれも草丈は、80～150センチほどで茎は分枝して繁り、草地、道端に自生しています。秋、茎先に姫昔蓬のような花を多数咲かせます。芽だしの頃の茎や葉は人参に似ています。植物全体に異常な悪臭があるために、糞人参と名付けられ、ほかに馬鹿人参とも呼ばれます。しかし、英名ではsweet wormwood（甘い苦蓬）といいます。川原人参の匂いは、それに比べるとやわらかです。ヨモギ属には、ギリシア神話に登場する月の女神の「アルテミシア」という美しい学名が付けられています。アルテミシア属の植物は、北半球全体に広く分布しており、その多くは優れた薬効をもつ薬用植物です。

キク科ヨモギ属のアルテミシア植物には、川原蓬（生薬名・茵蔯蒿）もあり、川原人参、糞人参が混同されることも少なくはなく、江戸時代後期の植物学者、小野蘭山が自著の『本草綱目啓蒙』（1803年）で注意を喚起しています。

かつては、糞人参を「黄花蒿」、川原人参を「青蒿」と生薬名を呼び分けていましたが、近年では、いずれも生薬名を「青蒿」として、一つにまとめました。秋、花の最盛期に地上部を刈り取り天日で乾燥させて薬用にします。成分には、アルテミジアケトン、ジヒドロアルテミジアケトン、ヘキサノール、エル・ベータ・アルテミジアケトン、シネオール、エル・カンファーが含まれています。

いずれにも、高い解熱、解毒、抗炎症、抗腫瘍、抗菌、抗ウイルス作用が認められています。青蒿の配合処方例に、「秦艽別甲湯」があり、細菌性感染症、炎症性疾患の治療薬に使われます。また多量に含まれる精油には、皮膚刺激作用があり、各種寄生性皮膚疾患治療にも効果があります。

近年では、解熱作用のある有効成分「アルテミシニン」とその誘導体「アルテスネイト」を用いたがん治療の研究が進められています。抗がん生薬とは、がん細胞を縮小させる効果をもつ生薬で、青蒿に含まれるアルテスネイトが抗がん物質として期待されています。

石松子（せきしょうし）

漢方丸薬の製剤原料

石松子は山野に自生する蔓性、常緑多年生の羊歯植物の日陰蔓《ひかげのかずら》の胞子を薬用にしたものです。ヒカゲノカズラ科の羊歯で緑色のユニークな姿に味わいがあり、生け花やドライフラワー、庭の下草に植えられ花壇のアクセントにも使われます。

茎は細く針金のような強さとしなやかさがあり、通常の蔓性植物に見られるような他の樹木や枝に絡みついて上に伸びていくことはせず、地表を這って繁殖していきます。一見したところは、草丈のある苔のようでもあります。

主茎と側枝があり、主茎が蔓のように細長く伸びて2メートルほどになります。植物全体が光沢のある鮮やかな緑色をした広線形葉でびっしり覆われています。夏になると枝分かれした側枝の先に15センチほどの柄が立ち、その先に淡黄色の胞子嚢穂をつけます。胞子嚢穂は5センチほどの細いブラシのような円柱形でそこに3～4本の胞子嚢が集まってつきます。秋になると胞子が熟し、胞子嚢が割れて中から黄色の胞子が粉のように飛び散ります。

夏が過ぎる頃、胞子嚢が割れる前に地上部を刈り取り天日で乾燥させて採集した胞子を生薬名で「石松子《せきしょうし》」、茎や葉を「石松《せきしょう》」といいます。全草にアルカロイドのリコポディインやポリフェノール、フラボノイド、トリテルペンを含みます。茎、葉の「石松」には利尿、鎮痛作用があり煎じたものを、慢性の泌尿器疾患、尿道炎、湿疹、腎臓結石を流し出す利尿薬に使います。

胞子の「石松子」には多量の脂肪油が含まれ、他に糖分、セルロース、スポロニンがあります。強い防湿性があるので、ジクジクとした湿疹やただれた肌を乾燥させてサラリとさせる散布薬に使います。また、傷口に塗って止血させる効果や肌荒れ、痒みを緩和して肌を保護する外用薬にも利用します。

漢方丸薬を形づくる製丸剤としての大きな役割のほか、石松子は、リンゴの人工授粉に使う花粉増量剤、レンズ磨きや線香花火の原料などさまざまな用途に利用されています。

日陰蔓には「神襷《かみだすき》」という別名があり、神社での「大嘗際」、「新嘗祭」など神事に使われる植物として用いられてきました。古事記には天岩屋戸にこもった天照大神の怒りを舞いで鎮めた天細女命が日陰蔓を襷にかけていたという詩的な神話が残されています。

仙鶴草（せんかくそう） 収斂作用

金水引《きんみずひき》は、山裾、草地、道端に自生するバラ科キンミズヒキ属の多年草です。草丈は、50～１００

センチほどで、全体が粗い毛で覆われており、春先の若葉は、山菜として食べられます。晩夏から秋に、長く伸びた茎の上部が枝分かれして、その先に細長い花序をつくり、黄色の小さな五弁花を穂状に多数咲かせます。やわらかな緑色の葉の中で金色の紐のように見える花姿をしているので、これを金色の水引に例えて「金水引」と呼ぶようになりました。

秋に実る果実は、花が枯れて散ったあとにも枯れずに残っている五弁の萼（宿存萼）に包まれています。この萼には多数の鉤状の棘がついており、衣服や動物に付着して運ばれ繁殖地域を広げます。

学名をAgrimonia pilosa japonicaといい、ギリシア語で〝棘の多い日本の植物〟という意味があります。類似種に、全体的に小型の姫金水引があります。他に、生薬名を「金銭草《きんせんそう》」といい水引《みずひき》と呼ばれる植物がありますが、これは、タデ科に属し、植物学上では別の種となります。

秋の開花期に、根茎を含めた全草を掘り採り、水洗い後に天日で乾燥させたものを生薬名で「仙鶴《せんかく》草《そう》」といいます。また、白い若芽を龍の牙に例えて「龍牙草《りゅうがそう》」とも呼ばれます。成分には、アグリモール、アグリモノライド、タンニン、クマリン、ルテオリンなどのフラボノイド配糖体、バニリン酸、エラグ酸、揮発油、多糖類を含みます。全草に粘膜収縮の収斂効果の高いタンニンの含有量が多く、玄草（現の証拠）や黄柏と組み合わせて慢性化した下痢や腹痛の改善薬に使います。

仙鶴草のエキスには血小板増加による血液凝固と止血作用があり、強壮収斂止血剤とされます。抗菌、消炎、鎮痛効果が、健胃整腸、下痢止め、止血、喀血治療の内服に使われます。

江戸時代後期の著名な本草学者、小野蘭山による『本草綱目啓蒙』（1803年）に収載されているほか、中国明代に編纂された『救荒本草《きゅうこうほんぞう》』（1406年）に飢饉の時に食べられる植物として記されています。

川芎（せんきゅう） 体のバランスを整える薬

漢方生薬の川芎《せんきゅう》は、セリ科に属する多年草植物の川芎《せんきゅう》を基原とします。草丈は30～60センチで、秋になると茎の先端に、複散花序をつくり白色の小さな花を多数咲かせます。草全体、特に根茎にはセリ科特有の香りがします。

日本で生薬に使われるものは野生種ではなく全て栽培品種が使われています。古くから東北、中部、近畿地方で薬用植物として栽培されており、現在では、北海道の寒冷地でも栽培が行われ、品質が良く生産量も豊かで、日本での需要を十分に満たしています。

『日本薬局方』では、日本産のものだけを規定生薬として定めています。薬用に使われる根茎は太く、大小さまざまな塊をなし表面にはコブ状の突起があります。花が咲いても結実せずに、根茎を株分けすることで増殖していきます。

葉が枯れる11月頃に、根と根茎を掘り上げ水洗い後に湯通しして乾燥させたものが生薬「川芎《せんきゅう》」です。成分には、中枢性筋弛緩、平滑筋弛緩作用のあるリグスチライド、プチリデンフタライドや血管拡張、血小板凝集抑制作用をもつテトラメチルピラジン、また血液粘度を低下させるセンキュウノライドなどの有効成分があります。

血行改善や低下した内臓機能を回復させる「活血行気薬」や感冒の頭痛、冷えが原因で引き起こされる関節痛、各種疼痛を緩和、改善させる「去風止痛薬」として使われます。血液と気の循環を促し体の各器官をバランスよく機能させる効果があり、『神農本草経』では不老長生薬の上品に収載されています。

川芎、地黄《じおう》、芍薬、当帰《とうき》の4生薬が配合されている「四物湯《しもつとう》」は、〝漢方処方の基本〟といわれます。これは、血液を補う補血作用のある3つの生薬に、その補われた血液を血行を促進させ体全体に行きわたらせる働きのある川芎を加えることによって、生薬の働きを絶妙に活かす処方のありかたを示しています。

川芎は、鎮痛薬の「川芎茶調散」、高血圧治療薬の「七物降下湯」、不眠、精神安定に効く「抑肝散」、鼻炎、蓄膿症治療薬の「葛根湯加川芎辛夷」、婦人薬に繁用される「当帰芍薬散」など広い領域に配合されています。体の全ての器官に必要な血液と酸素や気力を運び、バランスのとれた正常な機能へと導く働きをする生薬です。

茜草根（せんそうこん）

血液に関係する生薬

茜《あかね》の根は古くから「茜色」と呼ばれ、布地の緋色《ひいろ》染料として使われ、今日でも染色工芸で茜染《あかねぞ》めとして用いられています。また、血液に関係する薬草でもあります。山野、草地に自生するアカネ科アカネ属の蔓性多年草です。四角い茎には、蔓性植物特有の、水分や養分を運ぶ維管束が貫通し、枝分かれしながら伸びていき他の植物に絡み付いて繁殖していきます。

秋になると、枝先やハート形をした葉の腋に花序を出して、黄白色の小さな五弁花を多数咲かせます。根は太い髭根状で細長く赤黄色を帯びています。この根を晩秋から初冬にかけて掘り採り、乾燥させたものを生薬名で「茜草根《せんそうこん》」といいます。

生薬には、乾燥させたものと、生のものも同様に使います。いずれも、掘り採った後には赤味が強くなり、その様子から「茜」と呼ばれるようになりました。秋に熟した黒紫色の果実にも浄血作用があり、通経薬に用いられます。

「人類最古の染料」といわれる茜は、薬用としても古い歴史があります。中国の三大古典医書と称される『黄帝内経《こうていだいけい》』、『神農本草経』、『傷寒雑病論《しょうかんざつびょうろん》』にその名が記されているといわれます。『神農本草経』では滋養強壮薬の上品に分類され、6世紀に活躍した陶弘景の編集による『名医別録』にも、茜は「浄血、活血、止血に効果のある薬草」として記述されています。

アリザニン、ルビエリトリニック酸を含み、解熱、止血、通経薬として鼻血、喀血、血尿、痔出血、月経困難に使います。また、強い消炎作用があり、黄疸、神経痛、リウマチ、慢性気管支炎の改善に用います。

茜は、「同色生薬」として知られています。茜の根が赤色であり、赤い血液と関連する効果、効能をもつことから、そのような呼称がつきました。還暦祝いに赤い被り物や羽織るものが考えられたルーツといえます。血流をスムーズにすることは、免疫力向上になり、赤い色は自律神経に働きかけて、元気ホルモンのアドレナリンの分泌を促す働きがあります。

蒼耳子（そうじし）　アレルギー性鼻炎に有効

雄生揉《おなもみ》は、里山、草地、道端に自生するキク科オナモミ属の一年草です。草丈は1メートルほどで、全体に短い剛毛があり、黄緑色の果実には鉤状の鋭い棘が密生しています。日本には、弥生時代後期、稲作が中国から伝えられた頃に渡来した帰化植物です。最近では、この雄生揉が激減して代わりにアメリカ原産の大雄生揉や毬《いが》雄生揉が帰化して全国に広がり始めています。

夏、枝分かれした先に小さな黄色の頭頂花を円錐状に咲かせます。花後に結ぶ果実は総苞に包まれたままで周囲についている棘が衣服や動物に付着して運ばれ広く散布されます。別名に「ひっつき虫」があります。

開花期に全草を刈り採り、天日干しにしたものを生薬名で「蒼耳《そうじ》」といいます。また、晩秋から初冬にかけて、褐色または黒褐色に熟した果実を摘み取り天日で乾燥させたものを「蒼耳子《そうじし》」といいます。

成分には、脂肪油（リノール酸）、サポニン、微量のアルカロイド、タンパク質が含まれます。アルカロイドによるわずかな毒性があるので、貧血、血液が停滞して起こる頭痛、関節痛があるときの服用は禁忌とされます。

『神農本草経』には中品に分類され、「祛風療湿」薬としての記載があります。体の上部（頭）から中心の骨髄を通り、下部（膝、脚）に関係し、また、外部（皮膚）に効果が及ぶとされます。「風湿」により引き起こされる頭痛、鼻詰まり、鼻炎、関節痛に効果がある生薬です。鼻の粘膜や浮腫改善に働きかける強い作用があり、花粉症などの慢性アレルギー性鼻炎、蓄膿症の緩和、治療に効果があるといわれます。解熱、鎮痛、発汗、鎮痙、抗菌、抗カタル、抗リウマチ作用があり、煎じたものが、風邪、肝臓病、痔、歯痛、鼻血、神経痛、糖尿病予防に使われます。

果実を絞った「蒼耳油」には、必須脂肪酸の一つ、リノール酸が多く含まれます。動脈硬化予防に高い効果を示す成分ですが、摂り過ぎると悪玉コレステロール（ＬＤＬ）だけではなく、善玉コレステロール（ＨＤＬ）をも減少させ、健康に悪い影響を及ぼします。何事も適度が良いことです。

溲疏（そうじょ）　利尿

低山、山すそ、川べりに自生するユキノシタ科の落葉低木で、細かく枝分かれし、高さは、２メートルほどで生垣に植えられていることもあります。「卯の花」と呼ばれる白い花を次々に咲かせ、満開になると、ほのかな優しい香りがします。

卯の花の匂う垣根に　ほととぎす早も来鳴きて　しのび音もらす　夏は来ぬ

新潟県の小山作之助の作詞でよく知られている卯の花は、５月（卯月）に咲くことからその名が付きました。枝先に円錐花序をつくり五弁の白い花を多数咲かせる卯の花は茶花にも使われ、また、この花が咲く頃に田植えを始める時期とするので、「田植え花」「早乙女花」とも呼ばれて、農作業を始める自然暦として古くから親しまれてきました。

木全体に繊毛があり、枝、茎が空洞になっていることから、「空木《うつぎ》」と呼ばれるようになりました。「うつぎ」と名前がつくものは数多く、漢方生薬の連翹の枝も中空で「空木連翹」といわれることもありますほかに類似種として全体に毛が少ない姫空木《ひめうつぎ》、葉の裏が灰白色の裏白空木《うらじろうつぎ》、花が大きい梅花空木《ばいかうつぎ》があります。また猛毒を含んだ毒空木などその数は6科9属に及ぶといいます。

開花期に薬用に使う葉を摘み取り、天日で乾燥させます。花が咲き終わると緑白色をした球形の朔果ができます。9月から10月頃に成熟する朔果は熟すと下部が3～4つに裂けて種子が散布されるので、その直前に果実を採取して葉と同様に天日で乾燥させます。この乾燥させた果実と葉を生薬名で「溲疏《そうじょ》」といいます。果実を煎じた液は利尿、解熱、鎮痛、鎮咳薬として風邪、むくみ、扁桃腺、膀胱炎、口内炎、気管支炎の症状改善に使います。

また、溲疏は、湿疹、おでき、吹き出物、皮膚病の解毒、鎮痛に効果があるとされ、樹皮、枝、葉を煎じたものは、腹痛、胸痛、黄疸の症状改善に使われます。木部は薬用に使われてはいますが、材質が硬いので、あまり使われず、木工家具の木釘に重宝されています。

大薊（だいけい）

血圧降下作用

土手、道端、草原に自生している薊《あざみ》には、野薊、野原薊、森薊、浜薊など多くの種類があり、その数は100種類を超えるといわれます。在来種もさまざまで、古くから、薬用、食用に利用されてきました。

草丈が50～100センチ近くになる、キク科アザミ属の多年草です。根はやや太く全体が白色の綿毛で覆われ、葉の縁には鋭い棘が付いています。この棘をはじめ茎、葉、根が、天婦羅、キンピラ、油炒め、味噌や胡麻和えなど、秋の山菜として食べられます。

夏から秋にかけて、長く伸びた茎の先に、紅紫色の筒状花が多数集まった頭状花を咲かせます。この開花期に根および全草を採取して、水洗い後日陰干しで乾燥させたものを生薬名で「大薊《だいけい》」といいます。

成分には、ポリフェノールの一種で強い抗酸化作用があり、活性酸素を除去して脂質の酸化を防ぐクロロゲン酸や、牛蒡に多く含まれ、腸内環境を整えて善玉菌を増やす水溶性食物繊維のイヌリン、ヘミセルロースを含みます。涼血止血、血熱妄行作用があり、利尿、解熱、止血、滋養強壮、健胃整腸、鎮痛、鎮静薬として、神経痛、喀血、血尿、化膿性炎症、子宮筋腫、月経困難、強壮、湿疹改善、治療に使われます。

近年、南ヨーロッパ原産で「マリア薊《あざみ》」と呼ばれる、大薊《おおあざみ》の果実に含まれているフラボノイドの一種でシリマリンという成分に、肝臓の機能を活性化させる効果があるということが報告されました。降圧、利胆、退黄（黄疸改善）、解毒消腫作用が認められ、高血圧、慢性肝炎、肝硬変、肝臓や胆管疾患治療に用いられるようになりました。大薊（マリア薊）は、ヨーロッパでは2000年も前から肝臓病の民間薬として利用されていたものです。

薄紅色の花を咲かせ、花後に実る果実には、蒲公英のような白い綿毛が付いています。種子が熟すと羽を広げ秋風に乗って遠くまで出かけて行き、そこで根を下ろし、暑さ、寒さにも負けない逞しさで広がっていきます。

ダチュラ　華岡青州、世界初の全身麻酔手術に成功

秋風が立ち始める頃、朝鮮朝顔《ちょうせんあさがお》がラッパのような形の大きな白い花を咲かせます。学名をダチュラといい、古くから鎮痛薬として民間療法に使われていた薬用植物で、日本へは、江戸時代にもたらされました。

キチガイナスビという異名があり、激しい幻覚や四肢に麻痺を来す著しい毒性があります。この有毒成分は副交感神経抑制や中枢神経興奮作用をもつアトロピンというアルカロイドです。今日では手術前の投与剤として使われる医薬品「硫酸アトロピン」を構成する主要な物質として重用されています。

このアトロピンを用いて麻酔薬を創製し、自ら執刀して、世界初の全身麻酔手術を成功させたのが、江戸時代の外科医、華岡青洲《はなおかせいしゅう》です。１７６０年、華岡直道、於継の長男として生まれた青洲は、医師である父の教えを受け、23歳の時医学を学ぶため京都に遊学し、そこで古医方やドイツ人医師カスパル・シャムベルゲルの流れをくむ外科医療を学びました。

１７８５年、３年間の学びを終えて帰郷した青洲は、父、直道の跡を継ぎ、医師として歩むかたわら新しい医療の研究を進め、中でも外科医療における麻酔薬の創製に力を注ぎました。乳がん摘出を含む数々の外科手術が、すでに16世紀頃には行われていましたが、安全で効果的な麻酔薬もない当時の手術には多大な危険と身体的な苦痛が伴いました。その負担を軽減し、確実な手術で患者を救うことが青洲の目指す大きな目標でした。

種々の薬草を採集して綿密な薬効解析を重ねた結果、朝鮮朝顔（ダチュラ）の果実に強力な麻酔成分が含まれることをつきとめました。それを主原料にして、他にトリカブト（附子）など6種類の薬草（生薬）を調合して麻酔薬を創製、動物実験で安全確認を繰り返し、人体実験にも踏み切りました。

慎重かつ注意深く綿密な過程を経て、1804年10月に全身麻酔薬「通仙散《つうせんさん》」が完成し、同年11月14日、世界初の全身麻酔下での乳がん摘出手術が成功しました。この快挙は国内外に広く知れ渡り、大勢の人々が青洲のもとに集まり、青洲は医療の向上と共に後進の育成にも尽力し、多くの優れた外科医を世に輩出しました。

華岡青洲は世界の外科医療の発展に大きく貢献した功績を称えられ、1952年に、シカゴにある国際外科学会付属の栄誉館にその名が刻まれました。また、「通仙散」の主原料に朝鮮朝顔が用いられたことを記念して、その花が日本麻酔科学会のシンボルマークとなっています。

知母（ちも）　解熱

花菅《はなすげ》は、中国に分布するユリ科ハナスゲ属の多年草です。名前がよく似ているものに浜菅《はますげ》があります。浜菅は日本の温暖な地域に自生するハマスゲ科の多年草です。『日本薬局方』に収載されている漢方生薬の「香附子《こうぶし》」で浄血、鎮痛薬に使われます。花菅は、葉形が浜菅に似ていることと、薄ピンク色の可愛らしい花を咲かせることがその名の由来となりました。

花菅は、草丈が1メートル近くになり、6月から7月頃に萱《かや》のような細い葉の間から、長い花茎を伸ばして薄い紅紫色の小さな花を多数咲かせます。薬用に使う根茎は太く、外皮には多数の毛が生えており、黄褐色を呈しています。

秋に肥大した根茎を掘り出して地上部と根を取り除き毛が生えた皮をつけたまま陰干しで乾燥させたものを生薬名で「毛知母《もうちも》」、毛が生えた外皮を削り取り天日で乾燥させたものを「知母肉《ちもにく》」または「光知母《こうちも》」といい、この二種類が「知母」とされます。

成分にはステロイドサポニンのチモサポニン、黄色い色素のキサントン配糖体のマンギフェリン、多糖類のチモニン、アネマラン、多量に含まれるビタミン類のニコチン酸やパントテン酸などがあります。チモサポニンには血小板凝集抑制、チモニンには血糖値降下作用、また解熱、抗菌作用も認められています。日本薬局方収載の生薬で、解熱、鎮痛、鎮静、消炎、去痰、利尿薬として利用されています。

配合生薬には、発熱性の感染症の治療薬「白虎湯《びゃっことう》」、アトピー性皮膚炎改善薬の「消風散《しょうふうさん》」、リウマチや変形性関節症治療薬「桂枝芍薬知母湯《けいししゃくやくちもとう》」、体力低下や神経症、不眠症を改善する「酸棗仁湯《さんそうにんとう》」などがあります。

知母は同じユリ科の生薬、玉竹《ぎょくちく》（甘野老の根茎）、天門冬（草杉葛の根茎）、麦門冬《ばくもんどう》（蛇の髭の塊根）と同様に滋養強壮、滋陰清熱薬に使われます。滋陰清熱とは、熱を冷ましながら、体に潤いと栄養をもたらす作用のことです。母の愛を知る優しさと暖かさに通じるものが、その働きのなかに感じられる生薬名といえます。

地楡（ちゆ）　現代社会のニーズに応える生薬

地楡は、日当たりの良い山野や草地に生育し、日本各地に分布する「われもこう」を基原とします。われもこうは、バラ科ワレモコウ属の多年草で、草丈1メートルほどになり、秋風が立つ頃に茎の先から短い花穂を出し、暗紅色の小さな花を多数咲かせます。

吾木香または吾亦紅という和名があり、秋の草原が似合う野草で、季節をあらわす花として、生け花や茶花の花材に使われます。10月から11月の初冬に根および根茎を掘り上げて、天日乾燥させたものを、生薬名で「地楡《ちゆ》」といいます。

強い収斂効果があるタンニンやサポニンを多く含み、清熱涼血、収渋止血作用を備えた佳品とされます。学名をSanguisorba（サングイソルバ）officinalisといいます。これは、ラテン語のsanguis（血）とsorbere（吸収する）を合わせたもので、「優れた止血効果のある生薬」という意味があります。

『神農本草経』には中品に収載され、解熱、鎮痛、抗菌、抗炎症、止血、止汗、強壮効果が記されています。また、血管収縮作用もあり、慢性の血便、痔による出血、鼻血、吐血を改善する治療薬に用いられています。

地楡が配合されている方剤には、慢性気管支炎、喘息、気管支拡張症、上気道炎、などに繁用される「清肺湯」や「半夏地楡湯《はんげちゆとう》」「地楡槐角丸《ちゆかいかくがん》」などがあり、いずれにも、地楡の止血、収斂作用が利用されています。

最近、根および根茎から抽出された「われもこうエキス」の収斂、抗菌、抗炎症効果が注目されています。肌をひきしめてニキビ、たるみ、シミ、しわを予防したり、美白効果を期待するローション剤や化粧品類、歯茎をひきしめ、出血を止めて歯槽膿漏の予防・改善をする歯磨き剤、風邪の予防・改善に効果的なうがい薬などが続々と開発されています。

また、近年この調整エキスに育毛効果があることが研究され、かなりの信頼できる成果が得られていると報告されています。生薬は、もはや古典的な領域にとどまることなく、伝統を受け継ぎ守りながら、現代のニーズに対応し、日々進化を見せています。

吾も亦《また》　紅《くれない》なりと　ひそやかに（高浜虚子）

「吾もこうありたい」と願う思いが日々達成されています。

釣藤鉤（ちょうとうこう）

アルツハイマー病に

鉤葛《かぎかずら》は温暖な地域の山中、森林内のあまり日の当たらない場所に自生する常緑蔓性植物です。他の植物、樹木に絡まって成長する蔓性植物に見られる生命力にみちた植物です。

茎（蔓）の各葉腋に出る枝が変形して湾曲した鋭い釣り針のような形の鉤形状になり、その鉤が同じ枝（茎）に、単生（1個）、対生（2個）を交互に繰り返して、ほぼ規則的に配列をなしてつきます。これらの鉤を周囲の樹木にひっかけてそこに巻きつかせて固定させ、上へ上へと蔓を伸ばしていきます。大木の頂上まで登りつめると、横に広がり樹木を占領するほどの勢いとなります。

6月から7月頃、枝先近くの葉腋から花茎を出してその先端に黄緑色の小さな花が集まった球形の花序をつくります。黄緑色をした栗の毬のような形で、同じ枝先に数個がまとまって出る様子にユニークな花姿があります。果実は朔果で、花がそのまま枯れたような形をしています。この果実が熟す頃に、短枝が変形した鉤の部分を節ごとに切り取り天日乾燥させたものを生薬名で「釣藤鉤《ちょうとうこう》」といいます。

薬効は、鉤の部分だけではなく、蔓の節間《せっかん》部分にも同様にあります。ただ、鉤がついた若い蔓には、古い蔓に比べると有効成分のアルカロイドが多く含まれているということはいえます。成分には、インドール系アルカロイドのリンコフィリン、イソリンコフィリン、コリノキセイン、イソコリノキセイン、ヒルスチンが含まれています。リンコフィリンには、血圧降下、骨格筋収縮抑制、抗痙攣作用があります。

配合処方例には、高血圧、めまい、肩こり、耳鳴り、神経症状、脳出血、脳血栓治療薬の「釣藤散《ちょうとうさん》」、血流改善効果のある「七物降下湯《しちもつこうかとう》」が高血圧、のぼせ、頭痛改善、治療に使われます。

不眠症、精神不安、神経過敏治療薬である「抑肝散《よくかんさん》」の構成主薬に使われている釣藤鉤に、アルツハイマー病の原因物質の一つであるアミロイドタンパク質の凝集を制御する作用があることが発見されました。アルツハイマー治療に対する有効性が認められた釣藤鉤の、更なる臨床応用と研究成果が注目されています。

猪苓（ちょれい）

制がん効果

猪苓は、ブナ、ミズナラ、カエデ、ダケカンバなどの落葉広葉樹木、またはこれらの伐採後に残る切り株の根に寄生する菌類の形成物です。この菌類は白腐《しろぐさ》れ病を起こすといわれ、生きた樹木には有害な木材腐朽菌といわれています。

比較的に水はけの良い場所で、地下の浅いところに宿主（被寄生樹木）の根に沿って、菌糸を出して分化させ硬い組織の塊である「菌核《きんかく》」を作ります。この菌核、あるいは宿主から直接に食用茸の舞茸型の「子実体《しじつたい》（きのこ）」を発生させます。

「猪苓舞茸《ちょれいまいたけ》」と呼ばれる子実体は、数年に一度しか生じない大変希少価値のあるもので、中々目にすることができないといわれるものです。その野生品は極めて少なく、日本では、北海道や北日本の寒冷地に分布するといわれ、舞茸特有の香りと味わいがあるという「幻の茸」です。秋に、菌核を掘り取り土砂を除いて乾燥させたものを生薬名で「猪苓《ちょれい》」といいます。表面が黒褐色で、所々にくびれがある形をしており、それが猪の糞を思わせることから名前が付いたといわれます。

赤松や黒松などの松の根に寄生する漢方生薬に「茯苓《ぶくりょう》」があります。猪苓と植物学上では同じサルノコシカケ科に属し、高い制がん効果のある茸類として、多くの漢方方剤に茯苓と猪苓が一緒に配合されます。

猪苓は『日本薬局方』に収載されている「菌類生薬」です。成分には、エルゴステロール、アミノ酸、多糖類を含み、抗腫瘍、抗脂肪肝、発がん抑制、利尿作用があります。利尿を促進させ、熱を伴う湿病を改善する「利水滲湿《りすいしんしつ》」薬に使われます。しかし、猪苓の利尿作用は強く、また茯苓が持つ「補益（消化機能低下を回復させる働き）」の効能がないので『神農本草経』には中品に分類されています。

猪苓が配合されているものに、腎炎、尿道炎、排尿困難など尿路の熱や腫れを和らげて尿の出を良くする「猪苓湯」や胃腸炎、食中毒、暑気あたりに使われる「胃苓湯」などがあります。猪がこの菌核（猪苓）や子実体（猪苓舞茸）を好んで食べることから、「野猪食」とも呼ばれるそうです。

天南星（てんなんしょう）

抗痙攣薬

山野、丘陵などの湿気が多く温暖な林床《りんしょう》、竹藪に自生する天南星類は、サトイモ科テンナンショウ属の多年草です。非常に種類が多く、世界では150種、日本でも60種近くあるといわれます。その中の舞鶴天南星の塊茎を薬用に用いたものを、生薬名で「天南星《てんなんしょう》」といいます。ほかに、浦島草、武《む》蔵鐙《さしあぶみ》、高麗天南星、朝鮮天南星などが使われます。天南星は、生のままを利用するものと修治（加工）を加えたものがあります。

天南星類は草丈が30〜50センチほどで、4月から6月頃に葉柄の基部から一つの短い花茎を出し、そこから仏炎苞《ぶつえんほう》に覆われ直立した肉穂花序をつくります。仏炎苞は、烏柄杓《からすびしゃく》（生薬・半夏）などサトイモ科に属する植物の特徴的な花の一部分で、葉が変化したものです。花柄の先に付いて、肉穂花序をスカートのようにぐるりと一周して包み、ラッパ状になります。

秋に地上部が枯れた頃に塊茎を掘り出し、髭根を取り除き外部のコルク層を剝いで、輪切りにして天日で乾燥させます。これに生姜を加えて焙製したものを「製南星《せいなんしょう》」、牛の胆汁で焙製したものを「胆南星《たんなんしょう》」、薬品による焙製を加えていないものを「生南星《しょうなんしょう》」といいます。

サポニン、デンプン、アミノ酸、シュウ酸、ギ酸、安息香酸を含み、去痰、鎮痛、鎮痙、利尿、鎮静、抗腫瘍作用があります。特に、去痰や痙攣を鎮める効果を利用する常用薬に使われています。天南星が配合されているものに、五十肩、上腕痛、肩こり、関節リウマチの治療薬「二朮湯《にじゅつとう》」がありますす。ほかに、「清湿化痰湯《せいしつけたんとう》」「導痰湯《どうたんとう》」「小活絡丹《しょうかつらくたん》」が鎮痙、去痰薬に使われます。

『神農本草経』、『名医別録』では、治療薬の下品に分類されています。顔面神経麻痺、半身不随、めまい、破傷風、小児の熱性痙攣（ひきつけ）の症状改善、治療薬に使われます。

近年では、子宮頸がんなどのがん治療や腫瘍の補助薬として使われ始め、臨床効果も見られるようになり、今後の研究、臨床結果が期待されています。

当薬（とうやく）

良薬は口に苦し

非常に苦い最強の苦味健胃薬です。苦いハーブの代表格として世界でもその名が知られている「ビターハーブ」の一つです。学名をOphelia japonica Grisebといいますが、『日本薬局方』には

Swertia japonica Makino（日本の千振《せんぶり》）として収載されている日本固有の生薬です。

生薬「当薬」の基原となるのはリンドウ科センブリ属の千振です。日当たりの良い、やや湿気を含む山野の草地に自生し、日本各地に広く分布する草丈30センチほどの二年草で、細い茎や葉が薄紫色を帯びることのある美しい薬草です。秋分を過ぎる頃になると、細かく枝別れした枝先や枝先近くの葉腋に白い花が満開になります。花びらは五弁に深裂し、縦に紫色の条線が入り蜜腺溝が通っており、蟻が蜜を吸いにきます。

生薬名の由来は、「よく効く薬」を言い表す「当（まさに）薬（くすり）たるべし」という意味からきました。また、植物の和名は、「千回振りだしても（煎じ出しても）まだ苦い」ということから名付けられたといわれます。

開花期に、根、茎、葉、花、全ての部分（全草）を採取して乾燥させたものを生薬名で「当薬《とうやく》」といいます。全草を薬用に使う薬草類の採取時期は、植物の最盛期である開花期に行うのが基本ですが、千振の場合は花期が過ぎて結実が終る頃でも成分は変わりません。「種」の保存のためにも種が地に落ちてからの採取が望ましいです。

含有成分はスエルチアマリン、アマロゲンチン、アマロスエリンなどセコイリドイド系モノテルペン配糖体です。アマロゲンチン、アマロスエリンは、生薬界有数の苦味成分であるうえに、特にアマロスエリンは天然物で屈指の苦味物質とされています。

西洋医学の影響が浸透し始めた江戸時代に薬物研究者の遠藤元理《えんどうげんり》が著わした書物『本草弁疑《ほんぞうべんぎ》』（1681年）の中で、「腹痛の和方に合するは、この『当薬』を用うべきなり」と記しています。苦味健胃薬としての優れた効能が広く用いられ、消化不良、下痢、胃腸薬として重用されていたことが分かります。また、今日では、胃液分泌促進、胆汁分泌促進、抗腫瘍、肝機能改善、皮膚細胞の血行促進、毛細血管拡張、発毛促進作用も認められています。

当薬の広い領域での活躍がみられるようになりました。

菟糸子（としし）　皮膚疾患に塗布

根無葛《ねなしかずら》はヒルガオ科ネナシカズラ属の蔓性一年草です。根も葉も葉緑素もなく、ほかの植物から養分を吸い取って成長する完全寄生植物です。寄生植物には、お互いに利用し合う半寄生と全面的に依存して生きていく完全寄生があります。

日本に生息する根無葛の類には、他に亜米利加《あめりか》根無葛、浜根無葛、豆倒《まめだおし》があります。北アメリカに自生していたものが驚異的な繁殖力で分布を広げ、今では世界の至るところで見られる植物です。日本へ何時頃にわたってきたのかは不明ですが、帰化植物となり、各地に自生しています。

種子が地に落ちて発芽する時点では付いている根は、黄色い針金状の茎が伸びて他の草に絡みつき始めると消滅します。茎には多数の吸盤のような突起（寄生根）があり、被寄生体に巻きつきながら差し込んでそこから養分を吸収して繁茂していきます。植物全体が淡黄色で、寄生先の緑色をした植物の上に覆い被さるようにして触手を広げている光景には独特の異様な雰囲気があります。

初秋に、短い穂状花序をつくり小さな白い花を多数咲かせます。秋に実る果実は蒴果で黒褐色の卵形をしており、熟すと上部の蓋がとれます。果実には熟すと裂けて中の種子を放出する裂開果（蒴《さく》果《か》）があり、果皮が蓋のように外れるものを蓋果《がいか》といいます。秋、この種子が裂開する前に採取して陰干しで乾燥させたものを生薬名で「菟糸子《としし》」といいます。カロテン、ルテイン、エポサイドなどを含み、滋養強壮、腰痛、膝痛、冷え性改善に使います。

あせも、いんきん、たむし、にきびなどの皮膚炎には、生の茎を搾った汁を患部に塗布すると効果があるといいます。このように有用性があるものの、宿主を選ばずに何にでも寄生して繁茂していくので、日本在来の植物や農作物にも寄生する可能性が高く、その悪影響が危惧されています。日本の「外来生物法」では、根無葛を「要注意外来生物」に指定して、その対策が考えられています。

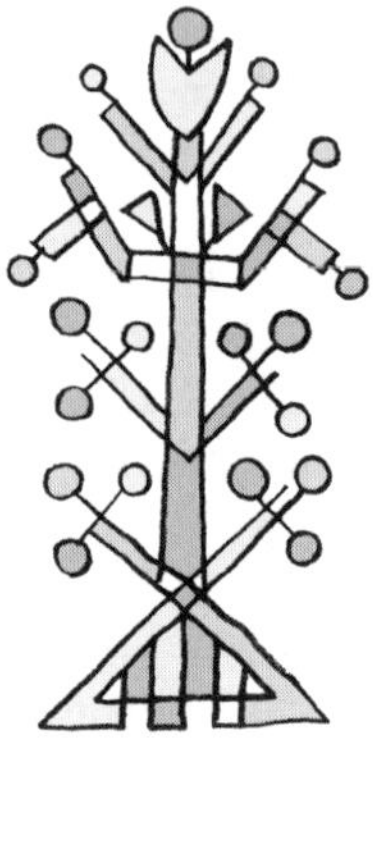

南沙参（なんしゃじん）

慢性の咳、痰を鎮める

釣鐘人参《つりがねにんじん》は、日当たりのよい丘陵、里山、草地、道端に自生するキキョウ科ツリガネニンジン属の多年草です。秋に咲く白色や薄紫色の花姿が釣鐘の形をしていることと、薬用に使われる太くて長い根の形が高麗（朝鮮）人参に似ていることから、その名が付きました。古くは、「ととき」と呼ばれていたもので、キク科特有の芳香がある山菜です。

草丈は40~100センチほどです。植物全体が繊毛で覆われ、腺細胞があり、茎を切ると白い液汁が出てきます。学名はAdenophora japonicaといい、「腺がある日本の植物」という意味になります。

秋から初冬にかけて、地上部が枯れた頃に根を掘り出し、髭根と外側のコルク層を取り除き水洗い後天日で乾燥させたものを生薬名で「沙参《しゃじん》」または「南沙参《なんしゃじん》」といいます。日本薬局方外生薬規定に適用されている生薬です。『神農本草経』では、「内臓機能の低下を補い助け、肺の働きを向上させる」上品に分類されています。さらに、『名医別録』では、「五臓の機能を助け高める生薬」として記述されています。

漢方での薬効は、肺や胃の機能を助け、肺にこもった余分な熱をさます「清熱去痰」作用があり、肺熱による慢性の咳、痰を鎮める効果があります。慢性気管支炎、喘息の症状緩和、治療に使われます。

成分には、苦味、渋味成分で、強い抗酸化作用があり、細胞の老化、突然変異抑制作用が認められ、がん予防効果が期待されるサポニンや牛蒡の根に多く含まれる水溶性食物繊維で、腸内に入るとフラクトオリゴ糖に変化してコレステロール吸収を抑制して、糖尿病、動脈硬化予防に効果のあるイヌリンを含みます。

沙参と呼ばれる生薬には、釣鐘人参を基原とする「南沙参」と浜防風を基原とする「北沙参」があり、鎮咳、去痰には北沙参が多く使われています。今日では、南沙参は、肺熱を取り除く強い作用が注目されて、茯苓、麦門冬、天門冬、桃仁、甘草などとともに、肺がんの抗がん剤治療の効果を高める漢方生薬として繁用されています。

敗醤根（はいしょうこん）

慢性虫垂炎の要薬

二十四節気の一つ、「白露」は秋分の15日前で、陽暦の9月7日頃にあたります。秋の草花に置く露が、きらきらと輝く様子を表します。秋の七草が咲き始めるのもこの頃です。

秋の野に咲きたる花を指折りて　かき数ふれば七草の花
萩の花、尾花、葛花、撫子が花、女郎花、また藤袴、朝貌が花*

＊夏に咲く朝顔ではなく、秋に咲く桔梗を指すといわれます。

万葉集（7世紀～8世紀後半、飛鳥時代）の選者の一人、山上憶良が詠んだこの二首の歌によって秋の七草が定着していきました。この中で、葛、撫子（河原撫子）、女郎花、藤袴、桔梗には薬効があり、漢方薬、民間薬の生薬として用いられています。また、秋の七草はいずれも花姿が美しく、古くから歌に詠まれ、文学作品に登場しています。とりわけ、女郎花は明るく華やかな花色で、麗しい女性を表す花として愛でられています。

細い茎の上部が枝分かれして、その先に黄色の小さな花を多数咲かせる柔らかで、ふんわりとした様子に趣きがあり、そのたおやかな姿を美しい女性（おみな）に例えて、女郎花《おみなへし》と呼びます。同じ種で、花色が白く、茎もしっかりとして太くたくましさが感じられる方を男郎花《おとこへし》と呼びます。

どちらにも、美しい花姿には似合わない腐敗した醤油のような不快な特異臭があります。この匂い成分が優れた薬効のもとで、地上部を乾燥させたものを生薬名で「敗醤草《はいしょうそう》」、根を乾燥させたものを「敗醤根《はいしょうこん》」といいます。

消炎、浄血、抗菌、殺菌、鎮静、排膿作用などさまざまな効能があり、腸炎による腹痛や下痢、慢性や急性の虫垂炎、肝炎、腫物、そして婦人科領域の治療薬に使われます。女郎花は万葉集をはじめ、江戸時代の芭蕉や蕪村に至るまで、多くの歌人、俳人によってその美しさが詠まれています。中でも、西行法師の『山家集』にある一首では、女郎花が詩情豊かに、一枚の絵画のように描かれています。

たぐひなき　花の姿を女郎花　池の鏡に写してぞ見る

敗醤という名がつくほどの、特異臭をものともしない女郎花の魅力は、野に咲く素朴で優しげな花姿にあるのでしょう。

薄荷（はっか）　鎮静効果

薄荷は、シソ科ハッカ属で、湿った土地、草地、道端に自生する宿根草です。原産地はヨーロッパで、古代ギリシア、ローマ時代には、食用、薬用のほかに香りを楽しむ薬草としても利用されていました。

生薬とされる薄荷には、ミント（クールミント）と呼ばれる「日本薄荷」「和種薄荷」、ペパーミントと呼ばれる「西洋薄荷」があります。ミント類は、栽培されているものだけでも数十種類あり、ハーブとして大別すると、クールミント、ペパーミント、スペアミントの3種類に大別されます。

『日本薬局方』で収載生薬に規定している日本薄荷は、英名で「ミント」と呼ばれています。メントールの含有量が最も多いといわれ、強い香りと辛味が特徴で、生薬としては日本産の品質が一番良いとされています。合成メントールが製造されるまでは、日本薄荷が世界に輸出されていました。西洋薄荷（ペパーミント）は、ミント類の中では最も歴史が古く、刺激的な香りと清涼感があります。

日本薄荷は、草丈が40センチほどで、茎は四角形で茎の上部がまばらに分枝しています。秋、葉腋に薄紫色の唇形をした小さな花を多数密集して咲かせ、植物全体に芳香があります。開花期に地上部を採取して、天日乾燥させたものを、生薬名で「薄荷《はっか》」といいます。メントール、イソメントン、ピネン、カンフェン、リモネン、ピペリトンを含みます。

漢方では、味は辛く、清涼感で痛みを取り除く「辛涼解表」薬に分類しています。血行促進、健胃整腸、胆汁分泌促進、血管拡張、殺菌、消炎、抗腫瘍、解熱、鎮痛作用があります。配合方剤には、風邪、頭痛、インフルエンザ、副鼻腔炎、鼻づまり、血の道症治療の「川芎茶調散」や、目の充血、吹き出物、湿疹など化膿性の皮膚疾患治療に出される「清上防風湯」があります。「防風通聖散」は、抗肥満の薬に使われています。有効成分のメントールは眼精疲労に効果があるので、別名で「目草《めぐさ》」、「目張り草《めはりぐさ》」とも呼ばれます。体とともに目にもリラックス効果があります。

彼岸花（ひがんばな）

抗認知症薬に

白やピンク色のコスモスが涼風に揺れ、赤トンボがスイスイと飛びはじめると、夏から秋へと季節は移ろいます。秋の彼岸を迎える頃、田畑の畦《あぜ》道や道端に、彼岸花が燃え立つような赤い花を咲かせます。すっと伸びた50センチほどの茎には、葉も枝もなく、その先端に花が咲く姿には独特の雰囲気があります。

ヒガンバナ科の多年草で全体に強い毒を含む有毒植物です。弥生時代、稲作の伝来時に、稲を小動物の害から守る目的で稲と一緒に中国からもたらされたといわれます。秋の彼岸時分に咲くので、彼岸花と呼ばれ、ほかに曼珠沙華《まんじゅしゃげ》という麗しいものから、忌み嫌われる意味をもつものまで数多くの呼び名をもつ植物です。中でも、花が咲き終わって散った後に、葉が茂ることから「花は葉知らず、葉は花知らず」というどことなく禅問答めいた名称もあり、一興のある植物です。

全草に危険な毒性を含む一方で、その成分は卓越した薬効を現します。彼岸花の主成分はガランタミンで、ほかに、セキサニン、リコリンといったアルカロイド類を含みます。アルカロイドとは、ニコチン、モルヒネ、コカインなど複雑な塩基性化合物を総称したもので、いずれにも強い毒性があります。

近年、彼岸花の含有成分、ガランタミンは認知機能発現に重要な脳内アセチルコリン量を増加させて認知症を治療する医薬品であることが世界的に認められていました。日本でも、2011年1月に、ガランタミンは抗認知症薬として、厚生労働省に認可されました。また同期して、リバスチグミン、メマンチンも認可され、現在では、従来のドネペジルも加えて、四種のアルツハイマー病の治療薬が用いられています。

認知症には、脳梗塞や脳出血によって脳の組織が破壊される脳血管障害型と、原因不明で脳の神経細胞が激減し脳が委縮するアルツハイマー型の二種類があります。認知症研究が進むなか、脳血管障害型認知症の原因には、高血圧、動脈硬化などの生活習慣病が関係することも分かってきました。バランスのとれた食事、適度の運動、質の良い睡眠など健康的な生活を心がけ、ストレスとも上手に付き合うことが、認知症予防につながります。

一方、アルツハイマー型認知症の発症のしくみは不明で、今後の究明に伴う予防と治療の確立が切望されます。

篦麻子油（ひましゅ）

強い下剤

唐胡麻は、熱帯アフリカ原産で草丈が3メートルにもなる大形の一年草です。トウダイグサ科トウゴマ属で、古くから油脂植物として栽培されてきました。茎は太く中空で、光沢のある大きな葉には掌状の切れ込みがあり、その形は八手《やつで》に似ています。秋、茎の先や葉腋から円錐形の総状花序をつくり、小さな花を密生させて咲かせます。花穂の上部に雌花、下部に雄花がつきます。花後に結実する果実は朔果で、秋に熟すと三片に分かれ、中には楕円形の暗褐色の種子が入っています。

秋に成熟した種子を採取して日干し乾燥させたものを生薬名で「篦麻子《ひまし》」といいます。この種子から絞り摂った脂肪油が「篦麻子油《ひましゆ》」と呼ばれ、『日本薬局方』に収載されている生薬です。成分の大半は脂肪油（篦麻子油）で、その主成分はリシノール酸のグリセリドです。ほかに、瀉下効果のあるリシノレインやグロブリン、ヌクレオアルブミン、グルコプロテインが含まれています。また、毒性タンパクのリシン、アルカロイドのリシニンが含まれていますが、これらは加熱により分解する物質です。篦麻子油の効能は瀉下、利尿、皮膚潤浴作用で、便秘、むくみ解消に効果があります。

篦麻子油は古くから薬用に使われていた歴史があり、紀元前1552年頃に書かれたものとされている古代エジプト時代の医学、薬学の貴重な文献『エーベルス・パピルス』にその名が記述されています。この文献には、アヘン、アロエ、ゲンチアナ、センナ、ヒヨスクやスパイスのコリアンダー、ミントなど今日でも同じ用途で用いられている数多くの重要な生薬が収載されています。

中国では、唐代の医学書『新修本草』（659年）に篦麻子の記載があります。また、平安時代の百科事典『和名類聚抄』（932年）にその名が記されていることから日本へは、飛鳥時代頃に中国（唐）からもたらされたものとされています。

唐から伝来したので「唐胡麻」と呼ばれる篦麻は瀉下薬として便秘改善に使われるほか、彼岸花の根（彼岸根《ひがんこん》）と合わせたものを足裏に貼るむくみ解消の民間療法に使われ、その効果が注目されています。

ベラドンナ　シーボルト点眼薬

ベラドンナは、ヨーロッパ中南部、中央アジア、北アメリカに分布するナス科ベラドンナ属の多年草です。医薬品原料として世界で栽培され、冷涼な地域に生育する植物であるために、日本では長野、東北、北海道で栽培されています。

ベラドンナはヨーロッパでは、古くから知られている薬草です。その葉は、生薬「ベラドンナ葉《よう》」

といい、中世ルネッサンス時代には、女性が瞳孔散大作用のある葉の絞り汁を薄めて点眼し、瞳孔を開いて輝く魅力的な瞳に見せることが流行したそうで、それにより、イタリア語で「麗しい貴婦人」という意味の「ベラドンナ」という名が付けられました。

この危険極まりない美容法が、今日では、眼科領域や医療の分野で活用されています。眼底検査に使われる瞳孔散大薬に使われ、また、生薬「ベラドンナ根《こん》」として硫酸アトロピンの原料に用いられ、『日本薬局方』に収載されている重要生薬の一つに挙げられています。

ベラドンナにはトロパンアルカロイドのアトロピン、スコポラミン、ヒヨスチアミンなど強い毒性を示す物質が含まれています。これらの有毒物質は医療用成分として、副交感神経を抑制する薬の製造原料に使われます。

トロパン型アルカロイドを含むナス科の近縁種には、アトロパ属（ベラドンナ）、ダチュラ属（チョウセンアサガオ）、スコポリア属（走野老《はしりどころ》）があります。いずれも、鎮痛、鎮痙薬として医療現場では欠くことのできない重要医薬品です。

日本には、ベラドンナと形態、含有成分、薬効が大変類似している走野老が自生しています。ナス科ハシリドコロ属で、生薬名を「莨菪根《ろうとこん》」といい『日本薬局方』に収載されています。この走野老はベラドンナと深い関係で結ばれています。江戸時代後期、日本に滞在していたドイツ人医師のシーボルトによって発見された日本特産の生薬です。

ベラドンナと走野老の草姿がよく似ているために、シーボルトが走野老をベラドンナと勘違いしたことから、見事な素晴らしい「駒」がでたという「シーボルト効果」にまつわるエピソードの一つです。

扁豆（へんず）　疲労回復

お節料理の黒豆、お祝いの赤飯、納豆に使われる黄色の大豆、大豆の未熟果で今やビールのつまみの定番となり青々と美味しそうに茹だった枝豆、そして、生薬の白扁豆《はくへんず》（生薬名・ヘンズ）。黒豆類は、栄養価が高く、五色を揃え、木、火、土、金、水の五行説に適った食品といわれます。黒色の「黒豆」、赤色の「赤小豆」、黄色い「大豆」、青い「枝豆」そして白色の「ヘンズ（扁豆）」は脾臓、胃を守ります。

生薬「ヘンズ」はマメ科フジマメ属の「千石豆」と呼ばれる蔓性、一年草植物の完熟種子を乾燥させて使います。藤豆は、インドでは紀元前より薬用、食用に栽培されていました。日本へは江戸時代にもたらされました。

学名を Lablab purpureus（紫色のフジマメ属）といいます。初秋、葉腋に藤に似た薄紅紫色または白色の蝶形花を咲かせ、花後に結ぶ果実は、莢の中に種子を含む豆果です。赤紫色の莢は扁平で4~10センチほどになります。

花は「扁豆花《へんずか》」という生薬で、瀉下、膿血、帯下改善に使われます。扁豆には白色と黒紫色があり「白扁豆」「黒扁豆」と呼ばれ、この両者を合わせて扁豆ということもあるので『日本薬局方』では、この名（扁豆・ヘンズ）を用いて収載されています。

成分にはタンパク質、炭水化物、脂肪、各種ビタミン類、サポニン、ニコチン酸、チロシナーゼ、フラボノール配糖体が含まれ、消暑化湿、和中健脾、利尿、解毒、滋養強壮、疲労回復作用があります。

扁豆（ヘンズ）が配合されている処方例に、「参苓白朮散《じんりょうびゃくじゅつさん》」があります。これは、甘草、桔梗、山薬、人参、白朮、茯苓などが組み合わされたものです。

慢性、急性の下痢、慢性胃腸病、消化不良、胃腸虚弱、体力虚弱、病後の体力低下の改善、回復薬に使われます。また、食中毒、二日酔いの酒毒、魚介類による中毒、下痢、嘔吐の治療にも効果があります。

栄養価が高い豆類には、強い抗酸化作用をもつ苦味成分のサポニンが豊富に含まれ、血圧低下、コレステロール値低下、がん予防効果があります。まめに日々を過ごす手助けをしてくれます。

茅根（ぼうこん）

浮腫に有効

生薬「茅根」は茅萱《ちがや》の根茎を乾燥させたものです。イネ科チガヤ属の多年草で日本各地の日当たりの良い田畑のあぜ道や野原、河原に自生しています。かつては、茅萱葺《ぶ》きの屋根など住まいにも使われていました。

草丈は30～80センチほどで、春、若葉が開く前に茎の先端から花穂を伸ばし、柔らかな絹糸のような光沢のある白色の毛に包まれた褐色の花を群がり咲かせます。この花穂を「茅花《つばな》」といいます。ふわっとした花穂を抜き取って口に含むと、うっすらとした甘い味がします。

花穂と同様に甘みがある薬用部位の根茎は細く淡黄色で地下を横に伸びて繁殖していきます。寒くなる晩秋、地上部が枯れ始める頃に根茎を掘り上げ髭根を取り除き陰干しで乾燥させたものが、『日本薬局方』収載の生薬「茅根《ぼうこん》」で、『神農本草経』には保健薬の中品に分類されています。

成分にはトリテルペン類のシリンドリン、アルンドイン、シミアレノールや果糖、クエン酸、シュウ酸、リンゴ酸が含まれます。漢方では、比較的に体力のない冷え症の諸症状にも利用できる利尿、消炎、止血剤として使われます。

体内に停滞する熱をとり、水分を補う「清熱生津《せいねつせいしん》」、血液中にある余分な熱を冷まして充血などの熱症状を鎮める「涼血《りょうけつ》止血《しけつ》」、体内に滞る水分を排出させてむくみを解消させる「利水《りすい》消腫《しょうしゅ》」、風にあたることで悪化する各種疼痛を緩和する「去風止痛」などの効能があります。

脚気、痛風、膀胱炎、糖尿病、黄疸、腎炎、浮腫、水腫、血尿、鼻血、喀血、咳、痰、排尿困難などさまざまな症状に応用されます。茅根が配合されているものに「茅根湯」、「急性腎炎法」があり、急性腎炎や妊娠中のむくみに効果があるといわれます。

端午の節句の粽《ちまき》は、茅萱の葉に餅を包んでいたことから「茅《ち》巻《ま》き」と呼ばれます。また、夏と冬の晦日には健康、幸せを祈願する「茅《ち》の輪《わ》くぐり」の神事が各地の神社で催されます。秋の野原に群生し、涼風にゆれる茅萱の風情ある景色は、遠く大和の時代から日本の平和な姿を映し出しています。

木槿皮（もくきんぴ）　水虫に効果

花芙蓉《はなふよう》に似た大輪の優雅な花を咲かせる木槿《むくげ》はアオイ科フヨウ属の落葉低木です。高さは2～4メートルほどになり、排気ガスなどの公害にも強い花木なので、生垣や道路沿いに多く植えられています。

6月頃、新しい梢の節から短い花柄を出し始め、夏から秋にかけての長い期間、白色、ピンク、薄紫色の花を咲かせます。次から次へと花を咲かせ続ける木槿は、静寂な茶室に夏の茶花として活けられます。花は10～18センチと大型で華やかな趣があり、俳句では、秋の季語とされます。華やかさと移ろいやすさをもつ木槿の姿は、江戸時代に活躍した著名な俳諧師の松尾芭蕉や小林一茶の句にも詠まれています。

日本へは、奈良時代に中国から薬用植物としてもたらされ、その花が美しいことから観賞用として江戸時代に多くの品種が開発されました。さまざまな花色がありますが、薬用には白色の花を咲かせる品種が用いられます。

夏、花が少し開きかける開花直前の蕾を採取し、天日で乾燥させたものを生薬名で「木槿花《もくきんか》」といいます。サポナリン、粘液質を含み、煎じたものを、下痢止め、胃腸カタルの改善に使います。また、幹、枝などの樹皮を剝いで乾燥させたものを生薬で「木槿皮《もくきんぴ》」といい、殺菌、痒み止めの作用をもちます。木槿皮は、中国明代の医師、李時珍による『本草綱目』（1590年）に記述されている生薬です。

一般には、解熱、利尿、解毒、抗腫瘍作用が認められていますが、特に注目されているのが、皮膚疾患、疥癬、痒み止めの効果で、古くから水虫の治療薬として使われてきました。水虫（皮膚真菌症）は、真菌（カビ）の一種である白癬菌が体中の皮膚に寄生して起こる感染症です。手に寄生すれば「手白癬」、足の「足白癬」、「爪白癬」、頭では、「頭部白癬（しらくも）」内股は、「股部白癬（いんきんたむし）」と寄生場所で呼び名が変わります。

完治困難な皮膚疾患ですが、近年、木槿皮にサリチル酸を加えたものが「チンキ剤」として開発されています。使用する場合には、医療関係の専門家からアドバイス、指導を受けることが大切です。

木通（もくつう）　女性にやさしいアケビサポニン

秋になり、木々が美しく色づく頃、山野の草や木に蔓を巻きつかせて伸びていくアケビが、薄紫色をした楕円形の実をつけます。アケビ科の薬用植物で、蔓性植物特有の大きな導管が貫通していることから「木通《もくつう》」と呼びます。

果実が成熟すると、分厚い果皮が縦に開裂して中の実が見えることから「開け実」といい、それが転訛してアケビになったといわれます。半透明の果肉の中には、多数の黒い小さな種子を包んだゼリー状のぶよぶよとした棒状の塊があります。

さわやかな甘みがあり、コラーゲンの生成を促すビタミンCの含有量は、苺や柿にも匹敵するといわれます。果皮には利尿効果の高いカリウムや強い抗酸化作用のある色素成分のアントシアニンが豊富です。

アケビ類には小葉が3枚の三つ葉アケビ、5枚のアケビ、そしてこの両方の雑種で小葉が5枚ある五葉《ごよう》アケビの3種類がありますが、薬効はいずれも同じです。年数を経て木化した茎（蔓）を天日で乾燥させ輪切りにしたものが、生薬「木通《もくつう》」で、漢方薬や民間薬に使われます。

含有成分は、強い抗酸化力をもつ苦味物質のアケビサポニンや利尿効果のあるカリウムです。漢方の薬能は、「清熱利水」といい、体内に感染したバクテリアを排除して、炎症を起こしている細胞に滞った余分な熱を取り除き、水分の循環と排泄機能を整えること、そして胃、脾臓など内臓の働きを活性化することとあります。

漢方では、木通がもつこれらの効能を利用して、泌尿器科や婦人科領域でよく使われる「五淋散《ごりんさん》」や「加味解毒湯《かみげどくとう》」に配合します。利尿、殺菌、消炎、鎮痛、通経効果が、前立腺炎や女性に多い膀胱炎、尿道炎、月経不順、母乳不足、浮腫、女性器官の辛い症状緩和や治療に重用される薬です。

アケビのつるは、籠や家具、吊り橋のロープの材料に使われます。奈良の正倉院には、筆や数珠、書物を収める「御書箱」というアケビのつるで編んだものがあるそうです。食用、薬用、生活用品にと広く活用されるアケビの花言葉は「才能」。まさに、アケビはマルチタレントの持ち主です。

木瓜（もっか）

強い抗菌作用

日本薬局方外生薬規格では、中国原産の花梨《かりん》を生薬名で「木瓜」、美しい花を咲かせる庭木として植えられる通常の木瓜を「皺皮木瓜《しゅうひもっか》」、そして、日本原産の草木瓜《くさぼけ》を「和木瓜《わもっか》」としています。中国産の木瓜は、バラ科植物のマボケでこれを漢方生薬「木瓜《もっか》」と指定しており、日本では花梨を生薬「木瓜《もっか》」としています。「所変われば品変わる」の生薬学版がここに存在しています。

花梨、木瓜《ぼけ》、草木瓜はいずれも、春には淡いピンク色や紅色の花を咲かせ、秋には同じような形をした良い香りの果実を実らせます。その果実は生薬としてそれぞれに用いられています。

「和木瓜」の基原となる草木瓜は、日本の本州以南に自生する草丈1メートルほどの常緑低木で、唯一、日本原産の木瓜類です。乾燥させた果実には、鎮咳、去痰、抗炎症作用があり、日本では漢方生薬の代用に使われます。

「皺皮木瓜」の基原植物、まぼけの秋に実る果実を湯通しして縦割りにし、乾燥させたものを生薬に使います。リンゴ酸、酒石酸などの有機酸やトリテルペン類のオレアノール酸が主成分です。去風湿薬に分類され、筋肉や関節のしびれをとり、緊張を和らげ、血液や体液の循環を良くする働きがあり、漢方処方には「鶏鳴散《けいめいさん》加茯苓《かぶくりょう》」があります。筋肉の痙攣、嘔吐、脚気、リウマチ、下痢、水腫の改善薬として使われます。

『日本薬局方』で「木瓜《もっか》」と規定している生薬基原植物の花梨は、木瓜《ぼけ》と同じバラ科に属する落葉低木で日本各地に分布しています。同じく、秋に収穫した成熟果を天日乾燥させたものが生薬で、数種の有機酸、フラボン、タンニンを含み、鎮咳、鎮痛、利尿薬として、また、腰、膝の運動麻痺、脚気、関節痛の改善薬として利用されています。

花梨、木瓜、草木瓜の果実には甘い芳香がありますが、味は酸味が強く固いので生食はできません。しかし、美しい花や果実の甘い香りは、疲れた心や体を優しく和ませてくれます。

射干（やかん）

呼吸器系炎症痛に効果

緋扇《ひおうぎ》は比較的に温暖な地域の山野、草地に自生し、また観賞用にも栽培されているアヤメ科アヤメ属の多年草です。京都の祇園祭の頃に咲くので、その時期に生け花や花瓶の投げ入れ花材に使われます。

草丈は50~１００センチほどになり、太く短い根茎はストロン（匍匐茎）を出して根を張っていきます。秋風が立ち始める頃に、茎から花柄をだしてその先に六弁花を咲かせます。花色は赤味をおびたオレンジ色で内部に暗紅色の斑点があります。花後に結実する果実は、晩秋に熟し果皮がはじけて中から種子が現れます。種子は烏の濡れ羽を思わせるような艶やかな漆黒で、「烏羽玉《うばたま》」、「射干玉《ぬばたま》」と呼ばれます。

初夏から初秋にかけて掘り出した根茎を天日乾燥させたものを生薬名で「射干《やかん》」といいます。平安時代の医学者、深根輔仁《ふかねすけひと》が編纂した日本最古の薬物辞典『本草和名《ほんぞうわみょう》』（９１８年）に、その名の記述があります。

成分に、イソフラボン配糖体のイリジン、イリゲニン、ベラムカンジンや精油を含みます。射干を煎じた液や浸（水）剤には、抗菌、消炎、利尿、血圧降下作用が確認されています。

鎮咳、去痰、消炎、鎮痛、利尿、排膿薬として咽喉痛、扁桃腺炎、気管支炎、気管支喘息やこれらに伴う炎症性膿疼痛の緩和、改善に効果があります。射干が配合されている漢方処方には、「射干湯」、「射干麻黄湯《やかんまおうとう》」があります。「清熱利咽」の薬効があり、感冒、肺気腫、リンパ腫、腫れ物、気管支炎、喘息、咽喉痛の治療に、内服、外用薬として使われます。

緋色の花から「緋扇」また、平安時代の扇が檜《ひのき》の漆板を重ねて作られていたことに合わせて葉が檜扇状に並んで付いていることから「檜扇《ひおうぎ》」と呼ばれます。光沢のある漆黒の種子は魔除け、邪気除けの力があるとして、京都祇園祭の頃に、緋扇を生け花や花瓶の投げ入れ花材に使われます。夜の枕詞に使われる射干玉《ぬばたま》など風雅な呼び名がちりばめられています。

蘭草（らんそう）

血栓防止薬

秋の七草の一つ、藤袴《ふじばかま》は川原の土手や湿った草地に群生する、キク科ヒヨドリバナ属の多年草です。地下茎は細く長く横に伸びて増え、草丈は1・5メートルほどになります。

8月から9月の初秋、茎頂に淡紅紫色の花を散房状に多数咲かせます。生の葉を揉むと爽やかな香りがたち、乾燥させるとさらに強い芳香がでてきます。藤色の花を装束の袴に例え「藤袴」という雅な名前で呼ばれます。その色と香りは平安時代に貴ばれ、万葉集をはじめ多くの歌集で詠まれ、源氏物語にも登場しています。衣装に焚き染める薫香料や防虫剤、芳香料に使われ、洗髪の水に溶かし込まれたということです。

花が開く直前に地上部を蕾ごと刈り取り数日天日干しで乾燥させ、さらに陰干しをします。その間に香りが強くなり、これを生薬名で「蘭草《らんそう》」といいます。「蘭」には、「香りのよい植物」という意味があります。乾燥させることにより引き出される芳香はクマリンという成分によるものです。生の藤袴には感じられなかったものが、乾燥させると、クマリン配糖体がオルトクマリン酸に変化して芳香を生じます。

全草に精油が含まれ、水性エキスには血糖値降下、利尿、止渇効果があり、芳香化湿薬に使われます。「化湿《かしつ》」とは、湿度に関係する水溶性の病理（気）物質を取り除くという意味があります。消化吸収の中枢である脾臓の働きが、「湿」に犯されて機能低下を起こすことにより生じる症状、食欲不振、吐き気、軟便、浮腫、消化不良、倦怠感の改善に使われます。

クマリンには抗菌、抗血液凝固作用があり、藤袴を牧草として食べていた家畜の外傷による出血が止まりにくいことが注目されて、今日では藤袴の含有成分クマリンは血栓防止薬に配合されています。

藤袴は、秋の茶花に使われ、また芳しい香りには、補温作用があり、肩こり、神経痛、皮膚の痒みを改善する効果が入浴剤に利用されています。しかし、近年、藤袴には、肝毒性を示すピロリジジンアルカロイドが含まれることが報告されています。取り扱いには注意が必要です。

栗子（りっし）　栗は秋の養生食材

旧暦の9月9日は、五節句の一つ、重陽《ちょうよう》です。陽の数「九」が重なる佳い日とされます。この日に、健康を祈願して滋養豊かな栗の粉で作ったお餅を食べる風習があったことから「栗節句」ともいいます。

漢方では、栗を栄養価が高く、優れた薬効をもつ果実「なつめ、すもも、あんず、桃、栗」で代表される五果《ごか》の一つと称します。栗の果実を生薬名で「栗子《りっし》」といい、タンパク質、糖質、ビタミンB群が豊富で、腎、脾、胃などの内臓を温め血流を良くして、脚、腰、筋肉痛を緩和する滋養強壮の効果があり、薬膳では、秋の養生料理の食材として用いています。

ブナ科の落葉高木で、日本、中国が原産地です。名称の由来は、実を包んでいる殻が石のように固いことから、石を意味する古語「くり」がそのまま転訛したといわれます。青森県の三内丸山縄文遺跡に、栗の栽培跡が残されていたことから、５５００年前頃には、すでに果樹として栽培されていたとされます。

疲労回復に役立つビタミンB1をはじめ各種ビタミン類、ミネラル、食物繊維がバランス良く含まれています。特に、ビタミンCは主成分のデンプンにしっかり包まれているので加熱による損失が少なく、風邪予防に効果があり、コラーゲン生成を促す働きがあるのでアンチエイジングが期待されます。

民間薬として使われるのは、タンニンが多く含まれる葉、樹皮、イガ、そして実を包んでいる薄い渋皮です。抗酸化、抗菌作用があり、乾燥させて煎じたものを湿疹、あせも、やけどなどに湿布すると効果があるといわれます。

江戸時代前期に活躍した俳人、松尾芭蕉は栗の産地、伊賀の出身で、数々の名句の中に、栗が多く詠まれています。

行く秋や　手をひろげたる　栗のいが

手のひらを開いたような毬からのぞく艶やかな褐色の実。大切なものを優しく包み慈しむ心、そして、深まりゆく秋の静けさと自然の色彩の美しさが広がる詩情豊かな一句です。

鬼皮と渋皮をとった「かち栗」は勝利を意味する縁起の良い食べ物とされます。また、健康と豊作を願うおせち料理を明るく彩る甘い栗きんとんは、お正月には欠かせない一品です。

梨皮（りひ）　優れた薬能、百果の宗

秋の彼岸の中日（9月23日頃）、秋分は二十四節気の一つで昼と夜の長さが等しい日です。この頃から、瑞々しい梨が旬となります。バラ科の落葉高木で、日本、中国が原産地です。春に、桃や桜、杏の花が美しく咲く頃、梨も純白の花を咲かせます。梨は優れた効能を備えた「百果の宗」と呼ばれ漢方薬や民間薬に使われます。

東洋医学では、梨の薬効を「大小の便を利し、体に必要な水分を補って肺を潤し、また体の内部（内臓）に滞った余分な熱を取り去って渇きを鎮め、咳を止め痰や酒毒を取り除く働きがある」としてい

りひ

ます。中国では、梨の皮を生薬「梨皮《りひ》」といい、解熱、鎮咳、去痰、利尿、便秘緩和の漢方薬に利用しているそうです。

漢方では、「秋は、空気が乾燥し冷たい大気に覆われる時で、肺に影響する季節」としています。鼻や喉から吸い込まれる乾燥した冷たい空気が肺に入り込み、それによって肺の機能が低下して、気管支炎や喘息が悪化したり、風邪をひきやすくなり、喉の痛み、声枯れ、鼻炎など呼吸器系の疾患が多くなります。また、乾燥のため、皮膚の機能も低下して、皮膚アレルギーも起きやすくなります。

そのような症状緩和に有効なのが、梨の90%を占める水分です。乾燥して熱を持った肺や内臓を潤し、体内を巡り、喉の渇きを鎮め、利尿を促し、水分、塩分の調節をして体液を健康な状態にします。また、皮膚を潤して、肌や髪の毛を乾燥やアレルギーから守ります。

ザラザラとした食感のもとである「石細胞」は食物繊維のリグニンやペントザンという成分からなり、それらが血中コレステロールや老廃物を体外に排出します。また、疲労物質の乳酸を分解するアスパラギン酸やクエン酸も多く、夏バテした体を元気にします。

秋は、スポーツの季節です。運動で体を動かすことにより呼吸数が増え、肺が活動して体温調節や血流がスムーズになり、快眠が得られます。適度な運動、バランスの良い食生活で乾燥した秋を元気に乗り切ることは、寒い冬を健やかに過ごす助けとなります。

竜眼肉（りゅうがんにく）

補血薬

竜眼は、中国、インドを原産地とする熱帯植物の果実です。学名をEuphoria loganといい、熱帯アジア特産のムクロジ科ユーフォリア属の常緑高木になる果物です。日本のような温帯では、杏、桃、梨、林檎、苺といったバラ科植物の果物が多い中で、竜眼は九州南部（主に鹿児島県）、沖縄県で栽培されています。最近では、ライチとともにドライフルーツや缶詰果物として一般的に利用されています。

日本へは、１６５９年に薩摩藩主の島津光久が中国から取り寄せたのが始まりといわれます。この時に植樹されたものが、３００年を経た現在でも豊かに繁り甘い果実を実らせているということです。

樹高は10メートルになり、春先に葉腋から花茎を伸ばし円錐花序に良い香りの小さな花を密集して咲かせます。秋に実る果実は、熟すと果実の表面が淡褐色の堅い殻になります。葡萄の房のようになって実ります。ライチとよく似ていますが、竜眼のほうが、やや小粒です。

果実は球形で、中には乳白色で瑞々しい肉質の仮種皮に包まれた黒褐色の大きな種子があります。食用になるのは、このゼリー状の仮種皮の部分で、薬用（生薬）にもなります。半透明で白眼のような仮種皮の中心にあるつやつやとした黒褐色球形の種子が「龍の眼」に例えられて「竜眼」と呼ばれるようになりました。仮果皮は多汁で甘味があり美味しく生食やドライフルーツにして利用されます。

果肉を天日で半乾燥させたものを生薬名で「竜眼肉」、黒い果皮ごと乾燥させたものを「竜眼乾」といい、いずれも滋養強壮剤として漢方方剤や薬膳の食材に使われます。ショ糖、グルコース、酒石酸、カリウム、ビタミン類を含み、心臓と脾臓を強壮にして精神を鎮める働きや補血、滋養強壮、鎮静、健胃作用があります。『神農本草経』では、体を元気にする上品に分類され、『日本薬局方』に収載されている生薬です。

処方例には、「帰脾湯」、「加味帰脾湯」があり、貧血、疲労、不眠改善に使われます。竜眼には優れた補血（増血）効果がるので、貧血改善のデザートに工夫することもよいでしょう。

竜胆（りゅうたん）

強い抗炎症作用

秋が深まり行く頃、野や山道に咲く青紫色のりんどうの花には、凛とした風情があります。「りんどう」というと、緑濃い茎の先に咲く釣鐘形をした可憐な花姿が思い浮かびますが、本来意味するのは、漢方生薬の材料になる竜胆の根茎（地下茎）や根を指す名称のことです。りんどうを漢字読みのまま書くと「竜胆」となり、花の呼称ではありません。

竜胆草《りんどう》は、リンドウ科リンドウ属の多年草で、日本の本州、四国、九州の日当たりの良い山野、草地に自生する薬草です。葉形が笹の葉に似ていることから笹竜胆《ささりんどう》と呼ばれ、根茎や根の苦味が強いとされます。

花が咲き終わり茎や葉が枯れる頃に、根および根茎を掘り上げ天日乾燥させたものを生薬名で「竜《りゅう》胆《たん》」といいます。英名でJapanese gentian（日本のリンドウ）といい、『日本薬局方』に収載されている日本特産の植物です。

竜胆には強い苦味があり、熊の胆嚢を乾燥させた漢方生薬「熊胆《ゆうたん》（熊の胆《い》）」よりもはるかに苦いことから、「竜の胆」と呼ばれ、それが竜胆となり生薬名になったといわれます。主な薬効として、体内に停滞している余分な熱をさまし、水分（湿邪）を乾燥させる「清熱燥湿」作用や肝臓、胆嚢にこもる炎症熱、発熱を取り除く「瀉肝胆火」作用があり、強い抗炎症効果がみられます。

含有成分には、苦味配糖体のゲンチオピクロシド、スエルチアマリン、スエルチオシドなどのモノテルペン系配糖体、黄色色素でキサントン誘導体のゲンチシンがあります。殺菌、解熱、鎮痛、胃液や膵液、胆汁の分泌促進、健胃、腸管運動亢進作用があり、苦味健胃薬として胃腸病、消化不良、腹痛、胃アトニー治療薬に使われます。

竜胆が使われているものに、「竜胆瀉肝湯《りゅうたんしゃかんとう》」があります。これは、急性、慢性の排尿痛、頻尿、混濁尿、泌尿器、生殖器関係の炎症の治療薬です。他に、冷えや湿気からくる関節痛、筋肉痛の改善薬「疎経活血湯《そけいかっけつとう》」、痛みの特効薬「立効散《りっこうさん》」に、主薬として配合されています。

竜胆の花は「笹竜胆紋《ささりんどうもん》」として源氏の家紋に使われ、染色名にも優雅な色として竜胆《りんどう》色という名称があり日本文化に深く浸透しています。

菱実（りょうじつ）　抗がん生薬

菱《ひし》は、池、沼、湖、用水路に自生する水生植物でヒシ科ヒシ属の一年草です。水面に浮かぶ葉の形が菱形をしていることから名付けられました。

根は糸状根で、節から羽状に分裂しながら根をだして繁茂していきます。泥中の種子から発芽すると水面まで届く細長い茎を伸ばし、茎の頂に葉を多数叢生して水面に広がります。葉には二種類あり、水中の茎に付く緑色の「水中葉」と水面にでる「水上葉」があります。水上葉は広菱形で放射状に広がり漂います。2~5センチほどの大きさで、表面には光沢があり、葉の裏面には脈が隆起して通りそこに毛が生えます。葉柄には膨らんだ部分があり、そこに空気が入って葉の浮き袋の役割をしています。

夏から秋にかけて葉間から四弁で白色の花を単生で咲かせます。花が咲き終わると結実する果実は堅い殻に包まれた石果（核果）でやや扁平状をしており、中には、デンプンを多く含む種子が一つ入っています。

果実は、冬になると水中に沈み越冬して、春に発芽して根を下ろし成長します。種子には、良質のデンプンが多量に含まれ、滋養、強壮、消化促進作用があります。また、生食や茹でたものに、健胃整腸、下痢止め、解熱、解毒、抗腫瘍効果があり、内臓の働きを助けて、暑気払いや咽喉の渇きを止める民間薬に利用されています。

9月から10月頃、黒紫色に熟した果実を採取して水洗い後に天日で乾燥させたものを生薬名で「菱《りょう》実《じつ》」といいます。成分に、ベーター・シトステロール、デンプン、ブドウ糖、有機ゲルマニウムを含みます。この有機ゲルマニウムには、免疫力向上、自然治癒力強化、体内の酸素供給、有害な毒素を体外に排出、細胞や各器官の機能を高める効果が認められています。汎用生薬として、２０１２年には日本薬局方外生薬に収載され、医薬品として規格適合されました。

胃がんには、果実を煎じたものを服用し、また種子のアルコール浸出液には、胃がん、乳腺がん、子宮がん改善に効果がみられることが報告されています。今後のがん治療における研究と臨床体験の成果が注目されています。

霊芝（れいし）

バランスの良い効能

霊芝は、サルノコシカケ科に属する万年茸《まんねんだけ》の子実体（茸《きのこ》）です。夏から秋にかけて、柏や椎など広葉樹類の根元や切り株に生えてくる一年草の茸です。傘を広げた肉厚の姿が、黒褐色をした置物のような形で、表面には光沢があります。

霊芝には、黒芝、紫芝、赤芝、青芝、白芝、黄芝の6種類があります。一般に使われているのは、紫芝と赤芝で、黒芝は希少品のため高価となります。ほかに同類生薬として、人工栽培品種の鹿角《ろっかく》霊芝があります。

秋に採取した霊芝を天日で乾燥させたものを生薬として使います。含有方剤は民間薬や健康食品として利用されます。効能には、「養心安神」、「止咳平喘」、「補気養血」作用があり、精神不安、気血不定、脾胃虚弱の改善に使われます。

『神農本草経』では、長く服用しても害が無く、〝滋養五臓〟効果を持つ不老長生薬の上品に分類されています。肝、心、脾、肺、腎など五臓の機能を活性化させ体に栄養を与え元気にする効果があります。

中国哲学は自然界、森羅万象を、「木、火、土、金、水（もっかどこんすい）」の五つの元素（五行）

に当てはめます。医学にも、その思想が根底にあり、人体も各臓器、器官、組織など全てが五行で考えられます。肝は木、心は火、脾は土、肺は金、腎は水に属します。互いに生かし合う相生作用と抑制し合う相克作用があり、この五行のバランスが崩れた時に免疫力が低下して体調不良が起きるという考えです。

霊芝は、この五臓の機能をバランスよく整え、心と体の調和をとることにより種々の体調不良を改善するといわれます。かつては、入手困難な生薬でしたが、現在では、研究が進み、バイオによる人工栽培が可能になりました。霊芝の傘が開く前の状態で、鹿の角に似た形をしていることから、「鹿角霊芝」と呼ばれるものが人工栽培品種で、βグルカンを豊富に含みます。

近年の研究で、霊芝には、優れた抗がん作用が確認されました。また、抗腫瘍、がん細胞の増殖を直接抑制する作用や抗がん剤、放射線治療における白血球減少抑制効果も報告され、今後の研究成果が期待されます。

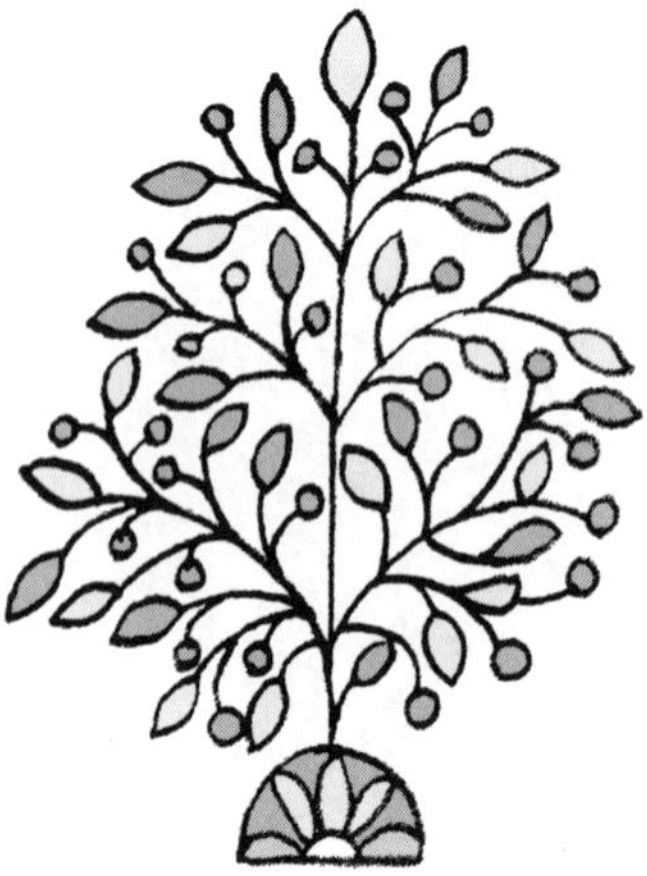

冬

一位（いちい）

抗がん剤「タキソール」の原料

アララギ、温公《おんこ》と呼ばれる一位は、山野に自生するイチイ科イチイ属の常緑針葉樹です。寒い冬にも、艶やかな濃い緑色を保ち、赤い実を実らせるので、寺社の境内や庭木に多く植えられています。樹高は20メートルにも達する高木で、樹皮は赤褐色をしており浅い裂け目があります。3月から4月に黄褐色の花を咲かせ、花後に赤い多肉質の仮種皮に包まれた緑色の種子ができ、成熟すると淡褐色になります。

赤い仮種皮は甘い味がして食べられますが、中の種子には、アルカロイドのタキシンを含み、有毒なので種を飲み込まずに吐き出すことが必要で、厳重な注意を要します。薬用に使う葉は常緑なので、必要に応じて採取します。

平安時代中期に編纂された規定書『延喜式』（927年）に一位に関する記述があります。その中で、公家や神官が儀式のときに持つ笏《しゃく》の材料として一位を使用するように規定されています。それにより、植物の一位の名は、位階の一位から名付けられました。

薬用には、生薬をそのまま利用することもできますが、通常は天日で乾燥させたものを生薬「一位《いちい》葉《よう》」として使います。成分には、強い抗酸化作用のあるフラボノイドのケルセチンやジテルペン類化合物のタキシンなどの有毒物質アルカロイドを含みます。利尿、通経、血糖値降下作用があり、糖尿病、月経不順、膀胱炎、腎臓病、高血圧、リウマチ、神経痛、中風、肋膜炎、心臓病の症状改善薬に使われます。葉以外にも、枝にはタキシン、幹には抗白血病、抗腫瘍効果のあるタキソール、芯材にはタクスシンという有効成分が含まれています。

一位から抽出されたタキサン類似体は抗がん剤「タキソール」などさまざまな西洋薬の原料に使われています。１９７０年代に「タキソール」という商標で抗がん剤が開発されて以来、その構造式をもとにさらなる研究が進められています。体に負担となる副作用が一層軽減される薬の開発が望まれます。

鬱金（うこん）　血流改善

生薬「鬱金」は、インド原産で、ショウガ科クルクマ属の多年草です。草丈は1〜1・5メートルほどになり、長楕円形をした緑色の葉の葉柄は長く、肥大した黄色の根茎は丸手《まるて》と呼ばれるものとフィンガー（長手《ながて》）と呼ばれる二つの形があります。通常、香辛料、カレー粉には「長手」が使われます。

晩夏から秋に、葉の間から高さ20センチ内外の大きな円柱形の穂状花序を直立に出して花を開きます。花には白色に淡い紅色のぼかしがあり、淡黄色の包葉の間に3～4個ずつ咲かせます。1月から2月の寒い頃に掘り出した薩摩芋のような根茎を、そのままか外側のコルク層を取り除き茹でた後に天日で乾燥させたものを生薬名で「鬱金《うこん》」といいます。漢方では利胆、健胃、止血効果があるとしています。

成分には、黄色色素成分のクルクミンが多く含まれています。ほかに、数種のクルクミノイド、強い香りのテルペン類、セスキテルペン類、数多くの芳香族化合物が確認されています。消化機能の亢進、胆汁分泌促進、抗炎症作用、心梗塞の改善、がん抑制、抗酸化、ラジカル・スカベンジャー作用、肝臓障害抑制、抗菌、創傷治癒促進、アルツハイマー症改善、点眼薬利用など多くの作用が認められています。

鬱金が配合されているものに、「白金丸」、「鬱金丸」があり、胆嚢《のう》の機能を高め、健胃整腸、止血を目的に利用されます。また、鬱金と黄柏を組み合わせた軟膏薬「中黄膏」は、捻挫、打ち身、急性の化膿性皮膚疾患に外用されます。

ショウガ科クルクマ属植物の根茎を薬用に使っているものに、生薬名で「鬱金」、「姜黄《きょうおう》」、「莪朮《がじゅつ》」があり、それぞれ「秋鬱金」、「春鬱金」、「紫鬱金」と呼ばれています。植物の形態や香り、成分、効能が非常に似ているために、一部で混同されていますが、植物の種類は異なります。着色植物として

に使われ、親しまれています。

烏梅（うばい）　梅肉エキスからムメフラールを発見

立春は二十四節気の一つで、暦の上では、春となります。節分の翌日で、陽暦の2月4日頃にあたり、立春を過ぎると寒さの中にも春の訪れが感じられるようになります。「梅一輪、一輪ほどの暖かさ」——陽の光が、日、一日と明るくなってきます。

梅はバラ科サクラ属の落葉小高木で、白梅や紅梅があり、冬には、凛とした香り高い花を咲かせます。梅林は格別の美しさで、和歌集にも多く詠われ、画材としても好まれる花の一つです。

この梅の実を未熟なうちに（青梅）収穫して、燻製にし乾燥させたものが生薬の「烏梅《うばい》」です。生薬が烏のように真っ黒い色をしていることがその名の由来です。鎮痛、解毒作用があり、鎮咳、去痰、下痢や吐き気を止める薬として使われます。

烏梅は、口の渇きを止める「生津薬《せいしんやく》」とされるほか、強い収斂（ひきしめ）作用があり「固渋薬」としても使われます。固渋薬とは、大便、小便、汗、精液がもれ出るのを収斂して治療する薬のことです。

梅には、クエン酸、リンゴ酸、コハク酸やオレアノール酸が豊富に含まれ、特に主成分のクエン酸には強い酸味があり、紫蘇の葉と一緒に塩漬けにした「梅干し」は、各家庭に常備されているともいえる食品です。解毒、殺菌作用があり、「梅はその日の難逃れ」という昔からの諺もあります。

青梅をすり下ろして漉し、トロ火で煮詰めると粘り気の多い梅肉エキスができます。これは、江戸時代の医師、衣関順庵《ぬのどめじゅんあん》が著わした医学書『諸国古伝秘方』（1817年）に「梅肉エキス」の作り方が説明され、赤痢、チフス、食中毒、下痢、に対する効能も記されています。

この日本で考案された民間薬の製造過程で「ムメフラール」という有効成分が生成されることが、農林水産省食品総合研究所で1999年に確認されました。ムメフラールは、毛細血管の血流を改善する成分で、動脈硬化や高血圧を予防する効果が期待されるものです。

この画期的な発見は、古くから親しまれてきた日本の伝統食を大切にしながら、その中に新しい有効成分を探求した研究において、得られた成果です。先祖から受け継いだ数多くの知恵から学び、新しいものを求めていくことは、限りなく豊かな実りへと結びつきます。

裏白樫（うらじろがし）

結石溶解に高い効果

裏白樫は、本州以南の温暖湿潤な山地の尾根沿いや渓流沿いに自生するブナ科コナラ属の常緑広葉高木です。樹高20メートル以上にもなる巨木で、照葉樹林（ぶな林）を構成する樹木の一つです。初夏に咲く花は、雌雄同株《しゆうどうしゅ》で、雄花は新しい枝の基部から花穂を垂れ下がらせ、雌花は、新枝の葉腋に直立した短い花穂に小花をつけます。秋には、濃褐色の堅果（どんぐり）が実ります。

若葉が成葉になると、革質でやや堅く濃い緑色になりますが、葉の裏面は蝋質を分泌して、粉を吹いたように白く、その様が裏白樫の名称の由来となりました。薬用部分は、葉と小枝を使いますが、常緑樹なので必要に応じて採取します。その葉と小枝を刻んで天日乾燥させたものを生薬名で「裏白《うらじろ》樫《がし》」といいます。

樹皮（小枝）や葉には、尿路結石症、胆石症などの結石を小さくして排出を促進する働きがあり、古くから徳島県を中心に四国地方で民間療法で用いられてきたもので、最近では全国でも広く知られ、使われるようになっています。成分には、フラボノイドのケルセチン、ケンフェロール、数種のトリテルペノイド類、脂肪酸、コハク酸、エラグ酸、没食子酸《もっしょくしさん》、タンニン性物質が抽出、確認されています。

「結石」とは、腎臓でシュウ酸とカルシウムが結合して石のような固い塊ができて臓器に残り、それによって、鋭い痛みや排尿困難などの症状が引き起こされることです。従来では、このような結石は一度体内にできると、そのほとんどが手術によってしか取り除くことができないものでした。

しかし、〝体内の石を追い出す薬草〟として、古くからその効能が知られていた裏白樫に注目した研究が進められ、ついに胆石症や腎臓結石症、尿路結石症において、結石の形成を抑える作用と結石溶解効果が確認され、学会で報告されました。

現在では、裏白樫エキスが医薬品として臨床にも応用されるようになりました。日本特産（徳島県）の民間薬「裏白樫」が医薬品としての地位を確立し、さらなる活躍の場を広げる時を迎えています。

黄連（おうれん）

日本特産の漢方生薬

2月から3月、春まだ浅く雪が残る山深い樹木の下草として自生する黄連が、白色の清らかな花を咲かせます。日本各地の山林に広く分布するキンポウゲ科に属する常緑多年草の薬用植物です。学名をcoptis japonica（日本の黄連）といい、和名は、菊の葉に似ている種を菊葉《きくば》黄連、芹の葉に似ている種を芹葉《せりば》黄連といいます。根茎の中が鮮やかな黄色であることと、根茎には小さな塊（結節）が多く、それが連なっているという二つの特徴を合わせて「黄連」という名がつきました。

薬用に使われるのは根茎で、やや肥大しており、表面は黄褐色で多数の髭根があります。晩秋から冬に掘り上げた根茎を水洗いせず、そのまま天日で乾燥させた後、髭根を取り除いたものを生薬名で「黄連《おうれん》」といいます。

含有成分には、ベルベリン、コプチシン、バルマチンなどのアルカロイドの他にフェルラ酸があります。ベルベリンは、黄色の色素と苦味の成分で、抗菌、健胃整腸作用があり、消炎性苦味健胃薬や鎮静薬として使われます。他に大腸菌などの腸内殺菌や下痢止め、止血、抗炎症、血圧降下もあり、高血圧、脳出血などの症状にも効果があります。

黄連が使われている方剤には、体のほてり、イライラ、鼻血、高血圧、不眠症、めまいを改善する治療薬の「黄連解毒湯」があります。これは、体内の機能が活発になり過ぎて起こる症状を落ち着かせて、正常な状態に戻し、それによって不必要な熱を下げ、炎症を鎮め、精神不安を取り除く効果があります。

黄連は比較的体力のある「実証《じっしょう》」の人に使われる生薬です。薬効は「清熱」で、体内の余分な熱を取り除き、興奮を鎮め体の不調を改善します。漢方医療では、治療を始める重要事項が、「証《しょう》」の決定にあります。

『神農本草経』では上品に分類され、『日本薬局方』に収載されている黄連は、人参、川芎《せんきゅう》とともに数少ない日本特産生薬です。江戸時代にはすでに韓国、中国への主要輸出品目であり、最近まで輸出されていました。

江戸時代の本草博物学者、貝原益軒が著した『大和本草』（１７０９年）の中に「日本の黄連性良し、故に中国、朝鮮に日本から多く渡る」と記されています。また、中国の書に「日本産黄連を良しとす」とその評価も記述されており、国内産出量も豊かで、また、その品質も良好であったことが伺えます。日本の誇らしい生薬です。

葛根（かっこん）血流改善効果

秋風に揺れる葛の葉陰に、赤紫色の花穂が見られるようになると、秋も過ぎ、やがて寒い冬が近くなってきたことが感じられます。風邪というと、体を温める飲み物は葛湯《くずゆ》、風邪薬は葛根湯《かっこんとう》と枕詞のように思い浮かんでくるものの一つに「葛《くず》」があります。葛は昔から根、葉、花、蔓にいたるまで全ての部分が薬用、食用に利用されてきました。

葛はマメ科クズ属の蔓性、大型多年草です。根は太く肥大し長く伸びていき繁殖力が強いことから、かつては土砂崩れ防止の目的で、鉄道沿線に植えられることが多く車窓からのぞまれる葛の花が秋の景色として目を和ませていました。

晩秋から冬に、枯れた地上部に残った茎をたどって根を掘り出し、水洗い後に外皮を取り除いて天日乾燥させたものを生薬名で「葛根《かっこん》」といいます。日本薬局方収載の生薬で、発汗、解熱、止瀉、止渇作用があり、風邪、下痢をはじめさまざまな治療薬に配合されます。成分には、ダイジン、ダイゼイン、フェラリンなどマメ科植物に多く含まれるイソフラボン化合物やその配糖体やサポニン、フラボノイド混合物、多量のデンプンが含まれています。

秋に咲く赤紫色の総状花序をまるごと採取して乾燥させたものを生薬「葛花《かっか》」といい、『名医別録』

には「葛の花は、酒毒を消す」と記述されています。葛花は、酒毒を消す生薬として、二日酔いの予防、改善に使われています。

イソフラボンは大豆胚芽に多く含まれるポリフェノールの一種で女性ホルモンであるエストロゲンと同じような働きのある成分です。骨からカルシウムが溶け出す事を抑制し、血流を改善する効果があります。

イソフラボンのアグリコン型化合物であるダイゼインには抗痙攣作用が認められ、フラボノイド混合物には、脳および冠動脈に対して血流量を増す働きがあり、葛根湯を心臓障害治療に用いることがあります。

大豆や葛根に共通するフラボノイドは、女性ホルモン様の作用が認められており、更年期の症状、骨粗鬆症、血流改善に効果があります。葛根湯は広い範囲で活躍しています。

栝楼（かろ）　抗腫瘍

烏瓜《からすうり》といえば、優しい秋の陽ざしに輝く朱色の果実が思い浮かぶ素朴な里山の景色です。山野、雑木林、竹藪や垣根をつたうウリ科カラスウリ属の蔓性多年草で、巻き髭を伸ばして周囲のものに絡みつき木や草を覆うようにして成長する繁殖力の強い植物です。

日本には五種類の烏瓜が自生しており、果実が黄色に熟すものと朱赤色に成るものの二つのグループに分けられます。果実の色が黄色い黄烏瓜《きからすうり》の葉や茎には光沢があり、葉には深い切れ込みがあります。

一方の赤い実をつける烏瓜は一般によく見かけられるもので茎葉には柔毛があり光沢はありません。烏瓜の根を乾燥させたものを生薬名で「王瓜根《おうかこん》」、種子を「王瓜仁《おうかにん》」、秋に熟す果実を「王果《おうか》」といい、漢方では、利尿、皮膚疾患治療薬、催乳剤に使います。

黄色い実の「黄烏瓜」と赤い実の「烏瓜」は植物学形態、また瘀血を改善する薬効など大変よく似ていますが、作用する部位が多少異なるので同様には扱われず症状によって使い分けられています。

初冬に熟した果実を採取して乾燥させたものを「栝楼実《かろじつ》」、種子を「栝楼仁《かろにん》」、果皮を「栝楼皮《かろひ》」、薩摩芋のような形の根を「栝楼根《かろこん》」といい、いずれも生薬として利用されています。「栝楼根」には、多量のデンプン、多種のアミノ酸、シトルリン、アルギニン、コリン、サポニンが含まれます。清熱潤燥、排膿消腫瘍、生津止瀉があり、現在では、ストレス性潰瘍の抑制、血中アルコール消失の促進、血糖効果、抗腫瘍作用が確認されています。

栝楼根の配合方剤には、気管支炎、肝炎、血の道の治療薬の「柴胡桂枝乾姜湯《さいこけいしかんきょうとう》」や扁桃腺、リンパ腫、瘰癧、各種皮膚疾患に使われる「柴胡清肝湯《さいこせいかんとう》」、気管支炎、肺炎、喘息、鎮咳の治療薬「栝楼枳《かろき》実湯《じっとう》」があります。

真夏の夜、花びらの先が糸のように細く無数に切れ込んでレース飾りのように見える幻想的な花を咲かせる栝楼の種子は、血液病のエイズ治療薬を目指して研究が進められています。

款冬花（かんとうか）

呼吸器症状改善

菊の花に似た蒲公英《ほこうえい》（たんぽぽ）は、春の田畑のあぜ道や土手に咲く、春を告げる花として親しまれている野の薬草です。植物学上からいうと、「蒲公英」という種名の植物はなく、実際にはたんぽぽ類としての総称として使われているものです。このたんぽぽ類の一つが蕗蒲公英《ふきたんぽぽ》です。古くには「款冬花《かんとうか》」と呼ばれていたキク科カントウ属の多年草です。ヨーロッパ、アジアに広く分布し、呼吸器系疾患薬として民間療法に用いられてきました。

草丈は30〜60センチほどで、ストロン（匍匐茎）を伸ばしながら繁殖していきます。日本では、お正月の生け花に使い、観賞用植物として栽培されていましたが、繁殖力が強く野生化したものが広く分布しています。

初冬から早春までの寒い時期に茎頂に黄色の頭上花を咲かせます。輪状についた花びらは太陽が昇ると開き、夕方になると閉じます。花が咲き終わり散ったあとに出てくる根生葉が蕗の葉に似ているので「蕗蒲公英」と名付けられました。

12月から2月頃、開花直前の半開き状態の花蕾を摘み取り、日陰干しにしたものを生薬名で「款冬《かんとう》花《か》」、晩秋から冬の間に掘り上げ、天日で乾燥させた根を「款冬根《かんとうこん》」といい呼吸器疾患の改善薬に使います。

『神農本草経』、『名医別録』には、鎮咳、去痰の薬として中品に分類されています。成分には、タンニン、ステロール、カルテノイド、フラボノイドが含まれ、健胃、鎮咳、去痰、利尿薬として他の生薬と組み合わせて、消化不良、感冒、気管支炎、気管支喘息の治療に使います。

款冬花が配合されている処方には、「射干麻黄湯《やかんまおうとう》」、「補肺湯《ほはいとう》」、「知母茯苓湯《ちもぶくりょうとう》」があります。いずれも利尿を促して鎮咳、去痰、肺腫、血痰など肺の熱を冷まし潤して呼吸器系の諸症状を改善する効果があります。

「款冬《かんとう》」とは、厳しい寒さの中、降り積もる雪の中から若草色の芽を出す生命力の強さをあらわす「雪割り草」の美しさを意味するそうです。

年の暮れ、一年を締めくくる大掃除がなされ、清められた玄関には、新しい年を迎えるしめ縄が飾られ、床の間には鏡餅が供えられます。日本古来の伝統で、厳粛な雰囲気のなかに、希望と喜びが感じられます。

正月飾りには、長寿を表す常緑シダの裏白、家系を守り継いでいくという常緑樹の譲葉*、そして、一つの枝に新旧の果実が実るので「家が代々栄える」という橙《だいだい》など、それぞれの願いが込められた果実や葉が縁起物として用いられます。

＊ 交譲木（351頁）参照

枳実（きじつ）

多種多様の効能

橙は、ミカン科の常緑樹です。冬に、その年に実った果実が成熟しても、前の年に結実した古い果実が落果することなく、新しくなった果実と同じ枝に、2～3年は留まるという珍しい特性がありま す。それを、親、子、孫という関係に見立てて、子孫が代々続く縁起の良いものとして「橙（代々）」と呼ぶようになりました。

橙が属する柑橘類には、いずれにも優れた薬効があります。使われる部分は、花、果実（未熟果、成熟果、その中間で成熟間近なもの）、果皮の外側や内側にある白い繊維、種子、根、葉、茎、枝のとげに至るまでが、用途によって細かく使い分けられています。

それらの中で、温州みかんの皮を乾燥させた「陳皮《ちんぴ》」、橙の完熟果実の皮を使った「橙皮《とうひ》」、橙の未熟果実を輪切りにして乾燥させた「枳実《きじつ》」の3生薬が『日本薬局方』に収載されています。橙皮は、枳実と同様の効能がありますが、今日では漢方では用いられず、民間薬としてのみ使われています。

抗菌、抗酸化、抗炎症、抗アレルギー、抗腫瘍、鎮痛、鎮静、など数々の作用があり、漢方では多種多様の方剤に配合使用しています。中でも、胃腸病関係に使われるものが多く「加味温胆湯《かみうんたんとう》」や「茯苓飲《ぶくりょういん》」など苦味健胃薬があります。

他に、胃痛、腹痛、気管支喘息、肩こり、筋肉痛の鎮痛薬として処方される「五積散《ごしゃくさん》」や「四逆散《しぎゃくさん》」、また、月経不順、頭痛、めまい、不安神経症など婦人病薬に出される「通導散《つうどうさん》」、そして、化膿性皮膚疾患、慢性鼻炎、麦粒腫《ばくりゅうしゅ》（ものもらい）には「排膿散及湯《はいのうさんきゅうとう》」など、枳実は広い領域に対応可能な生薬です。

金箔（きんぱく）　精神安定効果

純金は、錆びることも、朽ちる事もなく、強い酸に合っても溶けない強さをもつ金属です。希少価値の高い純金には、品格を備えた美しさと重厚感があります。人類が始めて出会ったといわれる純粋な金属で、古くから、世界でも広く宝物とされ、さまざまに利用されています。柔らかな伸びの良さがあり、ほんの少しの量を薄く延べると広い面積へと広げることができます。

純金を微量の銀や銅を使って、金を傷つけないようにして圧力を加え、ごく薄い切片にしたものを生薬名で「金箔《きんぱく》」といいます。金の薄片（金箔）は、古代エジプト時代（紀元前1200年頃）に製造が始められたとされます。

わずかな量の純金を圧して薄く広げられた金箔には、時代を経ても、失せることのない上質な輝きと光沢を持つしなやかさがあり、表面を装飾する材料に利用されます。仏像、仏壇、仏具、箪笥、屏風、漆器に施される美術品、工芸、蒔絵につかわれます。

また、金閣寺や、海外の建築物の内装・外装にも使われ、歴史を美しく物語るものとして文化遺産に残されているものもあります。今日では、生薬のみならず、食品にも利用され、厚生労働省から食品添加物（安全性の高い既存添加物）の着色料および製造溶剤として正式に認可されています。

生薬の金箔には、自律神経の亢進を鎮める鎮静、解毒、鎮痙、浄血、活血、代謝活性などの薬理作用がみられます。ほんの少しの量で、血液循環活性、新陳代謝、ホルモン分泌促進効果が期待され、虚弱体質、胃腸虚弱、疲労、動悸、息切れ、精神的ストレス、血液循環改善薬「牛黄清心丸《ごおうせいしんがん》」や「強心仙金粒《きょうしんせんきんりゅう》」に添加されています。

「黄金、乳香（カンラン科乳香樹から得られる生薬）、没薬（ミルラ樹から得られる生薬）」は聖書に登場する生薬です。新約聖書、マタイによる福音書（良き知らせ）の5章9節から11節に記されています。東方の三人の学者が星に導かれて、嬰児《みどりご》イエス・キリストのもとにたどりつき、宝の箱を開いて「黄金、乳香、没薬」を贈り物として捧げたという場面です。生薬は聖書にも身近な薬草です。

桂皮（けいひ）　インフルエンザに対する抗ウイルス作用

シナモン、ニッキとも呼ばれる薬用香木で、古代ローマ時代には、その芳しい香りがスパイス、薬用、香料として用いられていました。日本へは、奈良時代頃にもたらされたといわれ、漢方薬にも重用されています。

漢方生薬「桂皮《けいひ》、桂枝《けいし》」には、クスノキ科に属する桂または同属植物の樹皮（幹、枝の外皮）を採取して乾燥させたものを使います。生薬として使われる桂《けい》は、中国、セイロン、ジャワ、ベトナムなど産地もさまざまで、用途の違いもありますが、『日本薬局方』は、中国、ベトナム産のトンキンニッケイを指定生薬としています。

中国からベトナム北部にかけて分布する常緑高木で、かつては四国、西日本、南九州でも栽培されていたものです。5月から7月頃に枝先や葉腋に円錐花序をつくり黄緑色の小さな花を咲かせ、薬用に使われる樹皮は灰褐色で、木全体に特有の芳香があります。

成分には、シンナムアルデヒド（桂アルデヒド）、オイゲノール、ピネン、カリオフイレンなどの芳香精油成分が含まれます。主成分のシンナムアルデヒドには鎮静、殺菌、強壮効果があります。

樹皮を噛むとピリッとくる辛味が血液循環を活性化させ、免疫力向上に働きます。胃腸機能亢進、血行改善、血圧降下、抗菌、解熱、鎮痛、発汗促進、冷え症改善、頭痛や鼻炎、風邪の諸症状改善など幅広い薬効が挙げられます。最近では、インフルエンザに対する抗ウイルス効果が報告されています。

桂皮は数多くの方剤に主薬として配合されています。感冒、頭痛、神経痛、筋肉痛の治療薬「桂枝湯」、慢性胃腸炎、神経性胃炎、感冒性下痢によく効く「桂《けい》枝《し》人参湯《にんじんとう》」など大部分の方剤は、体力が衰えた時の症状、病気の改善、治療に使われるものです。

香辛料として利用される桂のパウダータイプやスティックタイプのものに含まれるオイゲノールには、甘味をひきたたせる効果があります。ケーキやクッキー、アップルパイなど多くの洋菓子、そして日本の伝統和菓子の隠し味に使われて、楽しいお茶タイムを演出してくれます。

交譲木（こうじょうぼく）

皮膚病

譲葉《ゆずりは》は温暖な地域の山中に自生するユズリハ科ユズリハ属の常緑高木です。日本には、他に姫譲葉《ひめゆずりは》と寒冷地の北海道に多く自生する蝦夷譲葉《えぞゆずりは》の3種類があります。蝦夷譲葉は、譲葉のように高くならない常緑低木です。

薬用に使われる葉は、15～20センチほどの長楕円形で枝先に集まり互生します。葉の表面は艶やかな深緑色で、裏面は白味をおびています。5月から6月の新緑の頃、葉腋に花弁もガクもない黄緑色の花を咲かせます。花後に結実する果実は、秋に葡萄に似た黒紫色に熟し白い粉をふきます。この果実に趣きがあり、園芸植物として庭木にも使われます。

薬用に使われるのは樹皮および葉の部分で、必要に応じて採取し天日で乾燥させたものを生薬名で「交譲木《こうじょうぼく》」といいます。成分にはダフニマリン、ダフイロイド、ダフニマクリンなど数種のアルカロイドを含みます。このアルカロイドの種類、含有量は植物の部分（葉、樹皮、果実）、採取した時期によりさまざまですが、有毒物質なので経口服用は禁忌です。腫れ物、できものや寄生性皮膚病の患部に煎じたものを外用に塗布します。

春から夏に、その年の若葉が伸びて成長すると、初秋になり成長したその新しい葉に代わって今まで枝についていた昨年の旧い葉がさらりと散っていきます。その様子を親が成長した子供に代を譲る（新旧交代）に例えて「譲葉」と呼ばれるようになりました。

柑橘類の橙《だいだい》（漢方生薬・枳実《きじつ》）に通じる「親子代々、子孫繁栄」の意味合いがある縁起物の植物とされています。新年を迎える正月飾りに、橙の果実やシダ植物の裏白とともに、鏡餅、しめ縄、門松、輪飾りに使われます。

万葉集に譲葉を詠んだ歌が収められているそうです。譲る心の尊さが万葉の時代にも生きていたことが伺われます。

孜然芹（こうぜんきん）

食欲増進のメディカルハーブ

クミンは、和名で馬芹（ばきん、まきん）と呼ばれるセリ科クミヌム属の一年草です。エジプトに自生する薬草で、草丈は30〜60センチほどになり、5月から6月頃、細い茎の枝先に白やピンク色の小さな花を咲かせます。

花後に結実し、その種子が薬用、香料として使われ、原産地のエジプトや西南アジアで古くから栽培されていました。アニスと並び世界で最も古くから使われていたスパイスといわれます。独特の刺激的な強い香りがあるので、当初は、香料、防腐剤としての利用が主で、エジプトでは、ミイラの保存に使われていました。旧約聖書（イザヤの預言書28章25－27節）、新約聖書（マタイによる福音書23章23節）にも登場する薬草です。

果実が熟し種子が成熟する晩秋から冬、地上部が枯れ始める頃に、全草を刈り採り天日干しにした後、種子を取り出してさらに日陰干しで完全に乾燥させたものを生薬名で「孜然芹《こうぜんきん》」といいます。生薬の形としては、ホールのまま（種子の形をとどめたもの）、ホールを刻んだもの、あるいは粉末状（パウダー）に成形されます。健胃、消化促進、解毒、駆風剤として使われます。

成分には、強壮効果のあるフエランドレン、ピネンなどの精油成分やがん抑制作用があるリモネン、クミンアルデヒドを含みます。クミン特有の香りは、クミンアルデヒドによるもので、消化器官を刺激して食欲を起こさせる働きがあります。

食欲増進、消化促進の健胃作用、解毒、利尿、駆風、鎮痛、鎮静作用や肝臓機能の改善、心臓、神経系に働きかける強壮作用があります。また鎮痙効果があり、腹痛、胃痛の緩和に効果があります。

古代ギリシアでは、クミンを「食欲増進のシンボル」としていたといわれます。食欲をそそる強い芳香とぴりっとくる辛味とかすかな渋味は、インド料理をはじめ世界各地のさまざまな料理に使われる香辛料として広く用いられています。

胃腸の働きを活性させるクミンは、体内に溜まっている不要なものやガスを排出させるデトックス

（解毒）メディカルハーブです。

高麗人参（こうらいにんじん）

科学的な研究成果をもつ薬草

日本、中国、韓国で古くから、優れた薬効が認められ珍重されてきた高麗人参は、栽培が難しく貴重な薬草であったため、非常に高価で、他の薬草のような身近なものではなく、その存在は、庶民にとって高嶺の花で幻のようなものでもありました。

高麗人参は、朝鮮人参または御種《おたね》人参ともいいますが、本来は単に「人参」が本種の名称です。漢方では「人参」と呼びます。ウコギ科の多年草で、学名をPanax ginseng（パナックス・ジンセン）といいます。パナックスはギリシア語で万能薬を意味するもので、「万病に効く人参」ということになります。

今日、通常「にんじん」と呼んでいる根菜は、高麗人参とは植物学的に別種のものです。根菜類の人参は、セリ科の植物で16世紀に「こらふ」という名称で中国から伝わってきたものです。根の部分が、薬用に使われていた人参と同様に肥大しているので、類似視して「芹人参（セリ科の人参）」と呼んでいたものです。現在では、薬用の人参と食用人参を区別するために、元来、「にんじん」と呼んでいた薬用の人参を「高麗人参」と名付けました。

高麗人参の有効成分は、サポニン配糖体の一種であるジンセノサイドで、多種類の有効成分が集まったものです。この複数の成分が相乗効果をもち、卓越した薬効を発現します。他に、ポリアセチレン類、リグナン類、ペプチドグルカン類などがあります。

疲労回復、免疫力の向上、滋養強壮、糖尿病、抗ストレス、抗がん、その他多くの効能が確認されています。配合方剤としては、「人参湯」、「六君子湯《りっくんしとう》」、「十全大補湯」、「麦門冬湯《ばくもんどうとう》」などがあり、胃腸虚弱を原因とする種々の病気に応用されています。

高麗人参の優れた薬効を高く評価した、江戸幕府八代将軍の徳川吉宗は、国内生産を目指して、種子や苗を取り寄せ、諸藩の大名に「御種《おたね》」として分け与え栽培を奨励しました。このように高麗人参と深い関わりをもつ吉宗は病院を作るなど江戸時代の医療水準を高め社会貢献をした将軍です。

五加皮（ごかひ）　抗ストレス作用

蝦夷ウコギは、北海道の寒冷な山野に自生するウコギ科ウコギ属の夏緑広葉低木です。高さは2～3メートルほどになり、涼しい夏、枝先に散形花序をつくり黄緑色の花を咲かせます。

ウコギ科の植物、ウド、タラの芽、コシアブラ、蝦夷ウコギなど春先に芽生える柔らかな新芽や若葉は、古くから良く知られている春の山菜です。また、江戸時代には、飢饉の時に食糧難を救う「救荒植物」として利用されていました。

蝦夷ウコギの根や茎には、体の活力を高めるエレウテロサイドが豊富に含まれます。免疫力向上、抗ストレス、疲労回復、滋養強壮作用があり、その薬効が、同じウコギ科の御種《おたね》人参に似ていることから、「シベリア人参」と呼ばれます。

蝦夷ウコギの根皮を乾燥させたものを、生薬名で「五加皮《ごかひ》」といいます。枝や茎が棘で覆われていることから、「刺五加《しごか》」、また含有有効成分にちなんで、「エレウテロコックス」とも呼ばれます。主要成分には、エレウテロサイドE（リグナン）、エレウテロサイドA（サポニン）、エレウテロサイドB（クマリン配糖体）、クロロゲン酸、イソフラキシジンを含みます。

『日本薬局方』には第15改正から収載された新しい生薬です。『神農本草経』には、筋骨を強め、気の衰弱、滋養強壮の働きがあり、長く服用できる不老長生薬の上品に分類されています。祛風湿、強筋骨、強壮、活血、抗瘀血、補肝腎作用があり、関節痛、筋肉痛、腰、膝の筋力低下、疲労回復などに用いられてきました。ほかに、抗ウイルス、血糖値低下、免疫力向上、鎮静、鎮痛、睡眠改善効果があります。

蝦夷ウコギは歴史の古い生薬でありながら、あまり目立たない存在でありました。しかし、１９８

0年のモスクワオリンピックで、金メダルを多数確保した旧ソ連の選手団や宇宙飛行士が蝦夷ウコギを用いていたという報道により、蝦夷ウコギは脚光を浴び、その薬効が注目されるようになりました。蝦夷ウコギの穏やかな薬性、抗ストレス作用、免疫力向上、抗疲労、集中力強化などの薬効が確認されました。近年では、がんの縮小、がんの痛み抑制効果や副作用の研究が進んでいます。

牛蒡根（ごぼうこん）　抜群のデトックス効果

牛蒡は、根が薬用に使われるキク科の多年草です。草丈が1・5メートル程になり、初夏、棘に囲まれた薄紫色をしたアザミのような花を咲かせます。6月頃に出る新牛蒡は細く柔らかですが、根が太くしっかりとして、カリウム、カルシウムなどの栄養分が充実する冬が旬となります。

牛蒡の根は、中国では生薬として使われ、欧米では、Burdock Root（牛蒡の根）というハーブ名で利尿、血液浄化、浮腫の改善に使われていました。日本へは、古い時代に薬用として中国からもたらされました。

平安時代中期に、源順が編纂した漢和辞典『和名類聚抄』（934年）には、牛蒡は薬用だけではなく、食用としても栽培され、平安時代の宮廷ではすでに、食材として利用されていたと記述されています。牛蒡のもつ特有の風味と歯ごたえを楽しむ、世界に類のない日本独自の食文化の発祥がここにありました。

牛蒡の主成分は、食物繊維で、不溶性（リグニン）と水溶性（イヌリン）の両方がバランスよく含まれています。不溶性のリグニンは老廃物や有害物質を排出して、がん抑制や動脈硬化予防、血糖値急上昇を抑制し、水溶性のイヌリンは腸内の糖分や脂肪の吸収を遅らせて血糖値の上昇を抑えます。この二つの食物繊維の効果は糖尿病、高血圧、高脂血症予防に役立ちます。

牛蒡の根を乾燥させたものを生薬「牛蒡根《ごぼうこん》」といい、利尿、整腸、胆汁分泌促進、発汗作用があり、風邪、浮腫、便秘改善に使います。生薬「牛蒡子《ごぼうし》」は、種子を乾燥させたもので、抗菌、血糖降下、血管拡張、利尿効果があり、動脈硬化予防に用います。

食物繊維の含有量が高く、腎臓機能を高め老廃物の排泄を促し体内をきれいにして健康な状態にする働きに優れているので、「デトックス（毒消し）食物」と呼ばれます。きんぴら、たたき牛蒡などの伝統食には、牛蒡の根に注目し、食物として工夫をした先祖の知恵とひらめきが生かされています。

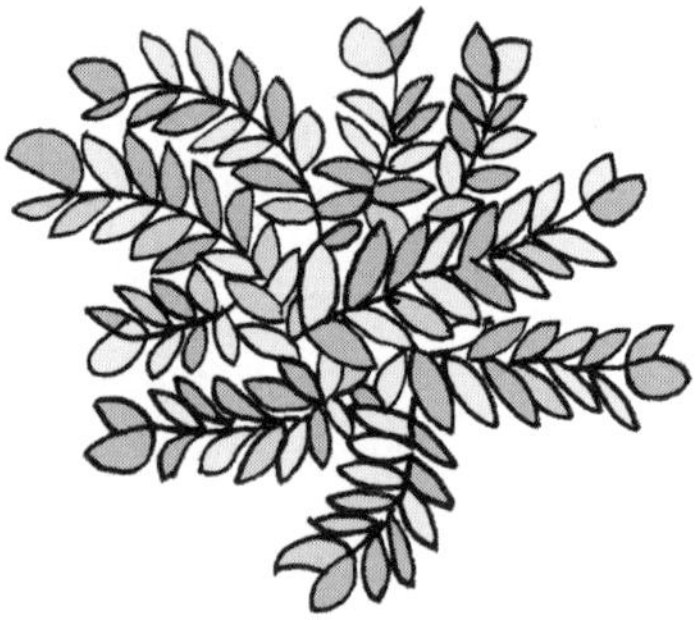

山葵（さんき）

世界にその名を知られる生薬

日本各地の山々にほとばしり流れる冷たい渓流に自生するアブラナ科の水生多年草です。山椒とならび数少ない日本原産の香辛料で、世界にその名が知られ親しまれています。根の際から長い葉柄を伸ばし、ハート形をした瑞々しい緑色の艶やかな大きな葉を広げます。その葉形が夏に紅紫色の美しい花を咲かせる銭葵《ぜにあおい》の葉に似ていることから「沢の葵」と呼ばれていたものが「山の葵」となり、それが名称の由来となりました。

初春に花柄を出し、その先に小さな白い十字状の花を多数咲かせます。薬用に使う部分は太く短い根茎で、所々にある節には細根がついています。その細根を取り除いたものを生薬名で「山葵根《さんきこん》」といい、葉を「山愈菜《さんゆさい》」といいます。

清々しい芳香と山葵特有の辛味があり、消化不良を改善し、胃腸の働きを活性させる芳香性苦味健胃薬として使われます。抗酸化作用があり、活性酸素を除去し、発がんを抑制する効果も期待されています。

この辛味成分はアブラナ科植物に多く含まれるカラシ油配糖体の一種でシニグリンといいます。山葵をすりおろすとミロシトーゼという酵素と反応し分解されてアリルイソチオシアネートが生じます。これは、強い殺菌作用をもつ揮発性の刺激性物質です。殺菌、防腐、抗寄生虫、鎮痛、解熱、去痰、利尿、健胃、食欲増進などの効能が認められています。少量でも強い殺菌効果があり、魚介類につく寄生虫を駆除して、生臭い匂い成分を中和します。これは、鼻につーんとくる刺激性ガスのイソチオシアネートの働きです。

握り寿司はこの効果を利用したもので、山葵の殺菌ガス（イソチオシアネート）を逃さずに寿司全体に浸透させる日本食の粋をいく技のひとつです。山葵のラテン語の学名はWasabia japonica Matum（日本の山葵）といいます。

寿司や刺身など日本食が各国に行きわたり、ヘルシーなダイエットとしても楽しまれるようになった今日、山葵は、健康に良い食材として認知され、「ワサビ」という単語もつくられました。冷たく清らかな流水に育てられる山葵は、厳しい寒さのなかで、その有効成分を豊かに蓄えます。山葵を抱いた日本食が世界を温かくつなぐ働きをしています。

山帰来（さんきらい）　皮膚病に使われる

山帰来はサルトリイバラ科の猿捕茨《さるとりいばら》の根茎を乾燥させたものです。日本各地の山野に自生する蔓性落葉低木で、刺のある茎を伸ばして他の樹木の枝から枝へと絡みついて藪のようになります。春先の若葉は柔らかく、茹でて灰汁抜きをしたものが、山菜食用になります。葉は短い柄で互生し、円形または広楕円形で艶やかな緑色をしています。5月から6月頃に葉腋から花柄を出し、その先に黄緑色の小さな花を多数咲かせます。

秋に猿捕茨の葉が紅葉し始めるころに丸い液果が赤く熟します。果実は、薬用、生食や果実酒に使われるほか、生け花の花材にも使われ、寒い冬になっても赤い実が枝に残ります。晩秋に太い根茎を掘り上げ水洗いをして細かく刻み天日で乾燥させます。これが生薬の「山帰来《さんきらい》」です。『日本薬局方』では、猿捕茨の根茎を正品として規定し、外側が淡赤褐色で内部が白色であるものを良品としています。

成分には、主成分のアスチルビン、フラボノイドのジスチリン、エンゲルチンやタンニン、デンプン、スミラックスサポニンを含みます。薬理作用として、抗炎症、解毒、利尿、抗腫瘍、抗発がんがあり、利湿、清熱、解毒、解腫薬に使います。

慢性皮膚炎、梅毒性皮膚疾患、水銀中毒による皮膚炎、膀胱炎、化膿性皮膚疾患、筋骨痙攣、るいれきや麻疹の治療に用いられます。「山帰来」の商品名で一般医薬品が各製薬部門から出され、また「山帰来末」は循環器、血液用薬、血管補強薬としての働きもあります。

家庭薬に配合されているものも多くあり、身近なものでは、便秘や便秘に伴う吹き出物、肌荒れの改善薬の「毒掃丸」シリーズなどさまざまな薬に配合されています。山帰来は、古くからおでき、にきびの民間薬としてよく知られている馴染み深いくすりです。

寒い冬に輝く赤い実は、クリスマスのリースに飾られ、端午の節句には、瑞々しい緑色の大きな葉が柏餅を包む柏葉の代用にもなり、四季折々の生活の潤いとなっています。

山奈（さんな）

止痛

山奈には、生薬名を「草果《そうか》」と呼ばれるショウガ科に属する多年草の「山奈」と、同じショウガ科に属する多年草で植物名を「蕃鬱金《ばんうこん》」、生薬名を「山奈」と呼ばれるものの二種類があります。蕃鬱金は、熱帯アジア、インドを原産地とします。

一方の「草果薬」という山奈は、ヒマラヤ、中国原産で草丈は1メートルほどになり、多く分岐した枝先にショウガに似た花を咲かせます。「草果」は中国明代の医師、李時珍による『本草綱目』（1590年）に収載されている生薬で、根茎が芳香性健胃薬に使われています。

蕃鬱金は東南アジアからインドに広く栽培されています。草丈は10センチほどで地を這うように7～12センチの葉が出てきます。白色の花が咲き、朝のうちだけ咲き午後にはしぼみます。植物全体にショウガに似た芳香と辛味があり、独特の強く甘い香りがする根茎は調味料やカレーの香辛料、食品香料として広く利用されています。『本草綱目』収載の生薬で、日本へは、江戸時代にもたらされ、芳香性健胃薬として用いられていました。

学名Kaempferia galangaは、江戸時代五代将軍、徳川綱吉の時、1691年~1692年に長崎出島にオランダ商館医として滞在したドイツ人医師、植物学者のエンゲルベルト・ケンペルの名に因みます。ケンペルは『日本誌（The history of Japan)』を著し、将軍綱吉治世のもと、徳川政権が最も栄えた元禄文化と泰平の社会を西欧に広く紹介した功績があります。

山奈の根茎には多量の精油、ボルネオール、カンフェン、ケンフェロールを含みます。抗真菌、消炎、鎮痛作用が認められ、血流を改善、芳香性健胃、冷えによる腹痛、消化不良、種々の疼痛、頭痛、腰痛、歯痛改善、治療に使われます

高等植物に広く分布する物質、フラボノイドの「ケンフェロール」は山奈から最初に発見された化合物ということで、山奈は生薬学界に大きな貢献をしています。ケンフェロールは強い抗酸化力があり、免疫力向上、抗ウイルス、動脈硬化改善に働きます。

地黄（じおう）──その1

加工法を変えて複数の生薬に

地黄は、ゴマノハグサ科に属し、薬用として栽培されている多年草「アカヤ地黄」の肥大した根、根茎が使われています。根は地中を匍匐して横に伸びていき、初夏に、葉の間から長い花茎を出して、筒型の紫がかった薄紅色の花を咲かせます。

『日本薬局方』では、漢方生薬の「地黄《じおう》」を「アカヤ地黄」あるいは「カイケイ地黄」、またはその近縁種の根および根茎としています。近縁種には、花色が白色の「シロヤ地黄」が含まれます。主に使われるのはアカヤ地黄ですが、カイケイ地黄、シロヤ地黄には薬用としての大きな違いはありません。違いが出てくるのは、異なる加工方法によるもので、その過程で含有成分や効能が変わってきます。

生薬には、修治《しゅうち》と呼ばれる加工、調製法があり、修治を加えることで薬効に変化を起こさせて、その働きを引き出し強めるという作業をします。それによって、一つの生薬に数種の効能があらわれ、それぞれの用途によって使い分けられます。

11月から12月の冬に、根、根茎を掘り出し水洗いした後に調製します。掘り出した状態のものを「生根《しょうこん》」といい、これに全く修治を加えないものを生薬名で「生地黄《しょうじおう》」または「鮮《せん》地黄」といい、この鮮地黄を天日乾燥させたものを「乾地黄《かんじおう》」といいます。

一般に地黄という場合には、この乾地黄を指します。次の段階で、この乾地黄をさらに、もち粟を原料とする蒸留酒の「黄酒」に一昼夜漬け込んで蒸し、これを天日にあてて半乾きにさせ、これをまた、再度、黄酒に漬け込み蒸して乾燥させるといった作業を地黄が漆黒になるまで繰り返します。

こうしてできあがったものを生薬「熟地黄《じゅくじおう》」といいます。中の心まで柔らかくなり黒色で、外側も黒光りして甘味も強くなり、棗《なつめ》の砂糖漬けのようなコク、味わい、香りがあります。これは、乾地黄が熟地黄に加工される過程で、イリドイド化合物が消失し、フェノール配糖体は変化せずに果糖として残留するためです。加工がすすむにつれて、味とともに薬効も変化します。

地黄（じおう）――その2　血液改善薬

地黄の素材となる「アカネ地黄」は、日本には奈良時代にもたらされたといわれ、古名で「さお姫」という雅な呼び名があります。初夏に咲く釣鐘形をした薄紅色の花には、御簾の陰に座す可憐な姫君の風情があります。

地黄は、体を冷やす「生地黄」と体を温める「熟地黄」の二つに大きく分けられます。体を冷やす

「生地黄」には、生のままの「鮮地黄」、乾燥させた「乾地黄」があります。

生地黄には、清熱涼血、生津止血の薬効があります。体内、血液の余分な熱を冷まし、水分代謝を改善し、体に潤いと栄養を与え、止血に働きます。生地黄が配合されている方剤には、頻尿、視力低下や種々の高齢者疾患に繁用される「八味地黄丸」、排尿困難、浮腫に出される「牛車腎《ごしゃじん》気丸《きがん》」、「生《しょう》地黄《じおう》湯」があります。

体を温める「熟地黄」の薬効は、補血滋陰で、量が不足し、質が低下している血液を増やし改善して、体の潤いや衰えを回復させます。血色不良、目のかすみ、めまい、ふらつき、貧血を改善します。漢方では、強壮、解熱薬として糖尿病、前立腺肥大症、老人性腰痛や体力低下に使います。熟地黄が配合されている方剤には、「六味地黄丸」、「人参養栄湯」、補血に使われる「四物湯」、不足した体力を補う「十全大補湯」などがあります。

地黄には、さまざまな薬効がありますが、中でも止血、造血など血液改善効果が優れており、血液に関係する常用薬として重用されています。血管拡張、血栓溶解、抗血管内凝固、血糖降下、静脈血流増加、皮膚組織血流増加、脾臓組織血流増加、血圧降下などの作用が挙げられます。血液を浄化して、活力を与える作用が、高脂血症、動脈硬化、糖尿病、しびれ、血行不良、脳出血、脳梗塞、心筋梗塞、冷え性、貧血に伴う各種疾患の症状改善に働きます。

『神農本草経』、『名医別録』の生薬分類では、血を補う不老長生薬の上品に収載されています。血液の状態は健康のバロメーターになるともいわれます。

紫金牛（しきんぎゅう）　解毒

藪柑《やぶこうじ》は、山野、山裾、照葉樹林の木陰に自生する常緑低木です。サクラソウ科またはヤブコウジ科に属する草丈が10～20センチほどの小さな草本です。地下茎は匍匐茎で細長く横に伸びて繁殖し、群落をつくって藪となります。茎頂に輪生状に集まってつく光沢のある葉の縁には細かい鋸歯があります。この厚手で楕円形の葉形が橘に似ていることから、「藪となる柑《たちばな》」ということで「藪柑」と呼ばれるようになりました。

藪柑よりも更に橘に葉形が似ている唐橘《からたちばな》があり、別名で「百両」と呼ばれるのに対して、藪柑は、「十両」といいます。他に、ヤブコウジ科の万両、センリョウ科の千両があり、「万両、千両、百両、十両」と称されて、正月の縁起物の植物とされています。

7月から8月の暑い時期に葉腋から長い花茎を出して、白や薄ピンク色の小さな下向きの花を多数咲かせます。花後に結実する果実は、冬に赤く熟し、うっすらとした甘味があります。晩秋から冬に、根および根茎を掘り出し水洗い後に細かく刻み、天日で乾燥させたものを生薬名で「紫金牛《しきんぎゅう》」といいます。また、全草を乾燥させたものも「紫金牛」といい、薬用につかいます。

成分には、ベンゾキノン配糖体のラパノン（黄色結晶性物質）やベルゲニンを含みます。利尿、鎮咳、去痰、解毒薬として慢性気管支炎、喘息、膀胱炎、尿道炎、腎炎、湿疹、化膿性の腫れ物、小児の頭にできる湿疹の症状緩和、改善に使われています。

中国では、乾燥させた茎、葉（紫金牛）を肺がんの症状緩和、治療に臨床応用しているそうです。さらなる実績成果の報告が待たれている生薬です。

艶やかな葉や赤い実が美しく、正月の床の間を飾る縁起物の藪柑は、万葉集や源氏物語（浮舟）にも「山橘」と呼ばれて登場しています。江戸時代に品種改良されて、「古典園芸植物」として今日でも寄せ植えや盆栽を彩っています。

地骨皮（じこっぴ）　疲労回復

枸杞《くこ》は、土手、道沿い、日の当たる明るい藪に生えているナス科の薬用樹です。ナス科植物の大半は草本（草）ですが、枸杞は落葉低木で茎は群がって付き、枝は1～2メートルほどに伸びその先はしだれ梅のように下がります。

春の葉は「天精草」、夏の花は「長生草」、秋の赤い実は「枸杞子（赤い実を提灯に例えて枸杞提灯とも呼ばれます）」、冬の根は、「仙人杖《せんにんじょう》（地骨皮）」。四季の葉、花、根皮を合わせて丸薬にしたものを「地仙丹《ちせんたん》」といい不老長生薬の「仙人の薬」といわれました。

春の山菜に利用される葉を乾燥させたものを生薬名で「天精草」といい、カリウム、フラボノイドのルチン、ビタミンB1、B2やコレステロール値を調整するシステロールグルコサイドを含み、血圧降下、動脈硬化予防作用があります。

夏から秋にかけて葉腋に薄紅色の小さな五弁花を咲かせます。花後に結実する果実は秋に赤く熟します。この果実を採取して、まず、日陰干しで乾燥させ、果実にしわが出てきたら天日で乾燥させます。

これを生薬「枸杞子《くこし》」といい、成分には、疲労回復効果のあるベタイン、ゼアキサンチン、カロチン、ビタミン類を含みます。ベタインは肝臓機能を活性化して脂肪肝を防ぎ、血液を酸性からアルカリに変える作用があり、またホルモン分泌を促進するので、疲労回復、視力回復、老化防止に役立ちます。

秋から冬に掘り上げた根の皮を剥いで乾燥させたものを生薬「地骨皮《じこっぴ》」といいます。ベタイン、リノール酸を含み、血圧降下、血糖調整、解熱、去痰、抗炎症、利尿、強壮作用があります。地骨皮が配合されている方剤に「清心蓮子飲《せいしんれんしいん》」があります。これは、全身倦怠感、排尿困難、慢性膀胱炎、慢性尿道炎、前立腺肥大症、尿路結石、糖尿病の治療に使われます。

『神農本草経』では、地骨皮を「邪気」の治療薬として、上品に分類しています。春の山菜、夏に咲く薄紅色の花、秋に輝く赤い果実は葉が枯れて寒い冬になっても枝に残りかわいらしい姿で目を楽しませます。

小蘗（しょうばく）

塩化ベルベリンに

目木《めぎ》は、関東以西、四国、九州の温暖な地域の山野に自生するメギ科メギ属の落葉低木です。高さは1～2メートルほどで、枝には葉が退化したと思われる鋭い棘がびっしりと生えています。鎧をも通す鋭い棘があり、「鎧通し」と呼ばれるほどで、そのために小鳥さえも止まることができない鋭い棘で「小鳥止まらず」という別名もあります。春になると若葉と一緒に黄色の小さな花が2～3輪ずつかたまって咲きます。

花に触れると中心に向かって傾く珍しい習性があります。花後に実る球形の果実は秋になると赤く熟します。メギ科の植物には、イカリソウ（漢方生薬・淫羊藿）や南天（生薬・南天実）、大目木（四国に自生する葉が大きな目木）などの薬用植物があります。いずれも花や秋になる赤い実が美しく、観賞用の庭木や棘を利用した生垣に利用されています。かつては、枝や根を煎じたものが目に良いといわれていたことから「目木」と名付けられました。

冬、落葉した頃に全草を採取して、棘、髭根を取り除いた根や枝、葉を刻み、天日で乾燥させたものを生薬名で「小蘗《しょうばく》」といいます。成分にはアルカロイドのベルベリン、オキシベルベリン、マグノフロリン、ベルバミン、ショウバクニンを含みます。

生薬名は、小蘗の薬効、成分が漢方生薬の黄柏（黄蘗《おうばく》）に似ていることから、「小さい黄蘗」という意味で名付けられました。枝、幹、根を煎じた液は、アルカロイドのベルベリンにより黄色になり、味は苦く、極めて有効な苦味健胃、整腸作用が認められます。

小蘗は、今日、新薬として広く利用されている塩化ベルベリンの製造原料に用いられ、しかも多量に使われている物質「ベルベリン」の名は、基原植物の日木に付けられた学名Berberidaceae（メギ属）からきたものです。

塩化ベルベリンは、現在では主に黄柏から抽出されています。しかし、ベルベリンを含む本家本元は実のところ、日本の雑木林でささやかに自生している目木であるという事実によって、目木の活躍の場が広がる日がくることが期待されます。

女貞子（じょていし）

免疫向上効果

女貞子は、山野に自生するモクセイ科に属する常緑低木の「鼠もち」の果実です。6月から7月頃、枝先に円錐形の花序をつくり、小さな白い花を沢山咲かせます。花が咲き終わると、小さな楕円形の果実が多数つきます。

この果実が熟すと黒紫色になり、それが鼠の糞に似ているとして、不名誉な植物名がつけられています。そのようなことにも拘らず、鼠もちは、薬用に、薬膳用に、健康酒や染料にと広く用いられています。

晩秋から冬の寒い時期に、成熟果実を採取し天日で乾燥させたものを生薬名で「女貞子《じょていし》」といいます。また、樹皮や葉にも薬効があり、夏に採取した暗灰色の樹皮や葉を天日で乾燥させたものを生薬「女貞《じょてい》」と呼びます。

「女貞（樹皮、葉）」には解熱、抗菌作用があり、湿疹、かぶれ、腫れ物の改善、治療に煎じたものを塗布します。胃潰瘍、風邪にも効くとされます。「女貞子（果実）」には、有効成分のオレアノール酸、マンニトール、ルペオール、ノナコサノール、システロールや脂肪油が含まれます。

女貞子は、強心、利尿、強壮作用があり、内臓（五臓六腑）の機能を高める働きをします。『神農本草経』では、「肝臓、腎臓、腰膝を強化し、あらゆる病気を改善する（除百疾）効果のある生薬」として上品に収載しています。

日本でも古くから薬用に用いられており、平安時代の書物『和名類聚抄』（932年）に女貞子の記述があります。補益肝腎、清熱明目の薬効があり、今日では、眼科領域の治療薬として、老人性白内障の初期や、視力低下予防、かすみ目の改善に応用されています。近年、有効成分のオレアノール酸の研究が進み、降血糖、コレステロール値低下、過酸化脂質低下作用や抗菌、抗炎症作用、さらに免疫活性効果が確認され、発がん抑制効果が期待されています。

寒い冬にも光沢のある深い緑色の葉を保ち、夏に咲く白い小花が可愛らしいので庭木や生垣として親しまれています。それが生薬「女貞子」と呼ばれる名の由来になったのかもしれませんね。

秦皮（しんぴ）　目の薬

梣《とねりこ》は、山間部に自生するモクセイ科トネリコ属の落葉高木です。春に咲く白い花、夏に茂る若草色の葉や秋の紅葉、秋に実る翼のついた細長い翼果が美しく、街路樹、公園樹、庭園木として植えられています。

寒い冬、幹や枝（樹皮）にイボタ蝋のような白色の蝋を分泌します。これを採取してよく練って、戸障子の敷居（溝）に塗ると戸の滑りがよくなり、また白い粉末状であることから「戸練り粉《とねこ》」と呼ばれていたことがその名前になりました。

樹高が15メートルにもなり樹皮が暗灰色をした高木で、4月から5月頃枝先に円錐花序をつくり、黄緑色をおびた白色の小さな花を密に咲かせ、ふんわりとした優しい花姿です。春から秋の落葉時期になる前に、樹皮を採取して天日で乾燥させたものを生薬名で「秦皮《しんぴ》」といいます。成分には、殺菌効果のあるエクスクリン、収斂作用をもつタンニンを含みます。

『神農本草経』には、「白内障、緑内障をのぞく眼病、結膜炎、涙が止まらない涙目の治療薬」としての秦皮に関する記述があり、さらに「長く服用すれば白髪もなくなり、長生きする」と記されているそうです。また、『本草綱目』（１５９６年）にも、秦皮が眼病の治療薬として記され、小児の疳の虫改善にも効果があるとされています。

解熱、鎮静、鎮痛、消炎、殺菌、利尿、収斂効果があり、結膜炎などの目の疾患、尿路結石、腎結石の溶解、痛風やリウマチの症状緩和、下痢止めなど広い効能をもちます。

梣には「藍《あお》だも」という別名があります。あおだもの枝を水に浮かべておくと殺菌作用の強い成分のクマリン配糖体「エクスクリン」が水に溶け出して、水が藍色の蛍光を発することから「藍だも」とも呼ばれるようになったといわれます。

赤小豆（せきしょうず）　むくみ解消

寒い日が続く季節、暖かいぜんざいやお汁粉は何にも勝る美味しい食べ物です。お正月の大きな鏡餅を開く鏡開きに小豆《あずき》は欠かせません。原産地は中国といわれますが、日本での栽培量は世界的で、中でも北海道での生産高は一番といわれます。日本へは、3〜8世紀頃に渡来し、以来おめでたい行事と深く関わってきた食物です。

祝い事に赤飯を炊くのは、平安時代から続いている習慣といわれます。1月15日の小正月の行事にも小豆が用いられています。小豆には、邪を払う働きがあると考えられており、新年を祝い、その年の健康を祈願するお酒「お屠蘇」にも小豆が生薬「赤小豆《せきしょうず》」として配合されています。

小豆は日本人だけが好む「日本独自の食文化」の一つといわれます。祝い事に炊く赤飯、秋や春の彼岸の行事食としてつくられるぼたもち（春の彼岸）、おはぎ（秋の彼岸）、そのほかにも羊羹、お饅頭など多くのものに使われています。このように日本人の生活に密着している小豆は、極めて古い時代から食用に栽培され、その歴史は農耕文化と同じくらいに長いのではないかと考えられています。

この小豆は漢方生薬としても重用されています。食用、薬用に使われるものは、ともに小豆の完熟した種子です。夏に採取されるものを「夏小豆」、秋に採取されるものを「秋小豆」といい、いずれも生薬名で「赤小豆」といいます。

カリウムの含有量が非常に高いことが特徴で、むくみ防止、高血圧予防、利尿促進に働き、苦味成分のサポニンにも利尿、血圧降下効果があります。利尿、解毒、排膿、健胃、疲労回復、消炎、緩下作用があり、高い利尿効果を示すことから、むくみ解消、脚気の妙薬といわれます。

赤小豆の作用は穏やかであり、また一年を通していつでも手に入るものなので、「薬食同源」の生薬、食物として日常の生活にも取り入れて病気の予防や健康のために積極的に利用していきたいものです。

セネガ　冬のお助け生薬

道に散り敷いた落ち葉を舞い上げて吹きすさぶ冷たい木枯らしの季節。寒い冬は、風邪をひいて苦しい咳が中々治まらず、辛い思いをすることが多くなる時期でもあります。この辛い咳を止めるのに役立つ薬の一つに、甘くて美味しいセネガシロップがあります。原料に使われるのは、北アメリカに自生するヒメハギ科多年生薬用植物のセネガです。冬の寒い時期、地上部が枯れる頃に掘り上げて水洗いし、天日乾燥させたセネガの根を薬用に使います。生薬名を「セネガ」、ラテン名ではSenegaea

Radix（セネガの根）といいます。

カナダ、北アメリカ原産の生薬「セネガ」は、古くから、民間療法の薬草として使っていた、先住民族のセネカ（Seneka）族の名前が、その由来となりました。1735年、フィラデルフィアに住む英国人医師ジョージ・テネットが、セネガに優れた鎮咳、去痰作用があることを発見し、学会誌に発表したことから、ヨーロッパで呼吸器関係の治療に広く用いられるようになりました。

セネガの成分には、オレアナン系サポニンや数種のセネギンサポニンが含まれています。鎮咳、去痰、利尿、粘膜刺激作用があり、痰のからむ急性気管支炎、感冒、肺炎の改善の去痰薬や利尿薬として使われています。

セネガには、葉の幅が広いものと細いものの二種類があり、日本では1902年頃から北海道、近畿地方、鳥取などの地域で広葉型セネガの栽培が始められ、生産量を上げてヨーロッパへの輸出もされるようになりました。『日本薬局方』では、広葉型セネガの根を生薬として取り上げています。

同じヒメハギ科の、薬局方にも収載されている生薬「遠志《おんじ》」とは同属生薬で、セネギン類似のサポニンを含み、両者とも「サポニン性去痰薬」として広く知られています。中国ではセネガを「美（アメリカの）遠志」と呼びアメリカ産の生薬を漢薬（漢方生薬）同様に評価しています。

セネガは、セネガシロップに使われる他、「龍角散」や「改源咳止液」などの医薬品、そして携帯に便利なのど飴に配合され、冬の寒さから喉を優しく美味しい味で守ってくれます。また、セネガ根のセネガサポニン類に、小腸でのグルコース吸収を抑え血糖値上昇を抑制する作用が確認されています。今後、さらに多くの有効な作用が発見されることが期待される楽しみな生薬です。

前胡（ぜんこ） 風邪薬

葛《くず》が大きな葉を爽やかな秋風にそよがせ、繁った葉の中に美しい紫色の花を咲かせる頃、青紫色をした桔梗や竜胆《りんどう》の可憐な花が、秋日和の山路を彩ります。

葛は「葛根」、桔梗は「桔梗根」、竜胆は「竜胆《りゅうたん》」と呼ばれる生薬で、その根を乾燥させたものが薬用に使われています。抗炎症、解熱、鎮痛、去痰作用があり、咽の痛みを和らげ、咳を鎮める風邪薬に配合されます。

同じ頃、日当たりのよい山間部の丘陵や野山に自生する野竹《のだけ》も紫色の花を咲かせます。その根には解熱、鎮痛、去痰作用があり、風邪薬に利用されます。野竹は、セリ科シシウド属の多年草で、草丈が1・5メートルほどになる大型の野草です。茎は直立し、上部で枝分かれして繁茂し、根は太く肥大して地中深く伸びていきます。

9月から10月頃、分岐した茎頂に散形花序をつくり、セリ科としては珍しく濃い紫色の小さな花を傘状に密生して咲かせます。ふんわりとした白色の花が多いセリ科の中で紫の花色が目立ちます。11月の初冬から冬にかけて、肥大した根を掘り出し、天日乾燥させたものを生薬名で「前胡《ぜんこ》」といい、『日本薬局方』に収載されている生薬です。成分には、フロクマリンのノダケニン、精油成分のエストラゴール、リモネン、クマリン配糖体のプエルプトリン、タンニンを含みます。

漢方では、発汗させることで体表にある病気の原因（熱、寒気など）を取り除く解表《げひょう》、止咳、去痰の効能があるとします。解熱、鎮痛、鎮咳、去痰薬として風邪、咽頭炎、気管支炎の改善、治療に使います。

前胡が配合されている方剤に、胃腸の働きをよくして、風邪の症状を和らげる「参蘇飲《じんそいん》」、化膿性のできものを治療する「荊防敗毒散《けいぼうはいどくさん》」や血行促進、冷え性改善、咳止め、去痰薬の「蘇子降気湯《そしこうきとう》」があります。

前胡は、血流促進、管状動脈血流量の増加作用など優れた効果が確認されています。日本の野山に豊かに繁る「野竹」がいっそう活用されることが望まれます。

葱白（そうはく）先人が着眼した硫化アリル

寒風に青々と育つ葱は、冬が旬の野菜ですが、寒暑に強く夏にも葉を繁らせるので「夏場の葉葱、冬場の根深葱」といわれて重宝され、一年を通じて台所にある栄養価が高く、薬用にも使われる便利な野菜です。

葱はユリ科の植物で、中国では、紀元前から食用、薬用に栽培されていたといわれます。日本には、奈良時代に薬草として伝えられ、『日本書紀』（720年）に、その名が記述されています。同じ葱の仲間である韮は、はるかに古く、弥生時代の稲作伝来の頃に中国からもたらされ、食用、薬用として、栽培が始められました。

ユリ科、ネギ属の植物には、共通して独特の強い匂いがあります。この匂い成分のもとは、硫黄《いおう》で、化学物質の硫化アリルといい、その優れた薬理効果は古くから広く知られており、漢方薬や民間薬に使われてきました。

この有効成分の硫化アリルはアリシンといい、特に葱の白い部分に多く含まれます。ビタミンB1の吸収を促進し、新陳代謝を活性化させて体を温めるので、免疫力を高め、冷え性の緩和や風邪予防に効果的です。また、消化吸収を促し、食欲増進、疲労回復や体力向上に働き、寒い冬を元気に過ごす助けとなります。

殺菌、抗菌作用や解熱、鎮痛、鎮静、利尿、発汗、去痰など、数々の効能があり、漢方では、葱の白い部分（偽茎）を乾燥させ、生薬「葱白《そうはく》」として使います。葱白が配合されている方剤に「葛根葱白湯《かっこんそうはくとう》」があり、初期の風邪、冷えによる腹痛、喉の痛み、痰の除去、頭痛や鼻づまりを改善する治療薬に用います。

葱の白い部分には、匂い成分アリシンのほかにネギオールという香り成分もあります。これには、強い抗菌作用やウイルスの殺菌効果があり、風邪をひいた時に、葱湯を飲むことは、よく知られている理にかなった療法です。

古来、香りの強い葱は魔除け、厄除けの力があるとされ、神事に用いられてきました。祭りの神輿や橋の欄干についている「擬宝珠《ぎぼし》」は、葱坊主を形どったものといわれます。

「風邪かな？」と思ったら、刻んだ葱をたっぷり入れた熱いうどん、ラーメン、味噌汁を美味しく食べるのが、風邪を追い出すてっとり早い方法です。葱には、高い鎮静作用があり、心も体も温まり元気になります。

桑白皮（そうはくひ）

糖尿病予防、改善

桑は、クワ科クワ属の落葉高木で、アジア温帯地域に分布する特有の植物です。日本でも山地に自生するものは、樹高が15メートル、幹の直径が60センチにもなる高木となります。

桑の葉を食草とする蚕には、日々大量の葉が必要とされるために桑畑で栽培される桑は、2～3メートルの高さまでの低木状に剪定されます。4月から5月頃に若枝の基部に楕円形の花序をつくり薄黄緑色の小さな花を密集して咲かせます。

花後になる果実は光沢のある赤い色で花序の上に密に集まってつきます。小さな粒が集まってできる果実には棘のようなものがあり、多肉質で、初夏になると黒紫色になり甘く熟します。果実は生食するか乾燥させて生薬「桑椹《そうじん》」として使います。補肝、益腎、養血、去風の効果があり、低血圧、糖尿病、不眠症改善に応用されます。若い枝は生薬「桑枝《そうし》」といい、タンニン、フラボノイドが含まれ、リウマチ、関節痛、神経痛、脚気の浮腫改善薬に使われます。

冬に根を掘り出して外皮を取り除き、天日で乾燥させたものが、『日本薬局方』に収載されている生薬「桑白皮《そうはくひ》」です。消炎、利尿、鎮咳、去痰作用があり風邪、インフルエンザ、扁桃腺など熱性の症状に使われます。配合処方には、慢性気管支炎、感冒、喘息治療薬の「杏蘇散」、「五虎湯」や痰が多く切れにくい気管支喘息、慢性副鼻腔炎に出される「清肺湯」、咽喉の痛み、声枯れの治療薬「補肺湯」があります。

絹の生産、養蚕は、日本では古い歴史があり、古代日本（卑弥呼の時代）について記録された『魏志倭人伝』に「桑を蚕に与えて、糸（絹糸）を紡いでいる」との記述があるそうです。

春から夏に採取した葉を乾燥させたものを生薬「桑葉《くわよう》」といい、カルシウム、カロテノイドを含み古くから生薬として重宝されてきました。

近年の研究で、桑の葉からＤＮＪ（デオキシノジリマイシン）という物質が発見されました。これは、糖やデンプンが小腸に吸収されて起こる食後の血糖値急上昇を抑制作用があります。過血糖を改善し、糖尿病治療効果が期待されるもので、今後の研究成果が待たれます。

蘇木（そぼく）　血流改善

蘇芳《すおう》は、インド、東南アジアを原産地とする熱帯植物で、マメ科スオウ属の常緑小高木です。真っ直ぐにのびた幹は所々で棘のある枝をだし、長針状の細い葉をつけます。春、上部にある枝先に円錐花序をつくり黄色の小さな五弁花が集まって咲きます。幹の芯材は、古くから薬用、染料に使われてきました。

日本の古代色に蘇芳色《すおういろ》があります。暗赤色《あんせきしょく》（小豆色）で、平安時代中期に編纂された『延喜式』に記述されている日本の伝統色です。平安貴族に愛用された高貴な色とされます。蘇芳の芯材に含まれる色素成分のブラジリンは、薬用、染料に使われる有効成分です。このブラジリンを明礬《みょうばん》、灰汁、鉄を使って発色させたものが蘇芳色です。明礬を使って焙煎すると鮮やかな赤色に、灰汁では、品格のある青紫色、鉄を使うと落ち着いた暗紫色《あんししょく》に染め上げられます。清少納言による『枕草子』では匂い清らかな色として表現されています。

蘇芳の芯材を乾燥させたものを生薬名で「蘇木《そぼく》」といい、血液凝固促進作用があります。この作用に関連したことが古典文学のなかに見られます。平安時代末期に書かれたとされ、さまざまな説話が集められた短編集『今昔物語』に、蘇芳色が「凝固しかけた血液の色」と表現されています。

駆瘀血、抗炎症、鎮痛、抗血栓、抗酸化作用があり、産後の悪阻、閉経、月経不順、月経困難、腹痛、腰痛、更年期症状などの症状改善薬に使われます。

蘇木が配合されている漢方処方に「通導散」があります。これは、体内に停滞している濁った血液をきれいに（浄血）して、血流を促進させ、便通をよくする働きや精神を安定させ不眠症を改善します。ホルモンバランスを調整する効果も認められています。

漢方では、「活血化瘀」の薬効があり、血行促進、駆瘀血の「理血薬」として、高脂血症、止血、鎮痛、駆瘀血、肝細胞保護の治療薬に使われています。外用には、各種皮膚炎の改善に利用されます。

明日葉《あしたば》に含まれているポリフェノールの一種、カルコンが蘇木に含まれていることが分かり、健康成分として注目されています。

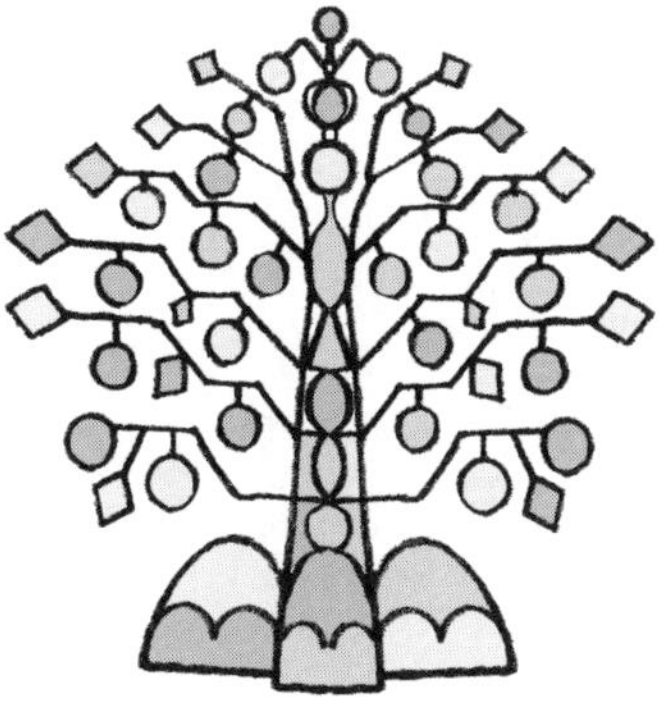

大茴香（だいういきょう）

インフルエンザ治療薬「タミフル」の原料

モクレン科シキミ属の樹木、八角茴香を生薬名で「大茴香」といいます。果実生薬と呼ばれるアニス、コリアンダー、クミン、キャラウェイなどと同様に、古くから薬用に、料理用スパイスにと用いられてきたもので、植物の果実を使う香辛料生薬の一つです。

八角茴香は10～15メートルに達する常緑高木で、秋に赤褐色の花を咲かせます。初冬に実る果実は八つの袋果からなる集合果で、その形は八角形の星のようで、香りがアニスに似ていることから「スターアニス」とも呼ばれます。香辛料「八角」の名称は、この果実の形に由来します。

この果実を乾燥させたものを生薬名で「大茴香」といいます。成分の大半（80～90％）が芳香精油成分のアネトールで、続いてリモネン、シネオール、ピネン、エストラゴールなどで、他にシキミ酸を含みます。内臓を温める作用が強く、芳香性健胃薬として用いられます。

芳香と若干の渋み、苦味をもつ物質が胃粘膜を刺激して胃液の分泌を促し、胃と腸の運動を活発にします。新陳代謝を高めて、風邪、鎮咳、胃痛、消化不良、駆風（胃腸内に溜まっているガスを体外に排出させる働き）に効果があります。

八角は東洋では、昔から宗教に関わる香料に使われ、日本でも、八角を入れた香を焚いたり、線香の材料に利用します。また、Japanese star anise（日本のスターアニス）と呼ばれるシキミは八角と同属で日本各地に自生しており、仏事に重用されている植物です。シキミの学名を「宗教的なシキミ」と命名したのはシーボルトです。日本に滞在し、文化、風習を深く理解していたシーボルトが、日本でのシキミの利用法を知っていたことがこの学名から伺われます。

最初に、このシキミから発見された化合物で、八角茴香にも含まれているシキミ酸が抗インフルエンザウイルス薬「オセルタミビルリン酸塩（商品名・タミフル）」の合成原料に使われ、現在、医薬品として繁用されています。ただし、香辛料「八角」の効能は健胃なので、八角を直接食べても、インフルエンザに効力はありません。

大黄（だいおう）　強い解毒作用

大黄はタデ科ダイオウ属の植物で、高さが2～3メートルにもなる大型の多年草です。ダイオウ類には数種類があり、掌葉《しょうよう》大黄、唐古特《タングート》大黄、薬用大黄、朝鮮大黄が大黄基原植物とされています。

「薬学の開祖」と称される、ギリシア人医師のディオスコリデスによる薬物書『マテリア・メディカ』（ギリシア本草、1世紀）に収載されている生薬です。洋の東西を問わず古くから薬用に使われてきました。

中国では、600年代に活躍した本草学の大家、陶弘景による『神農本草経集注』に、「大黄は、その薬効が峻烈で即効を示すことから、将軍なり」と記されているそうです。その記述から、大黄は「将軍」とも呼ばれます。

深い雪の下で成長する根茎は、太く断面は黄色味をおびています。葉は30~50センチと大きく、茎頂から長い花茎を伸ばし紫紅色または黄白色の小さな花を円錐花序に咲かせます。薬用に使う肥大した根茎の部分が堅い質で重量感があるものを「北大黄」、内部が粗い質で軽いものを「南大黄」といいます。北大黄の断面には、異形肥大成長によってできる多数のつむじ紋が刻み込まれているので「錦紋大黄《きんもんだいおう》」と呼ばれ、良品（上質）とされます。

アントラキノン配糖体、アロエエモジン、レイン、タンニンが含まれています。瀉下、消炎、健胃、胆汁分泌促進、駆瘀血作用があり、習慣性便秘、腹痛、腰膝の疼痛、結腸炎、直腸炎、排尿困難、月経不順の治療薬に利用されます。

配合処方では、「大黄甘草湯《だいおうかんぞうとう》」、「大黄牡丹皮湯《だいおうぼたんぴとう》」、「大黄附子録湯《だいおうぶしろくとう》」を始めとして多くの方剤に使われています。

抗菌、抗腫瘍、消炎、鎮痛作用、窒素代謝改善、腎不全改善、各種向精神効果などが確認されています。大黄は、単なる緩下薬ではなく広い範囲で重用されています。

多くの生薬を輸入に頼っている中で、大黄の研究が進み、近年では朝鮮大黄を主体とした品種改良が実現し低地栽培が可能となり、高品質の大黄が帯広を中心に広く生産されるようになりました。研究栽培が地道に続けられた長野県野辺山に因んで「信州大黄」と呼ばれます。

大葉麦門冬（だいようばくもんどう）

鎮咳、去痰

藪蘭《やぶらん》は、照葉樹林内の日陰、藪の中に自生するユリ科ヤブラン属の常緑多年草です。同じユリ科ジャノヒゲ属の「蛇の髭」によく似ているので別名で「琉球蛇の髭」と呼ばれます。草の大きさは、蛇の髭に比べると3～5倍ほどの大型で、ヤブラン属の雄しべの葯は尖っており、また、熟した果実の色は黒くなるのに対して、蛇の髭の果実は美しい藍色を呈しています。多数の根は木質で髭根が多数付いており、四方に広がり増えていきます。根の随所に小さな薩摩芋のように肥大した根塊があり、これを薬用に使います。

8月から9月頃に葉の間から長い花茎を伸ばして上部に円柱状の花穂をつくり、薄紫色の小さな花を多数咲かせます。花後に結実する果実は露出した種子でできており、晩秋から冬に緑色の果実が熟して艶のある綺麗な緑黒色になります。

冬に、根が肥大した部分（根塊）だけを掘り取り、水洗いして天日で乾燥させたものを生薬名で「大葉麦門冬《だいようばくもんどう》」といいます。成分には、ステロイドサポニンのオフィオポゴニン、システロール、スチグマステロール、グルコース、フルクトース、サッカロースを含みます。

大葉麦門冬の抽出成分には、血糖降下、抗炎症、鎮咳、去痰、滋養強壮作用が認められており、『神農本草経』には不老長生薬の上品に分類されています。蛇の髭と同様の効能があり、漢方では、鎮咳、去痰薬として、気管支炎、気管支喘息、百日咳、声のかすれ、口内乾燥の改善、治療に使われます。

大葉麦門冬は、麦門冬と同様に扱われ、「麦門冬湯《ばくもんどうとう》」、「麦門冬飲子《ばくもんどういんし》」、「加味四物湯《かみしもつとう》」に配合され、痰の切れにくい咳、気管支炎、咽頭炎、糖尿病に伴う口渇、喘息の治療に使われます。

藪蘭は、蘭の葉を思わせるすっきりと伸びた光沢のある若緑色の葉や秋に咲く薄紫色の花、冬に実る艶やかな果実が美しく観賞用として庭園にも多く植えられています。

沢瀉（たくしゃ）　水分代謝

匙沢瀉《さじおもだか》は、北日本、北海道など冷涼な地域の沼、池、穏やかな流れの沢、川原の浅瀬に自生するオモダカ科サジオモダカ属の多年草、抽水植物です。草丈は50センチほどで見たところは「おおばこ」

に似ており、茎の根元から30センチくらいの葉柄を出してその先にスプーン（匙さじ）状の葉を広げることから「匙沢瀉」と呼ばれます。

夏から秋にかけて、葉の間から60~１００センチにもなる長い花茎を伸ばし多数に分枝させて広がり、その先に白色または薄ピンク色の小さな花を咲かせます。花は昼頃に開き、夕方には閉じる一日花です。薬用に使う部分は肥大した球茎です。球（塊）茎から芽が出ることから、〝お目出度い〟野菜として、新年のお節料理、祝いの料理に使われる慈姑《くわい》も匙沢瀉と同科（オモダカ科）の植物です。

晩秋から冬に、球茎を掘り出して髭根を取り除き、周皮（外皮）を剥ぎ取って天日で乾燥させたものを生薬名で「沢瀉《たくしゃ》」といいます。水分代謝を調節して不必要な水分を排出する「利水滲湿」の生薬として『日本薬局方』に収載されています。

成分には、トリテルペン類のアリソールA・B、セスキテルペン類のアリスモール、βシトステロール、多量のデンプン、レシチン、カリウム酸、アミノ酸を含みます。利尿、解熱、循環器系活性、血液凝固抑制、抗脂肪肝、コレステロール降下、血栓改善、ホルモン分泌促進、免疫力向上、血糖値および血圧降下、抗菌、抗アレルギー、抗腎炎効果が認められています。

沢瀉が使われているものに、尿路の熱や腫れを和らげ尿の出をよくして、血尿、排尿痛、残尿感、口渇、むくみを改善する「猪苓湯」があります。また、水分代謝を活性化して、下痢、二日酔い、暑気あたり、膀胱炎、腎炎、尿道炎を改善する「五苓散《ごれいさん》」、激しいめまい、メニエール病の治療薬「沢《たく》瀉散《しゃさん》」や泌尿器系疾患、むくみ解消の「八味丸《はちみがん》」に使用されています。

沢瀉は、茯苓、猪苓と同様に体内に停留する余分な水分を排出し、解熱効果で体調を整える働きで広く活用される生薬です。

竹節人参（ちくせつにんじん）

江戸の経済を動かした人参

秋に熟す濃い朱色の実が美しい栃葉《とちば》人参は、日本各地の山林に自生するウコギ科の多年草です。うっそうと繁る森林で、あまり日が当たらない樹木の湿った根元付近に生育し、群生することなく、まばらに分布する珍しい植物です。草丈が50～80センチほどで、6月から8月にかけて茎の先端に多数の花柄を出し、ウコギ科特有の散形花序をなし黄緑色の小さな花を多数咲かせます。葉の形が栃の葉に似ていることから「栃葉人参」という名称がつきました。

日本特産の薬草で、寒くなり地上部が枯れ始めた頃に掘り出した根茎の髭根を取り水洗いして乾燥させたものを、生薬名で「竹節人参《ちくせつ》」といいます。生薬の名称は、地下の根茎が横に伸びて、竹の地下茎のような節があることに由来し、根茎が一年毎に一節増えるので、それにより生薬の年齢が分かります。

竹節人参の根茎は、やや白くよく肥大したものが良品であるとされます。根茎にはオレアノール酸のチクセツサポニン類やダンマラン系の数種のチクセツサポニンが含まれています。これらの有効成分は、それぞれ独自の働きをもち、相互作用によって効果を高め合います。

中枢抑制、抗ストレス性潰瘍、解熱、鎮痛、鎮静、鎮咳、去痰、止血、腸管自動運動増強、血液循環調節などの働きがあり、健胃、解熱、去痰薬として使われます。消化不良、食欲不振、慢性胃炎、感冒、急性および慢性の気管支炎などに効果的で、含有方剤には、「参連湯《じんれんとう》」があります。

江戸時代の著名な漢方医、吉益東洞《よしますとうどう》もこの竹節人参の薬効を高く評価し、医療に用いたといわれます。その優れた効能が評判となって、人参が、薬用として市場をにぎわし、それに注目した江戸幕府は、人参の販売を専売制にして、各人参ごとに「人参座」を設けたという史実があります。人参が〝医薬品〟として江戸の経済活性化に大きな役割を果たしたという、興味深い歴史の出来事です。

陳皮（ちんぴ）　気を巡らせる

5月、若葉の頃、枝いっぱいに小さな白い五弁花を咲かせる柑橘類で辺りは甘い香りに包まれます。温暖な地域に育つ柑橘類は秋から冬、明るいオレンジ色に果実を実らせます。寒い冬、こたつにもぐって甘い蜜柑《みかん》を楽しみ、蜜柑の皮や柚子がぷかぷか浮かんだお風呂で温まる、日本の冬には欠かせない果物でした。

柑橘類は数々の生薬に使われています。花、果実、未熟果、成熟果、果皮、葉、実を包んでいる内皮についている白い繊維状のものなど、ほとんどの部分が、薬用としてさまざまに使い分けられています。

温州蜜柑、紀州蜜柑、マンダリンの外皮を日陰干しで乾燥させたものを生薬名で「陳皮《ちんぴ》」といいます。未成熟果実の外皮を生薬「青皮《せいひ》」、オレンジ色に完熟した果皮を「橘皮《きっぴ》」、この橘皮を1年以上保存してその色が鮮やかな色と強い香りを保っているものを薬用「陳皮」として使います。陳皮は古いものほど良品とされ、『日本薬局方』に収載されている生薬です。『神農本草経』、『名医別録』には、滋養強壮の上品に分類されています。「気」を整える理気薬として、芳香性健胃、駆風去痰、鎮咳薬に使われます。

成分の多くは精油成分のリモネンで、中枢抑制による腸管運動促進、胆汁分泌促進、鎮静効果があります。自律神経の緊張を解き、肝臓の機能に関係の深い精神不安、胸部や腹部が張っている感じ、目のトラブル、イライラなど「気」の滞りを緩和して改善に働きます。

陳皮が配合されている方剤は数多くあり、「五積散《ごしゃくさん》」、「釣藤散《ちょうとうさん》」などの鎮痛薬、また「温胆湯《うんたんとう》」、「補中益気湯《ほちゅうえっきとう》」といった胃腸薬や「清肺湯《せいはいとう》」、「香蘇散《こうそさん》」、などの呼吸器疾患薬があります。

ビタミンC豊富な蜜柑は、免疫力を高め風邪などの感染症予防に役立ちます。また、高血圧予防に有効なヘスペリジン、がん抑制効果のある黄色色素成分のクリプトキサンチンがあります。実を包む袋や果皮には水溶性、不溶性両方を含む食物繊維のペクチンが多く、白いすじにはビタミンB、Cがあるので袋ごと食べると良いでしょう。

田七人参（でんしちにんじん）

卓越した止血効果

漢方で「人参」といえば、高麗人参、栃葉人参、田七人参などの薬草を指します。これらは植物学上では、同類のウコギ科に属し、地上部は、長楕円形の葉、黄緑色の花や鮮やかな赤い実までが大変よく似ており、区別がつきにくい程です。

しかし、薬用に利用する根や根茎の形は三者三様です。まっすぐ下に伸び、人の姿を思わせる高麗人参、竹の根のように横に這い、年ごとに節をつくる栃葉人参、そして、田七人参はジャガイモのようなゴロンとした形で、石のように固い塊の根を形成します。

寒くなり始めた頃に掘り上げた塊根の髭根を取り分け、水洗いして乾燥させたものを生薬名で「三《さん》七《しち》」といいます。抗炎症剤として使われる著名な生薬ですが、狭心症にも効果があるとされます。三七には二通りの使い方があり、塊根を生のまま乾燥させたものを「生田七《しょうでんしち》」といって止血剤として用い、一度蒸してから乾燥させたものを補血剤や栄養剤に使います。

「三七」という生薬名は『本草綱目』にはじめて登場します。『本草綱目』は、中国、明代の「本草学改革の祖」と呼ばれる李時珍が、1892種の薬物について整理分類してまとめたものです。この中で、生薬「三七」の主要な効能を「体内、外の止血」としています。血液を凝固させて、傷口を漆のように接着し塞いで出血を止める即効性があるので、「山漆《さんしつ》」と呼ばれていたものが、転訛して「三七」になったと記されています。

三七人参は塊根の他に、枝根の太い部分を生薬「筋条」、鬚根を「絨根」、葉を「三七葉」、花を「三七花」といい植物全体が薬用に使われます。葉は根と同様に強い止血作用があり、花は、鎮静、血圧降下作用があります。三七の主要成分は、高麗人参や竹節人参に類似したサポニンで、強力な止血作用、傷口の修復、消炎、消腫、鎮痛、鎮静効果をもちます。

東洋医学では、三七人参を「理血薬」または「活血薬」、高麗人参を「理気薬」として分類します。「理血」とは、心臓に直接働きかけて循環器系の機能を向上させ、「理気」は気力、精神力を養う作用をいいます。全ての病気は血液と気の滞りに関係しているともいえます。

漢方が科学的に解明されていくことは、東西医療の融和、発展にとって確かな糸口、指針を示すことになるでしょう。

天麻（てんま）

メニエル病治療薬

鬼《おに》の矢柄《やがら》は、赤い棒のような植物体の姿が、鬼が使う矢に例えられてその名が付けられました。ラン科に属する腐生蘭の一種で、ナラタケの菌糸と共生する腐生植物です。

腐生植物とは、葉緑体をもたないので、自力では栄養分が作れない種類です。周囲の樹木と外菌根を形成して共生している菌類にさらに寄生して、その菌類から栄養分をもらって生育する植物のことをいいます。

腐生植物には、茎、根があり、花を咲かせ、なおかつ結実もします。森林や雑木林の林床であまり日が射し込まない湿ったところに見られます。よく知られているものに、シャクジョウソウ科の銀竜《ぎんりょう》草《そう》があります。

茎の色が赤色をしているので、別名で「赤箭《せきせん》」と呼ばれる鬼の矢柄の根茎を掘り出して、外皮を取り除き蒸して乾燥させたものを生薬名で「天麻《てんま》」といいます。採取時期は2度あります。3月から5月の春に採取するものを「春麻」といい、10月から12月頃の冬に採取するものを「冬麻」といいます。春のほうが収穫量は多いのですが、生薬としての品質は「冬麻」の方が優れているといわれます。

鬼の矢柄は希少植物で、それから採れる天麻は大変高価な生薬でした。しかし、近年では、その研究が進み、人工培養が可能となりました。成分には、バニリルアルコール、バニリン、微量のビタミンAが含まれます。

『日本薬局方』収載の生薬で、漢方では平肝、定驚、止痙、止痛を薬効とします。鎮痙、鎮静、強壮作用があり、肝気の高まりによる頭痛、めまい改善に使われ、『神農本草経』では保健薬の中品に分類されています。

天麻が配合されている処方には、「沈香天麻湯《じんこうてんまとう》」、「半夏白朮天麻湯《はんげびゃくじゅつてんまとう》」があります。これは、胃腸虚弱による下肢の冷え、めまい、頭痛、低血圧、自律神経失調症、メニエル症候群の症状改善、治療に使われます。

ひっそりと静まる薄暗い林の中で透き通った銀色に輝く銀竜草、小さな赤いバナナのような果実を実らせる土木通《つちあけび》、赤い矢のような鬼の矢柄。不思議な植物の世界が息づいています。

当帰（とうき）　養血、活血

当帰は、本州中部以北の山間部の岩場に自生するセリ科シシウドアンジェリカ属の多年草です。ヨーロッパでは「女性に優しい薬草」として古くから用いられてきました。セリ科アンジェリカ属には薬用植物が多く、西洋ではハーブ、アンジェリカが身近な家庭薬に利用され、東洋では生薬として重用されています。川芎、白芷《びゃくし》、羌活《きょうかつ》、防風《ぼうふう》、当帰などがあり、月経痛など女性特有の悩み改善薬に使われています。

当帰は、草丈が60~90センチほどで、細かく分枝して広がる茎や葉柄は赤紫色をおび、濃い緑色の葉には光沢があります。全草にセロリのような清々しい芳香があります。夏から秋にかけて茎頂に花柄を伸ばし、芹の花に似た白色の小さな花を傘状複散形花序に多数咲かせます。褐色の根は多肉質で豊富な栄養素を含み、生命を支える貴重なエネルギー源となり、強壮剤として使われます。

11月から12月、地上部が枯れる頃に根を掘り出して天日で乾燥させて、1ヶ月ほどつるしておき、その後温湯に浸し柔らかくして成形し再び日陰で乾燥させたものを生薬名で「当帰《とうき》」といいます。成分には、リグスチライド、コリン、アデニン、ニコチン酸、アミノ酸があります。また、貧血改善に効果的な葉酸、マグネシウム、ビタミン類などの栄養成分も含みます。

滋養強壮、抗菌、抗炎症、鎮痛、鎮静、肝機能強化、血流循環促進、抹消血管拡張、血栓防止、潤腸、増血、造血、浄血といった効果、作用が挙げられます。当帰は慢性的な血液不足（血虚）が原因となる各種疾患改善に使われます。

配合処方例に「当帰芍薬散《とうきしゃくやくさん》」、「当帰建中湯《とうきけんちゅうとう》」、「当帰四逆湯《とうきしぎゃくとう》」があります。近年の研究で、「中程度要介護」と認定された脳血管障害後遺症の症状改善、治療に「当帰芍薬散」が使われ、当帰の補血作用により、その効果がみられたとの報告がありました。

各器官の機能低下を向上させる「補気薬」、生命の源である血液に栄養を送り元気にする「補血薬」としての当帰のさらなる研究、臨床成果が期待されています。

南瓜仁（なんかにん）

エネルギー代謝活性

冬至に、ほっこりと煮含められた南瓜を食べたり、柚子をぷかぷか浮かべた柚子湯にゆったりとつかると体が芯から温まり、冬の寒さに縮こまった体や日々の疲れが癒されます。冬至は二十四節気の一つです。一年のうちで昼が最も短い日で、12月22日頃です。ビタミンC、B群、E、βカロテン、炭水化物などの栄養分豊富な南瓜は体を温め消化をよくするので、本格的な冬には最適な食物です。

南瓜はウリ科カボチャ属の蔓性野菜の一年草です。中南米原産で、安土桃山時代にポルトガル人によって日本にもたらされました。寄港地のカンボジア経由であったことから、「かぼちゃ」という名前が付けられたといわれます。

夏に大きな黄色の花を咲かせ、冬にずっしりとした果実を実らせます。南瓜には、日本南瓜、西洋南瓜の二種類の食用南瓜と薬用に栽培されている「ペポ南瓜」があります。ペポ南瓜の仲間には、ズッキーニや素麺南瓜があります。

冬に旬を迎える南瓜の種子を集めて、天日で乾燥させたものを、生薬名で「南瓜仁《なんかにん》」といいます。葉や花を採取して乾燥させたものも薬用に利用します。成分には、リノール酸、パルミチン酸などの脂肪酸やビタミンC、B、Eやククルビチンを含みます。消炎、鎮痛、駆虫、利尿、鎮咳、保温、滋養強壮作用があります。

昔から虫下しの薬として利用されてきましたが、他にも、風邪、咽の痛み、咳止め、強壮、催乳、糖尿病、高血圧、風邪、便秘、冷え性予防、治療に使われています。乾燥させた葉、花に熱湯を注いで、お茶代わりに飲むと疲労回復に効きます。

近年、注目されているのが、薬用に栽培されているペポ南瓜の種子で、「パンプキン・シード」と呼ばれるものです。これに、排尿や尿道括約筋に関係するリノール酸、筋肉強化に役立つトコフェノール、前立腺の新陳代謝を正常化する植物ステロール、タンパク質、脂肪酸、ミネラル、ビタミンなどの生理活性成分が骨盤底筋を強め正常化して、尿失禁、前立腺肥大治療に有効であるとの報告があります。

泌尿器系疾患の改善、治療に大きな期待が寄せられています。

肉豆蔻（にくずく）　健胃薬

肉豆蔻は、ナツメグという香辛料で、ニクズク科ニクズク属の熱帯常緑高木です。小豆蔻《しょうずく》、カルダモンと名前が似ていますが、小豆蔻はショウガ科に属し全く別種の植物です。肉豆蔻の原産地は東インドで、古代インドでは頭痛、胃腸薬に使われていたといわれます。紀元前6世紀頃、エジプトに伝わり、12世紀末のヨーロッパでは薬用、スパイスとして利用されていました。

果実の形は杏に似ており、黄色い卵形で、熟すと果皮が裂け中から赤い仮種皮に包まれた暗褐色の種子が出てきます。この赤色の仮種皮を乾燥させたものが、香辛料に使われる「メース」です。種子全体または種子の中にある仁《にん》を取り出して石灰液に浸した後乾燥させて粉砕したものを生薬名で「肉《にく》豆蔲《ずく》」といい、香辛料名を「ナツメグ」、果皮を「メース」といいます。

学名をMyristicaといい、ギリシア語のミュリゾー（油を注ぐ、香油を塗る）に由来します。学名の通り肉豆蔲の成分の大半が精油で占められています。主成分は、消化促進に働くミリスチンです。ほかに、強壮効果のあるピネン、抗感染作用のゲラニオール、リナロール、発がん抑制効果があるといわれるリモネン、鎮静作用のあるオイゲノール、ピネオールなどの精油芳香成分を含みます。

収斂、止瀉、健胃整腸、駆風（ガス排出）効果があり、食欲不振、腹部膨満、腹痛、慢性下痢、慢性結腸炎、腸結核治療に使われます。

肉豆蔲が配合されている方剤に「四神丸《ししんがん》」があり、老人性の慢性下痢に使われます。肉豆蔲、五味《ご み》子《し》（真葛の実）、呉茱萸《ごしゅゆ》、補骨脂《ほこつし》（マメ科、オランダヒユの実）が組み合わされています。

ナツメグやメースは、冬の煮込み料理のロールキャベツ、ポトフなど挽き肉料理の風味付けに、また特有の香りは、パイ、クッキーにも使われます。しかし、大量に摂ると、眠気、幻覚、陶酔感を引き起こす恐れがあります。使用する場合には厳重な注意が必要です。

乳香（にゅうこう）　活血効果

乳香樹《にゅうこうじゅ》は、アラビア、アフリカのエチオピア、ソマリアに生育するカンラン科ボスウェリア属の常緑低木です。オリバナムとも呼ばれ、没薬《もつやく》、木香《もっこう》などとともに古くから用いられてきた薫香《くんこう》生薬です。お線香のように練りあげた生薬を焚いて、その香りを宗教的な事に用い、安眠、ストレス解消や精神を鎮めてリラックスする健康効果、部屋や衣服にその香りを焚き染めるなど、日本でもすでに平安時代頃から親しまれてきた香りの生薬です。

乳香樹の幹から得られる樹脂（乳液）を集めて膠《にかわ》状に固めたものを生薬名で「乳香《にゅうこう》」といいます。膠状に固めたものは、黄白色になりますが、幹から滲みでる樹脂（樹液）は、ミルクのようなとろみがあり真っ白なことからその名が付きました。

乳香は、古代オリエント、エジプト、ギリシャ、ローマ時代から使われてきた古い葷香料です。特に、宗教儀式に深い関わりのある聖なる香りとされる焚香料で、当時では金《きん》に相当する価値があったといわれます。

絹の道（シルクロード）と同じように、乳香は貴重な薬物として盛んに取引がなされ、乳香の道（オリバナムロード）が作られていました。乳香の原産地、特産地であったアラビアには、多大な経済効果がもたらされ、「乳香交易」による繁栄の遺跡が残されているといわれます。

成分には、アルファー・ボスウェリア酸、ピネン、リモネン、パソリン、含油ガム質を含みます。活血、止血、舒筋の薬効と消炎、鎮痛作用があり、筋肉痛、月経痛、腹痛、瘀血による疼痛を改善します。

乳香は血液に気を巡らせ、活気を与える「血薬」として有効とされます。打撲、捻挫、外傷後の瘀血による胸、腹の疼痛緩和の外科、整形外科の常用鎮痛薬に利用されます。

近年の臨床実験によると、鋭い激痛を伴う「狭心痛」の治療薬に、活血去瘀の効果が高い乳香、没薬を組み合わせることで、活血、鎮痛作用が強まり狭心痛の高い治療効果が得られるとの報告があります。今後の研究成果が期待されています。

忍冬（にんどう）　各種化膿性疾患に有効

忍冬は、日本各地の山野に自生し周囲の木や枝に蔓を絡みつかせて成長していくスイカズラ科の常緑植物の「吸《す》い蔓《かずら》」の葉や茎を乾燥させたものです。春の若葉や茎は山菜に利用されます。

6月から7月頃、葉腋に二つずつ並んだ白色の細い筒状の唇形花を多数咲かせます。咲き始めの白色が次第に黄色に変わっていくので、一つの枝に白色と黄色の花色が入り混じり美しい花姿となります。花の先は上下に分かれ、筒部の奥に蜜腺があり花を口に含んで吸うと良い香りの甘い蜜がでてきます。それが吸い蔓の名称の由縁です。花色が白色から黄色に変わることから「金銀花《きんぎんか》」とも呼ばれます。

秋から冬の寒くなる時期に、薬用部分の葉および茎を採取して刻み天日干しにしたものを生薬「忍冬《にんどう》」といいます。成分にはフラボノイドのロニセリン、ルテオリン、イノシトール、苦味配糖体、タンニンを含みます。

有効成分は、強い抗酸化作用をもつポリフェノールの一種、クロロゲン酸です。活性酸素を除去して脂質の酸化を防ぐので、がんや動脈硬化予防、脂質代謝改善作用があります。ほかに、利尿、鎮痙、血管拡張、収斂、抗菌、消炎、解熱、解毒効果があるとされ、『日本薬局方』に収載されている生薬です。『神農本草経』には不老長生薬の上品に分類され、化膿性皮膚疾患、赤痢や神経痛、リウマチ、関節痛、筋骨疼痛改善に使われます。

忍冬が配合されている方剤に「治頭瘡一方《ぢづそういっぽう》」があります。これは、顔や頭にできたジクジクした湿疹、ただれ、かゆみを改善、治療する薬です。また、乳腺炎、咽頭炎、痔、化膿性皮膚炎に処方される「紫根《しこん》牡蛎湯《ぼれいとう》」があります。

開花直前の蕾を生薬「金銀花」といい、フラボノイド、糖類を含み、滋養強壮、疲労回復、精神安定に効果があります。体を冷やす作用があり、夏の酷暑が原因でおこる熱中症を改善する高い効果があります。

忍冬は「解毒」、金銀花は「夏バテ」の妙薬としてそれぞれに活躍しています。

八角金盤（はっかくきんばん）

鎮咳

掌を広げたような独特の葉形からその名が付いた八手《やつで》は、ウコギ科ヤツデ属の常緑低木です。関東以西の海岸付近の山野に自生し、また日当たりの良くない深い森林の中にも見かけられます。ミズキ科に属し、学名をAucuba japonica（日本の青木葉）という健胃生薬の常緑樹、青木と並び、観葉植物として世界でも広く栽培されている日本特産の樹木です。

大きさが20センチ以上もある厚手の掌状複葉《しょうじょうふくよう》をなし、若い葉は茶褐色の綿毛で覆われています。濃緑色で光沢のある葉は7～9つの奇数に裂けており、その形が魔物を追い払う霊力があるように想像されて、「天狗の羽団扇《はうちわ》」という別名で呼ばれることがあります。学名をFatsia japonica（日本のやつで）といいます。この学名は「八」を古名で「ふぁち」または「ふぁつ」と発音していた事から名付けられたといわれます。

薬用に使う葉は、常緑樹なので、必要な時に採取します。採取した葉を刻み天日で乾燥させたものを生薬名で「八角金盤《はっかくきんばん》」といい、生の葉から抽出、精製したエキスとともに鎮咳、去痰薬として利用します。

成分には、アルファーファトシン、ベーターファトシン、ヤツデサポニンを含みます（ファトシンは学名に由来)。煎じた液は、神経痛、リウマチの疼痛緩和の外用に使われます。ヤツデサポニンは、少量では薬となりますが、多量になると毒性が現れて生命の危険にも関わりますので使用の際は必ず専門家の指導を受けて下さい。

八手は、花の少ない冬にクリーム色の花を咲かせる木として知られています。晩秋から初冬に、小さな球状の散形花序を出し多数の小さな花を咲かせ、それがさらに集まって大きな円錐花序を作ります。花びらは小さいのですが、花茎を含め全体が黄白色でよく目立ち、特徴のある形の大きな葉とともに、厳しい冬を明るくしてくれます。茎の髄は太くて柔らかく、顕微鏡観察の切片を作る時に利用されます。

日本の薬用植物が科学の発展に役立っていることは喜ばしいことです。

蕃紅花(ばんこうか)　更年期症状緩和

晩秋から冬にかけて、漏斗の形をした薄紅色の花を咲かせる泊夫藍(サフラン)は古くから、その花の雌しべが薬用、香辛料、センリョウに使われ「薬用泊夫藍」とも呼ばれています。アヤメ科サフラン属で冬に咲く薬用泊夫藍に対して、早春に白色、紫色、薄紫色の泊夫藍に似た花を咲かせるクロッカスは観賞用にのみ栽培されるので「春泊夫藍」または「花泊夫藍」と呼ばれて区別されます。

薬用泊夫藍の開花期に、鮮やかな赤みをおびたオレンジ色の雌しべを採取して乾燥させたものを生薬名で「蕃紅花《ばんこうか》」または「泊夫藍」といいます。『日本薬局方』には「泊夫藍」の生薬名で収載されています。成分には、カロチノイド系の色素成分クロシン、赤色色素のリコピン、黄色色素のゼアキサンチン、苦味配糖体ピクロクロシン、βカロテン、鎮痛、通経作用のあるサフラナールがあります。

血液の循環を促進させ、女性の血の道薬として、生理痛、生理不順、更年期に起こるさまざまな不快症状の改善、緩和や滋養強壮、健胃、鎮痛、鎮静、リラックス効果があり、女性の生理機能に優れた効果を現します。

ほかにも精神神経疾患、皮膚疾患に効能があり、不眠、アトピー性皮膚炎の改善薬に使われます。さらに、記憶、学習改善作用や発がんプロモーター抑制作用も報告されています。これは、認知症改善やがん治療に対する薬物としての効果が期待されるものです。

生体防御として抗がん、抗ストレス、抗アレルギー、抗酸化作用、内分泌系では血中コレステロール降下、脂質代謝、生殖器系では子宮機能、中枢神経系では記憶学習改善、鎮静、睡眠、循環器系では血液凝固、血小板凝集抑制、血管拡張、血圧降下、強心などの研究が進められています。

優れた薬効が発見されている生薬ですが、一輪の泊夫藍から採取できる雌しべの量はわずかなものです。薬用として可能性の高い生薬が今後どのように開発されて行くのかが考慮されます。

板藍根（ばんらんこん）

インフルエンザに有効

暖かい春の日差しのなか、田畑のあぜや土手に、黄色い菜の花が明るく広がっています。この時期に、アブラナ科の二年草、細葉大青《ほそばたいせい》（別名・菘藍《しょうらん》）が菜の花に似た十字形の黄色い小さな花を茎頂に多数咲かせます。ヨーロッパ、西南アジア原産で、草丈はやや大型で70センチほどになる細葉大青が春の風に揺れている姿は、菜の花と見紛うようです。その葉は「藍染め」の染料に使われる植物、「藍」の仲間です。

中国では、古くから解熱、解毒、風邪薬の妙薬として親しまれてきた薬草です。現在では、抗ウイルス効果、免疫力向上作用や風邪、インフルエンザの予防、治療薬に使われる生薬として広く知られるようになりました。中国の医薬品に関する公定書『中国薬典』（日本薬局方のようなもの）に収載されている、伝統と歴史のある医薬品として認められている生薬です。『本草綱目』（１５９３年）にも記述されています。

開花期に掘り採った根および根茎を乾燥させたものを生薬名で「板藍根《ばんらんこん》」といいます。含有成分にはベーター・グリコシド、ベーター・シトステロール、植物性タンパク質、糖類があります。アブラナ科の細葉大青の他にも、キツネノマゴ科に属する琉球藍《りゅうきゅうあい》（馬藍）の根、根茎が同様に板藍根として使われます。葉の形が板状であることが、その名の由来です。

流行性のウイルス性疾患治療に高い効果が認められています。流行性の感冒、結膜炎（はやり目）、耳下腺炎（おたふくかぜ）、丹毒（細菌感染によって起こる皮膚の化膿性炎症）や発熱を伴う扁桃腺炎の治療に煎じたものが使われます。

漢方では、細菌やウイルスによる感染、炎症に伴う発熱、腫張、疼痛を抑える働きの「清熱解毒」、のぼせや発赤、紅斑、鼻血、充血などの症状やのどの症状を抑える働きの「涼血利咽」を薬効として挙げています。心臓、胃、肺の機能低下を回復、改善する作用があるので、免疫力向上にも効果があるとされます。

近年、板藍根の抗ウイルス有効成分の「ルペオール」を、日本の研究チームが発見したという報告がなされました。今後の研究成果が期待されています。

茯苓（ぶくりょう）　赤松、黒松が宿主

数多くの漢方薬に配合される生薬「茯苓」は、赤松や黒松などマツ属の樹木を宿主として、その根に入り込み、葉から根に送られてくる養分を吸い取って大きくなる真菌類の一つ「松塊《まつほど》」を原材料と

します。

真菌類とは、広い意味で菌類と総称する中で、さらに細かく分類し、原虫より小さく細菌より大きいものと定義されるカビの仲間を指します。カビ類、キノコ類、酵母菌類などがそれに入り、また皮膚感染症の一つで水虫の原因となる白癬菌も含まれます。

薬用に用いているのは、松塊が伸ばす菌糸が集合してできる菌核で、茯苓といいます。伐採されて5~6年近く経ったものや数年前に枯れた松の周囲に、褐色の固い芋のような形をした茯苓がゴロゴロと付着します。

キノコのように地上に生えず、地下30センチくらいの所に形成されるので、外から在り処が分かりません。晩秋から翌年3月頃の寒い時期に行われる採取には、先が尖った「茯苓突き」という細い鉄の棒を使い、松の根に沿って突き刺しながら、手の感触や棒を抜いた時の手応えをたよりに探し所在を確かめて掘り出します。

褐色の外皮を「茯苓皮」、外皮に近い淡紅色の部分を「赤茯苓」といい、残りの白い粘り気のある部分を輪切りにして乾燥させたものが生薬名で「茯苓《ぶくりょう》」と呼ばれる「白茯苓」です。有効成分はトリテルペン類で、体液の流れをスムーズにして脾臓の働きを活性させ、また精神安定や滋養強壮効果もあります。

松塊の中に松の細い根が通っているもの（茯神《ぶくしん》）があり、その抱き込まれている根を生薬「茯神木」

といいます。鎮静作用にすぐれた効果があり、不眠や精神安定薬として使われます。

茯苓が含まれる漢方方剤は数多く、よく知られているものに、「八味地黄丸」、「五苓散」、「十全大補湯」、「胃苓湯《いれいとう》」などがあります。血糖降下、暑気あたり、貧血、むくみ改善、健胃、滋養強壮効果があり、薬膳の食材など広い範囲で用いられています。

茯苓という名には「松の神霊の気が伏してできたもの」という意味が込められており、「伏霊」とも書かれます。古来、松は神の霊が宿り、健康や豊かさを守るおめでたい木とされて、不老長寿の象徴とされてきました。

仏手（ぶっしゅ）　気、血の巡り改善

仏手柑《ぶっしゅかん》は、果実が人の手のような形をしている柑橘類の一種です。果実は、男性が手を広げたほどの大きさで、独特な姿から仏陀の掌が連想されることから、その名が付けられました。インド東北部を原産地とするミカン科ミカン属シトロン変種の常緑小高木で、高さは2～3メートルほどになります。秋になると葉腋に香りの良い白色の小さな花を多数咲かせます。

花後になる果実は長楕円形で先のほうが手の指のように分かれています。その形から英名では

Buddha's hand と呼ばれます。冬に明るい黄色に熟し、花のような甘く濃厚な芳香が漂います。果実には、甘酸っぱい果物の代表格といわれる柑橘類のような酸味はなく、果肉も殆どないので生食には向きません。特徴のある果実の姿、香りを楽しむ観賞用や皮をジャム、ママレード、砂糖漬けにして食用に使います。

柑橘類には、優れた薬効を持つものが多く、仏手柑もその一つで「柑橘類生薬」と呼ばれます。他の柑橘類と同様に、生薬名で「仏手花」と呼ばれる薫り高い花、果実を「仏手柑」、葉を「仏手葉」、根を「仏手根」など全ての部分が薬用に使われます。

成分には、芳香精油成分で、中枢抑制による鎮静作用、胆汁分泌促進、腸管運動促進作用のあるリモネンやフラボノイド配糖体で毛細血管の浸透抑制効果のあるヘスペリジン、ジオスミンが含まれます。肝臓や胃腸の働きを助け、筋肉の緊張を解きほぐす「和中」や鎮咳、去痰に働く「化痰」の薬効があり、胃痛、吐き気、腹部の膨満感を改善、緩和、そして気管支炎、喘息の症状改善に用いられます。

仏手が配合されているものに「仏手散」があります。「桃仁（桃の種子）」、「乾姜（生姜）」、「甘草」などの生薬を組み合わせた駆瘀血の薬です。仏手に多量に含まれる芳香成分「リモネン」には高い鎮静作用があり、神経を鎮め、体内の毒素を排出させて、「気」、「血」の巡りをスムーズにして、リラックス効果をもたらせます。

防風（ぼうふう）

インフルエンザウイルスに有効

防風は、文字の通り、風病（風邪）から身を防ぐ効果に優れた去風薬として珍重されていたことから、その名称で呼ばれるようになりました。セリ科の多年草で、草丈1メートル、まっすぐに伸びる茎の上部は細かく枝分かれしており、その先に、夏から秋にかけて白色の小さな花を多数咲かせます。種子で繁殖する野生植物で、中国を主な分布域とし、日本には、自生していません。

防風の根および根茎を乾燥させたものを、生薬名で「防風《ぼうふう》」といいます。牛蒡のような太い直根で、セリ科特有の香りがする根の頭部には脱落した葉の繊維が残り、毛が生えたように見えます。その様子が筆に似ているので「筆防風」ともいわれる、中国産の「真防風」または「唐防風」と呼ばれるものが、日本漢方生薬として使われています。含有成分には、芳香成分の精油、クマリン類のベルガプテン、インペラトリン、プソラレンやクロモン誘導体のハマウドールがあります。これらには、血圧降下作用、抗インフルエンザウイルス、抗白癬菌作用があります。

防風が配合されている方剤には、鎮痛薬の「大防風湯《だいぼうふうとう》」、「独活湯」、皮膚のかゆみやアレルギー疾患に出される「当帰飲子」、排膿に「十味敗毒湯」や「荊芥連翹湯《けいがいれんぎょうとう》」などがあり、他に、高血圧治療薬、肥満改善薬、痔の治療薬にも使われています。

防風は、江戸、享保年間の八代将軍吉宗の時代に、中国からもたらされ、小石川薬園で栽培されました。しかし、防風は栽培困難な植物で、絶滅の危機に瀕し、その時に献身的な努力をして、見事に甦らせ生産に成功させたのが、吉野葛で著名な森野旧薬園の創始者、森野藤助です。

将軍吉宗は、庶民の為に小石川養生所という病院をつくり、海外から数多くの薬用植物を導入し、栽培、普及に力を注ぎました。しかし、風土、自然環境が異なる地域での薬用植物の栽培は、至難のことでもありました。このような困難な状況にも屈することなく、労力を惜しまずに薬用植物を守り育てた森野藤助の功績を称えて、防風を「藤助防風」と呼びます。

日本には、外国からもたらされた数多くの薬用植物があります。今日まで大切に植え継がれてきた一つひとつに、多くの人々の心と尊い汗が光っています。

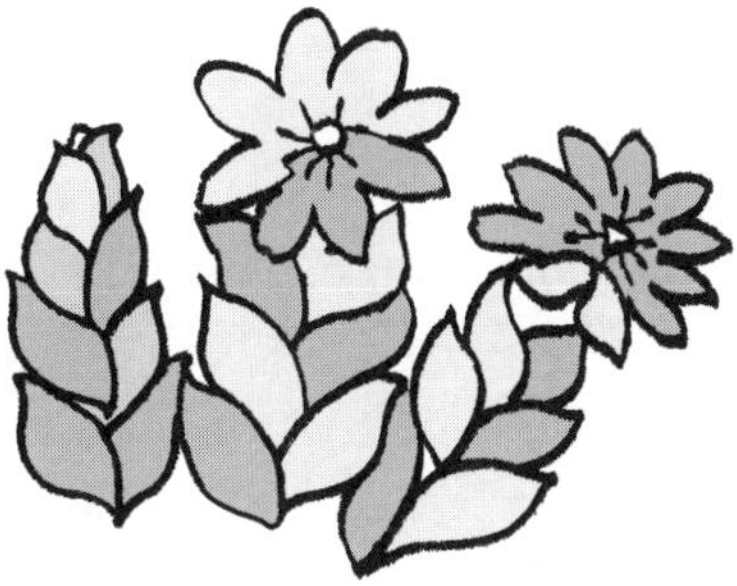

麻黄（まおう）

エフェドリン

麻黄は中国北部、内蒙古に広がる砂漠地帯に自生するマオウ科マオウ属の小低木で、日本には分布していません。顕花植物の中では、松などと同じ裸子植物で、最も原始的な植物群に分類されます。本来は常緑樹でありながら、厳しい環境条件にあるために緑色の葉は退化してしまいました。

雨季のない乾燥地、砂漠、岩場に生育する麻黄は水分の蒸発を防ぐために表面積の広い葉が鱗片状となり、茎の節を取り囲むような形で土筆のはかまのようになっています。植物丈は30～70センチで、緑色の細い茎には数本の稜が通っています。夏になると、黄色の小さな塊状の雄花が咲き、雌花は裸の胚珠をもっています。花後の種子は黒褐色の長卵形をしています。

秋に地上部を刈り取り、茎の緑色を保つようにして日陰干しで乾燥させたものを生薬名で「麻黄《まおう》」といいます。成分には、エフェドリン、プソイドエフェドリンなど数種のアルカロイドと多量のタンニンを含みます。

主成分のエフェドリンは数ある生薬の中で最も早く有効成分として確認された物質です。これを麻黄の中に発見して取り出す（抽出）ことに成功したのが日本の「近代薬学の開祖」といわれる長井長《なが》義《よし》です。

日本薬学会の創設者である長井は、１８８５年に、気管支拡張作用をもつアルカロイド物質を麻黄の中に発見し、次いで１８８７年にそれを単離精製することに成功。物質名を学名Ephedra sinicaに因み、「エフェドリン」と命名しました。エフェドリンは気管支拡張剤「塩酸エフェドリン」の原料となり、気管支喘息、感冒、咽喉頭炎、急性および慢性の気管支炎の治療薬に重用されています。

麻黄には、体を温めながら発汗を促して解熱する効果や鎮咳、気管支拡張の作用があり、風邪薬の「麻黄湯」、「葛根湯」、「麻杏甘石湯《まきょうかんせきとう》」をはじめ多くの漢方処方に配合されています。

近年の研究では、麻黄にインフルエンザウイルスを制御する強い抗ウイルス作用が確認されています。冬に猛威をふるうインフルエンザ対策の強力な助けとして期待されています。

松（まつ）　栄養価の高い生薬

師走もおしせまる頃、清々しい緑色の松、竹、芳しい香りの梅で飾られた門松を立てて、新年を迎えます。松飾りとも呼ばれる門松は、その年の健康と豊作を神様に祈願する日本古来の趣きある慣習です。

飾りに使われる松、竹、梅は不老長寿、繁栄の願いが込められた慶事の象徴とされる樹木です。いずれも食用、薬用、生活用品の材料として、古くから、人々の生活のなかにありました。日本で松と称されるものは、赤松、黒松、五葉松、這松《はいまつ》です。中でも薬効が優れているとされるのが赤松です。中国最古の薬物書『神農本草経』には、その効能について「関節痛を取り除き、髪の毛を生えさせ、内臓の働きを強化し、体を元気にして、長生きできるようにする」と記述されています。中国では、仙人の不老長寿の食べ物といわれます。

薬用として使われる部分は、生薬名で「赤松葉《あかまつよう》」と呼ばれる採ったばかりの新鮮な松葉、「松脂《しょうし》」または「松香《しょうこう》」という生薬名の松脂《やに》、そして生薬「海松子《かいしょうし》」と呼ばれる松の実（種子）です。

赤松葉には各種ビタミン類、利尿効果をもつカリウムなどの栄養素や強い抗酸化作用をもち細胞老化を抑制して、がんや老化予防に効果的なケルセチンなどの生理活性成分も豊富です。かつて、厳しい山行に入る修行僧は、この栄養価の高い松葉を食べて苦行を満願させたということです。

松の樹皮を傷つけると出てくる粘着性の樹脂、松脂には皮膚刺激性があり、吸出し膏や軟膏として、腫物の塗布剤に使われます。

松の実としてよく知られている海松子の主成分は、不飽和脂肪酸で、動脈硬化予防、血中コレステロール低下に効果があります。また、ビタミンB1、カリウムなどのミネラルが多く、滋養強壮に役立つ食材です。他に、咳止め、頭痛緩和や便通を整える効果があり民間療法にも使われます。

厳しい冬の寒さにも、瑞々しく美しい松は優雅で気品があり、能舞台の背景（松羽目）に描かれるなど、日本の伝統文化を現す樹木として大切にされています。秋の味覚「香りの王様」と呼ばれる松茸や漢方の主要生薬「茯苓《ぶくりょう》」を宿らせるおおきな働きもしています。松は薬用樹木のなかで懐の深い落ち着いた品格を備える存在です。

蔓荊子（まんけいし）　頭痛止め

浜栲《はまごう》はクマツヅラフジ科ハマゴウ属の常緑小低木です。海岸、浜辺の砂地に自生し砂に埋もれながら茎を四方に伸ばし、節々で根を下ろし繁殖し群生します。内陸では、淡水湖である琵琶湖沿岸にも生育しています。高さは30～60センチほどで、塩分を含んだ強い海風に負けることなく砂浜を這うようにして稜のある茎を伸ばして行く様子から「浜栲」と呼ばれるようになりました。

初秋に枝先に円錐状の花序を出し、青紫色で唇形をした良い香りの小さな花を多数咲かせます。茎葉を含む植物全体にユーカリの葉に似た芳香があり、お線香や香の材料に使われることから「浜香《はまこう》」とも呼ばれます。

海浜植物の浜栲は海の潮風に強く、果実はコルク質で軽く水に浮きやすい果皮で包まれているので、海に散布された種子は波にのって、遠く東南アジアからオーストラリアまで広く分布範囲を広げています。

10月から11月の初冬に、成熟した果実を採取して天日で乾燥させたものを生薬名で「蔓荊子《まんけいし》」といい、日本薬局方規格外生薬として収載されています。滋養強壮効果があり『神農本草経』では上品に分類されています。

精油成分のピネン、カンフェン、テルピネオール酢酸エステル、フラボン誘導体のビテキシカルビン、脂肪酸を含みます。必要に応じて採取される茎葉にも果実と同様の成分があり、薬用に利用されます。

鎮痛、解熱、消炎、強壮作用があり、風邪、頭痛、関節痛、目の充血の症状改善薬に使われます。特に感冒に伴う頭痛、眼痛には効果があり、また高血圧症による頭痛にも有効です。

蔓荊子の処方例には、感冒、高血圧症、頭痛、顔面神経痛、かすみ目の治療薬、「駆風触痛湯《くふうしょくつうとう》」、「蔓荊子湯」、「洗肝明目湯《せんかんめいもくとう》」があり、防風、甘草、菊花、麦門冬、黄芩（おうごん）など十数種の生薬が組み合わされます。

浜防風（生薬名・北沙参）、浜菱《はまびし》（生薬名・蒺藜子《しつりつし》）、浜菅《はますげ》（生薬名・香附子）など薬用とされる海浜植物は多くあります。荒波にも耐えて繁殖する生命力の強さが優れた薬効を発揮しています。

迷迭香（めいてつこう）

記憶、集中力に効果

地中海沿岸の海辺に自生するローズマリーは、シソ科マンネンロウ属の常緑低木です。高さは1・5メートルほどで、全体に「深い森林のような香り」と形容される芳香があります。常に良い香りがするという意味で、和名では、万年蝋《まんねんろう》（万年香）と呼ばれます。学名をラテン語でRosmarinus officinalis（薬用になる海の露）といいます。「マリヌス（海の）」、「ロス（露）」、「オフィキナリス（薬用の）」が合わせられた命名です。

海辺に育ち、朝露のように小さな淡い青紫色の花を枝いっぱいに咲かせ、花には蜜腺があり、蜂蜜を供給する蜜源植物です。常緑植物なので、必要に応じて随時、葉、枝、花を採取して、お茶や料理の風味付けに使います。秋から冬にかけて枝、葉を採取し乾燥させたものを生薬名で「迷迭香《めいてつこう》」といいます。「迷いを取り去り、頭をすっきりさせる香り」という意味があります。

成分には、シネオール、ボルネオール、カンファー、ピネン、リナロール、ベルベノールなど数種の精油成分やフラボノイドのジオスミン、フェノール酸、カルノシン酸（ロズマリン）が含まれます。中枢神経系の機能亢進、循環機能促進、血管壁強化、消化管機能改善、鎮痛、鎮静、収斂（ひきしめ）、駆風（腸に溜まったガスを排出する働き）、鎮痙、抗酸化、病原体抑制、殺菌作用があります。

記憶力や集中力の向上、循環器機能の改善、軽い鬱、精神消耗やストレス性消化管機能回復、発汗促進、精神安定（リラックス効果）、食欲回復、心臓や脳の機能改善、老化抑制、感染症予防、などさまざまな効果が期待されます。

殺菌、消炎作用があり、石鹸、シャンプー、養毛剤、防腐剤などの原料に使われ、また、料理では、加熱しても香りが落ちないので、煮込み、肉料理の風味付け、パン生地に練り込む香辛料として利用されるなど広い用途があります。

ただし、ローズマリーの精油には神経を刺激する作用があるので妊娠中や高血圧症には禁忌です。全ての香りの良いハーブには刺激があり、過剰摂取は逆作用を招くことになるので注意が必要です。

没薬（もつやく）　活血去瘀薬

ミルラの木はアラブ、アフリカ、ペルシャ地方に自生するカンラン科ミルラノキ属の常緑高木です。乳香《にゅうこう》とともに、古代エジプトでは、最も重要な香料生薬として重用されていました。宗教の儀式、祭事には欠かせない葷香料で、神殿では太陽の神に捧げる聖なる香りとして、一日に数回、その香が焚かれていたということです。

ミルラの木または同科に属する樹木から得られる樹脂（樹液）を採取して固めたものを生薬名で「没薬《もつやく》」といいます。防腐効果が高い没薬は「ミルラ」とも呼ばれており、古代エジプトでは防腐・保存料としてミイラをつくる薬物として利用されていました。その薬物名のミルラが転訛してミイラという名として今日に残されています。

没薬は採取樹木の産地により数種類があり、成分に多少の違いがあります。中でも最も良品とされるのが、紅褐色をした樹脂の「ソマリア没薬」です。ほかに、アラビア没薬、イエメン没薬、ビサポール没薬があります。

成分には、モノテルペノイド、セスキテルペノイド、ジテルペノイド、有脂ガム質があります。抗菌、鎮静、鎮痛、健胃、通経、強壮薬として、漢方では、活血、止痛、消炎、消腫、生肌、通経効果があるとされます。

収斂（ひきしめ）作用もあり、胸痛、腹痛、月経困難、打撲外傷による腫れ、疼痛、傷口の快癒薬に使われます。没薬が使われているものに、瘀血による胸痛、腹痛、月経痛治療薬の「没薬散」があります。没薬は乳香と合わせて処方されることが多く、化膿性皮膚炎、腫れ、疼痛改善、筋肉痛改善薬「活絡丹《かつらくたん》」にも乳香が配合されています。

没薬と呼ばれるものには、生薬として用いられるものと健康食品に使われるものがあります。健康食品でポピュラーになった没薬は、ラックカイガラムシが分泌した紫梗《しこう》を指します。そのために、本来の没薬を「練り没薬」、紫梗を「花没薬」として区別しています。

遠く古代エジプトで重用されていた没薬とカイガラムシ没薬の接点は何処にあるのでしょうか。

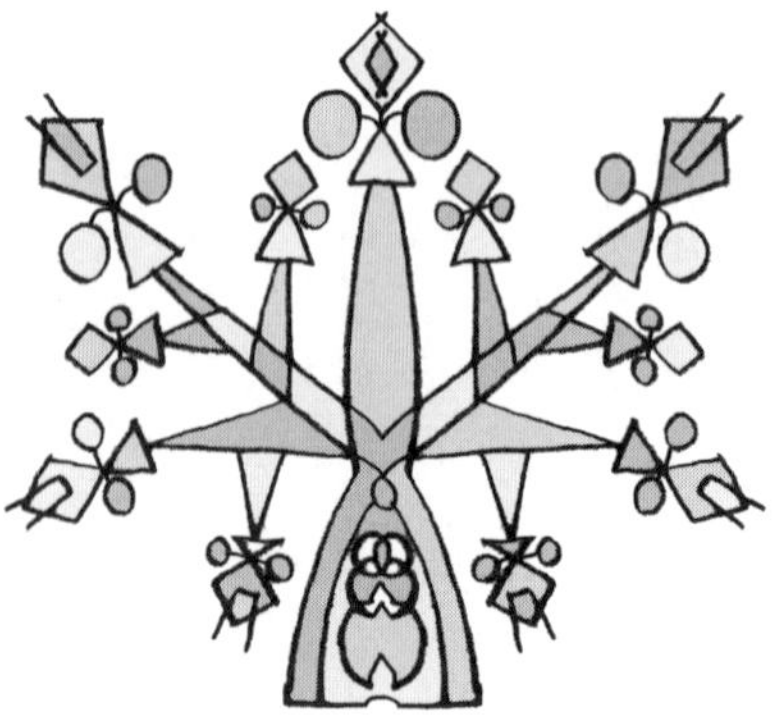

莱菔子（らいふくし）

下痢止め

春の七草の一つ、清白《すずしろ》（大根）は、寒さ厳しい冬に、その甘味、辛味、栄養分が充実して、ずっしりと重くなり旬を迎えます。地中海沿岸地方を原産地とし、古代エジプト、ギリシア時代には、すでに根菜として栽培されていました。

アブラナ科ダイコン属の越年草で、日本には、奈良時代に中国からもたらされ、『古事記』、『日本書紀』にその名の記述が見られます。食用部分は、肥大した根、葉および実生《みしょう》（種子から発芽したもの）のかいわれ大根です。

春に薄紫色の四弁花を咲かせた後、結実する果実（莢）は5センチほどで細長く膨らんだところに赤褐色の種子が入っています。この果実が熟す夏に成熟した種子を採取して天日で乾燥させたものを生薬名で「莱菔子《らいふくし》」といいます。

成分には、脂肪油とエルカ酸のグリシド、微量の精油を含みます。健胃、去痰、鎮咳作用があり、腹痛、下痢止め、食当たり、消化促進、冷え性、慢性喘息、気管支炎、風邪の諸症状改善、回復、肥満予防に使います。

大根は民間療法でさまざまな用途に利用されています。摩り下ろしたものは、打撲、肩こり、腫れ物、しもやけなどの患部に塗布する外用に、また咳止め、二日酔い、風邪、腹痛、下痢止めに使われます。

大根の根に含まれる、デンプン分解酵素のアミラーゼやジアスターゼ、タンパク質分解酵素のプロテアーゼは胃腸の働きを助け、消化を促進させる働きがあります。また、がん発症の原因となる有毒物質を分解するペルオキシダーゼなど数種の消化酵素が豊富にあります。

辛味成分のメチルメルカプタンには血栓抑制作用、解毒作用があり、がん抑制、動脈硬化予防、血栓防止が期待されます。葉には、βカロテン、ビタミンC、葉酸、カルシウム、カリウムが含まれ、免疫力向上に効果があります。

中国、明代の李時珍は、『本草綱目』の中で、大根について「根、葉いずれも役に立つ野菜」と記述しているそうです。寒い冬を元気に過ごすためにぜひ摂りたい野菜です。

良姜（りょうきょう）　身体を温める

高良姜《こうりょうきょう》はショウガ科に属し、草丈が80センチほどになる多年草です。秋に穂状花序をだし、赤紫色の筋がはいった白色の、良い香りのする花を咲かせます。赤紫色をした根茎には、体を温め、胃腸の働きを促進して血行の循環を活性化させる作用があります。薬用、香辛料のハーブとして古くから使われています。根茎を乾燥させたものは生薬名で「良姜《りょうきょう》」と呼ばれます。

成分の半分以上を占める精油芳香成分で、強い抗菌作用のあるシネオール、辛味成分のガランゴール、メチルシンナメイト、ポリフェノールの一種で、抗酸化、抗菌、収斂作用をもつタンニンやデンプン、フラボノイドを含みます。芳香性健胃、整腸、発汗、解熱、鎮痛、駆風、収斂作用があり、冷えが原因となって起こる胃痛、消化不良、腹痛、下痢、腎盂炎、膀胱炎、冷え性、風邪、胆石の痛みを緩和、改善します。

良姜が配合されているものに「安中散」があります。これは、神経性胃炎、急性、慢性の胃炎、機能性胃腸障害、月経痛、子宮内膜症、食欲不振、胸焼け、吐き気の改善薬として繁用される方剤です。「丁香柿蒂湯《ちょうこうしていとう》」は、良姜のほかに13種の生薬が配合されているもので、慢性胃炎、しゃっくり、吐き気を止める薬です。

また、良姜は、中国のミックススパイスの五香粉《ごこうふん》にも配合されています。これは、陳皮、丁香、桂皮、茴香、蜀椒、良姜、甘草、小豆蔻、胡椒、大茴香などの生薬の中の五種類を配合したものです。鎮咳、去痰、健胃、強壮、利尿、鎮痛、抗菌、殺菌、消化促進、便秘改善効果が期待されます。

良姜には、その香りや辛味に優れた効果があります。冬の寒さに冷えた体をぽかぽかと温めて、新陳代謝を活性化させ胃腸の働きを元気にします。免疫力を向上させる効果があり、漢方方剤だけではなく、循環促進、鎮痛、健胃薬として、一般の漢方胃腸薬に配合され身近な家庭薬になっています。

蝋梅（ろうばい）

水虫退治の特効薬

水仙や赤い実が美しい千両などとともに正月の生け花に使われる蝋梅は、「黄梅花」とも呼ばれますが、梅の仲間（サクラ科）ではなく、ロウバイ科に属する落葉低木です。江戸時代初期に観賞用にもたらされた蝋梅は、日当たりの良くない日陰でもよく育ち、土地を選ばず開花する丈夫な花木で栽培が容易なことから、今日では、全国に広く分布しています。

陰暦の12月（蝋月《ろうげつ》）に、梅に似た花姿で香りの良い花を咲かせることが、名称の由来とされます。厳しい寒風が吹く中で、葉に先駆けて枝いっぱいに明るい黄色の花を咲かせる蝋梅には、梅に似た甘く優しい香りと花びらには蝋細工のように繊細で光沢があり透明感のある美しさがあります。

花が開く前の蕾を採取し、日陰干しで乾燥させたものを、生薬名で「蝋梅《ろうばい》」といいます。李時珍が編纂した『本草綱目』（１５９６年）にその名が記述されており、『日本薬局方』でも初版から収載されている生薬です。成分には芳香のもとであるシネロール、ボルネオール、リナロールなどの精油が含まれ、鎮咳、解熱、鎮静、抗菌、抗炎症、殺菌効果が見られます。

漢方では、消炎、解熱剤として、風邪、鎮咳、喉の痛み、熱性痙攣、脳炎、眼疾病、黄疸、下痢、皮膚疾患、火傷の治療など広い範囲の疾患に応用しています。

伝統的な漢方方剤には使われず、サリチル酸、安息香酸などの西洋薬に蝋梅の花や蕾から抽出した精油成分の「蝋梅油」を配合したものを薬として使います。蝋梅油には、強い抗菌、抗炎症作用や皮膚の再生促進作用があり、西洋薬と合わせることで相乗効果を発揮させます。これらの薬品は、処方箋を必要としない市販薬で、薬剤師と相談のうえ利用するＯＴＣ（over the counter）薬です。かかりつけの医師同様に、かかりつけの薬剤師をもつと良いでしょう。

蝋梅が配合されているものに、「華陀膏《かだこう》」があります。これは、白癬菌によって発症する水虫の外用薬です。中国三国時代の名医であった「華陀」の名前を薬品名につけるほどの効果があるといわれます。水虫は、清潔を心がけ根気よく手入れを続けることで完治につながります。

蘆根（ろこん）　排膿

葦《あし》は、温暖な地域の池や沼、川辺、湖の岸辺などの水湿地に広く自生するイネ科ヨシ属の多年草です。高さ2～3メートルにもなる大形で、多数が群生して繁茂します。薬用部位の根茎の色は、白黄色で甘味があり、泥中を横に伸びて行きます。根茎と同様に薬用に使う茎は中空の円柱形で固く、所々に節があります。

葦は、生長につれてその呼び名が変わります。春の若芽で、筍のように食べられるものを、「葭《か》」といいます。成長したものを「蘆」、成熟したものを「葦《い》」と呼びます。葦は、簾《すだれ》、葦簾《よしず》、籠や紙の材料になります。

植物名としては「葦《あし》」と呼ばれ、それが通称となっていますが、植物学上では標準和名を「よし」と記載されています。川辺の砂地に多く生え、根茎が地上を長く蔓のように伸びて行く蔓葦も、「つるよし」と呼ばれ、同様に薬用として使われます。

秋になると、茎頂に長い円錐花序をだし、多数の小さな穂をつけて紫色から紫褐色の花を無数に咲かせます。日本には葦、蔓葦、セイコノ葦《よし》の三種が在来としてあります。晩秋から冬に、茎や根茎を採取して髭根を取り天日で乾燥させたものを生薬名で「葦茎《いけい》」、「蘆根《ろこん》」といいます。『名医別録』には治療薬の下品に分類されています。

成分としては、根茎にアスパラギン、ビタミン類、糖類を含み、茎には、リグニン、ペントサン、セルロースが含まれます。清熱生津、止瀉、除煩、消炎、利尿、解毒、鎮吐作用があります。蘆根が配合されている方剤には、「銀翹散《ぎんぎょうさん》」があり、各種炎症化膿症の初期、咽喉痛、口渇の改善に使われます。他に、消炎性排膿利尿薬の「蘆根湯」、「葦茎湯」があります。

葦は日本神話に登場する植物です。「豊葦原瑞穂国《とよあしはらのみずほのくに》」という日本の美称です。清らかな水に緑色の葦が豊かに茂り、稲がたわわに実る平和で麗しい日本を象徴する言葉です。

ロジン　皮膚化膿症の軟膏

マツ科（Pinaceae）マツ属（Pinus）の常緑高木で、主に赤松類の幹から得られる樹脂（松脂）などのバルサム類を集めて精製し、そのあとに残る残留物を、生薬名で「ロジン」といいます。粘液性の樹脂が生松脂またはテレピンチナで、これを水蒸気蒸留して得られたものをテレピン精油といいます。精油を除いた残りを冷却し固めたものが薬用に使われる「松香」またはロジンです。半透明で堅く、光沢がある琥珀色のガラスのような固体で大きい塊が良品とされます。

赤松、黒松で代表される日本産の松は、葉（針葉）が二本一組に出る「二葉松」と五本の「五葉松」の二種類に大きく分けられます。薬用に利用される赤松、黒松はその中の「二葉松」に属します。赤松の樹皮は赤褐色を呈し、樹形は黒松よりやや小型で、長い針形の葉は細く柔らかです。痩せた土地や荒廃した場所にも生育し松林を形成します。赤松より大型の黒松は乾燥や潮風にも強く、海岸沿いの防風林として植林されています。

マツ科の樹皮から得られる香りの良い粘液質の樹液をバルサムといい、松脂（樹脂）を分泌する樹木を「バルサム樹」と呼び、マツ類もその一つです。バルサム樹には、バルサム樅《もみ》、カナダ栂《つが》、バルサムポプラ、ギリアデ没薬などがあります。

生薬「ロジン」は、『日本薬局方』収載の生薬です。成分に、アビエチレン酸、ピアル酸、パレストリン酸、デヒドロアビエチレン酸を含み、漢方では、排膿、生肌、止痛効果があり、傷の治療、去痰剤に使います。

粉末に加工すると黄色に変わり熱を加えると容易に固まり、種々の成形が可能である特徴を活かして、ロジン（松脂）をベースに、医療用のほかに紙の強化、滲み防止剤、塗料用溶剤、接着剤、艶出し剤に使われています。

マツ属植物は、多くの部分が薬用に使われています。生薬として「松香（松脂）」、「松葉《まつば》」、「松節《しょうせつ》」、「松根白皮」、「海松子《かいしょうし》（松の実）」があります。松は、厳しい冬の寒さの中でも瑞々しい緑色を保つ生命の豊かさに満ちています。

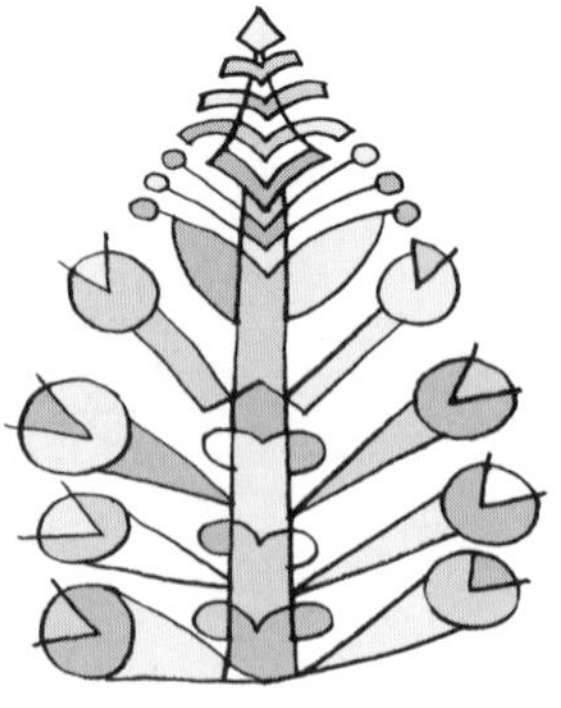

索　引

【あ】

あかめがしわ（赤芽柏）　2
あんそくこう（安息香）　112
アンミ　3

【い】

いちい（一位）　332
いっしこうか（一枝黄花）　224
いれいせん（威霊仙）　113
いんちんこう（茵蔯蒿）　225
いんようかく（淫羊藿）　5

【う】

ういきょう（茴香）　227
うこん（鬱金）　333
うばい（烏梅）　335
うやく（烏薬）　7
うらじろがし（裏白樫）　337
ウワウルシ　228

【え】

えいじつ（営実）　230
えんごさく（延胡索）　8
えんめいそう（延命草）　232

【お】

おうか（黄瓜）　115
おうぎ（黄耆）　117
おうごん（黄芩）　118
おうせい（黄精）　10
おうせきそう（鴨跖草）　11
おうひ（桜皮）　13
おうれん（黄連）　338
おけら（朮）　15
おんじ（遠志）　18

【か】

がい（瓦韋）　121
かいか（槐花）　122
がいはく（薤白）　234
がいよう（艾葉）　21
かごそう（夏枯草）　124
かしゅう（何首烏）　235
がじゅつ（莪朮）　22
かっこう（藿香）　126
かっこん（葛根）　341
かみつれ（加密爾列）　127
かよう（荷葉）　129
かろ（栝楼）　342
かんじゅう（貫衆）　24
かんぞう（甘草）　237
かんとうか（款冬花）　344
かんれんそう（旱蓮草）　130

【き】

ききょうこん（桔梗根）　239
きくか（菊花）　240

きぐし（枳椇子）　242
きこく（枳殻）　243
きじつ（枳実）　346
きっそうこん（吉草根）　26
きはだ（黄肌）　27
きょうかつ（羌活）　29
ぎょくちく（玉竹）　30
きんおうし（金桜子）　32
きんぱく（金箔）　347

【く】

くがい（苦艾）　34
くきょくたい（苦苣苔）　132
くじん（苦参）　245
くばくし（瞿麦子）　247

【け】

けいがい（荊芥）　134
けいけっとう（鶏血藤）　248
けいひ（桂皮）　349
けつめいし（決明子）　250
けんごし（牽牛子）　135
けんじつ（芡実）　252
げんそう（玄草）　137
ゲンチアナ　253

【こ】

こうか（紅花）　139
ごうかんか（合歓花）　255
こうし（香鼓）　257
こうじょうぼく（交譲木）　351
こうぜんきん（孜然芹）　352
こうぶし（香附子）　258
こうぼく（厚朴）　140
こうほん（藁本）　36
こうらいにんじん（高麗人参）
354
ごかひ（五加皮）　355
こじそう（虎耳草）　37
ごしつ（牛膝）　39
ごしゅゆ（呉茱萸）　142
こじょうこん（虎杖根）　40
ごぼうこん（牛蒡根）　357
ごまにん（胡麻仁）　260
ごみし（五味子）　261

【さ】

さいこ（柴胡）　264
さいしん（細辛）　43
さいちゃ（細茶）　44
さくしょうそう（酢漿草）　46
さんき（山葵）　359
さんきらい（山帰来）　360
さんじこ（山慈姑）　48
さんしし（山梔子）　145
さんしょう（山椒）　49
さんずこん（山豆根）　146
さんそうにん（酸棗仁）　148
さんな（山奈）　362
さんもこん（酸摸根）　51

【し】

じおう（地黄）　364
しおん（紫苑）　265
ジギタリス　150
しきんぎゅう（紫金牛）　367
じこっぴ（地骨皮）　368
しこん（紫根）　53

しじつ（梓実）　152
しつりつし（蒺藜子）　267
じゃしょうし（蛇床子）　153
しゃぜんし（車前子）　55
じゅういし（茺蔚子）　155
じゅうやく（十薬）　57
しゅくしゃ（縮砂）　157
しようか（紫陽花）　158
しょうずく（小豆蔻）　268
しょうばく（小蘗）　370
しょうま（升麻）　58
しょくしゅゆ（食茱萸）　160
じょていし（女貞子）　372
じら（蒔蘿）　162
しんい（辛夷）　60
じんこう（沈香）　62
しんぴ（秦皮）　373

【せ】

せいこう（青蒿）　270
セージ葉　163
せきしょうし（石松子）　272
せきしょうず（赤小豆）　375
せきしょうぶ（石菖蒲）　63
せっけつめい（石決明）　165
セネガ　376
せんか（旋花）　167
せんかくそう（仙鶴草）　273
せんきゅう（川芎）　275
せんくつさい（千屈菜）　168
ぜんこ（前胡）　378
せんこつ（川骨）　170
せんそうこん（茜草根）　277
センナ葉　172

【そ】

そうきせい（桑寄生）　65
そうじし（蒼耳子）　278
そうじょ（溲疏）　280
そうはく（葱白）　380
そうはくひ（桑白皮）　382
そきくそう（鼠麹草）　67
ぞくだん（続断）　69
そぼく（蘇木）　383
そよう（蘇葉）　173

【た】

だいういきょう（大茴香）　386
だいおう（大黄）　387
だいけい（大薊）　282
だいようばくもんどう（大葉麦門冬）　389
たくしゃ（沢瀉）　390
たけ（竹）　176
たちじゃこうそう（立麝香草）　71
ダチュラ　283
タラ根皮　72
たんじん（丹参）　74

【ち】

ちくせつにんじん（竹節人参）　392
ちも（知母）　285
ちゆ（地楡）　287
ちょうとうこう（釣藤鉤）　289
ちょれい（猪苓）　290
ちんぴ（陳皮）　393

【て】

でんしちにんじん（田七人参）　395
てんなんしょう（天南星）　292
てんま（天麻）　397
てんもんどう（天門冬）　75

【と】

とうがし（冬瓜子）　179
とうき（当帰）　398
とうにん（桃仁）　181
とうやく（当薬）　293
としし（菟糸子）　295
とちゅう（杜仲）　182
どっかつ（独活）　77

【な】

なんかにん（南瓜仁）　401
なんしゃじん（南沙参）　297
なんてんじつ（南天実）　79
なんばんもう（南蛮毛）　185

【に】

にがき（苦木）　186
にくずく（肉豆蔻）　402
にちにちそう（日々草）　188
にゅうこう（乳香）　404
にんどう（忍冬）　405

【は】

はいしょうこん（敗醤根）　299
ばいも（貝母）　81
ばくもんどう（麦門冬）　191
ばしかん（馬歯莧）　193
はっか（薄荷）　300
はっかくきんばん（八角金盤）　408
ばんきょう（蕃杏）　82
はんげ（半夏）　194
ばんこうか（蕃紅花）　409
はんぺんれん（半辺蓮）　196
ばんらんこん（板藍根）　411

【ひ】

ひがんばな（彼岸花）　302
ひましゆ（篦麻子油）　304
びゃくごう（百合）　197
びゃくし（白芷）　84
ヒヨス　199
びんろうじ（檳榔子）　201

【ふ】

ぶくりょう（茯苓）　412
ぶし（附子）　86
ぶっしゅ（仏手）　414

【へ】

ベラドンナ　305
へんず（扁豆）　307

【ほ】

ぼうい（防已）　202
ぼうこん（茅根）　309
ぼうふう（防風）　416
ほおう（蒲黄）　204
ほくしゃじん（北沙参）　87
ぼくそく（樸樕）　206

ほそばぜり（細葉芹）　89
ぼたんぴ（牡丹皮）　91

【ま】

まいかいか（玫瑰花）　93
まおう（麻黄）　418
ましにん（麻子仁）　208
まつ（松）　419
まんけいし（蔓荊子）　421

【む】

むかか（無花果）　209

【め】

めいてつこう（迷迭香）　423
めぐすりのき（目薬の木）　94

【も】

もくきんぴ（木槿皮）　311
もくつう（木通）　312
もっか（木瓜）　314
もっこう（木香）　211
もっしょくし（没食子）　212
もつやく（没薬）　424
もんけい（問荊）　96

【や】

やかん（射干）　316
やくち（益智）　98
やもっか（野木瓜）　100

【よ】

ようていこん（羊蹄根）　101
ようばいひ（楊梅皮）　215

【ら】

らいふくし（萊菔子）　427
ラウオルフィア根　217
らんそう（蘭草）　318

【り】

りっし（栗子）　319
りひ（梨皮）　321
りゅうがんにく（竜眼肉）　323
りゅうたん（竜胆）　324
りょうきょう（良姜）　428
りょうじつ（菱実）　326
りょうしょうか（凌霄花）　218

【れ】

れいし（霊芝）　328
れんぎょう（連翹）　104
れんせんそう（連銭草）　105

【ろ】

ろうとこん（莨菪根）　107
ろうばい（蝋梅）　430
ろかい（蘆薈）　109
ろくていそう（鹿蹄草）　220
ろこん（蘆根）　431
ロジン　433

野村　靖幸〔のむらやすゆき〕

現職：久留米大学医学部客員教授、九州大学医学部共同研究員、富山大学和漢医薬学総合研究所協力研究員、北海道大学名誉教授

専門：薬理学、神経化学

経歴：〈昭和40年〉京都大学薬学部卒業、〈昭和45年〉京都大学大学院薬学研究科単位取得、薬学博士、〈昭和47年〉広島大学医学部薬学科助教授、〈昭和59年〉富山医科薬科大学和漢薬研究所教授、〈平成13年〉北海道大学薬学部長、〈平成17年〉医薬基盤研究所理事、〈平成18年〉横浜薬科大学薬学部長・教授

学会：〈平成13年〉米国薬理学会学術誌編集顧問、〈平成19年〉日本薬理学会名誉会員、〈平成23年〉日本神経精神薬理学会名誉会員、〈平成23年〉和漢医薬学会名誉会員、〈平成23年〉日本NO学会名誉会員、〈平成24年〉日本薬学会名誉会員、〈平成25年〉日本神経化学会名誉会員

受賞：日本薬学会奨励賞、ヒスタミンレセプター賞、日本薬学会賞、中小企業庁長官奨励賞

著書：薬物作用と生体膜（共著、南江堂）、機能形態学（共著、化学同人）、漢方医療薬学の基礎（共著、廣川書店）、くすりと健康—春夏秋冬（単著、薬事日報社）、The Senescence Accelerated Mouse：An Animal Model of Scenescence（共著、Elsevier）等

四季の生薬

2016年３月30日　発行

著者　野村靖幸
発行　株式会社　薬事日報社
　　　〒101-8648　東京都千代田区神田和泉町１番地
　　　電話　03-3862-2141
印刷　昭和情報プロセス株式会社
表紙デザイン・イラスト　Atelier Z 高橋文雄

ISBN978-4-8408-1343-3